腸炎ビブリオ

第Ⅳ集

監　修

本田武司

編　集

篠田純男　甲斐明美

山本重雄　土屋友房

西渕光昭　荒川英二　飯田哲也

近代出版

発刊に寄せて

藤野先生の思い出

竹田 美文

出会い

昭和 32 年 4 月，当時中之島の堂島川沿いにあった大阪大学微生物病研究所の講堂で医学部 2 年生（今の大学 4 年生）の講義が始まった日，大学教授というよりもどこか古武士を思わす風貌の藤野恒三郎先生が，分厚い教科書を何冊か小脇に抱えて講義室へ入ってきた。そして，「皆さん，ローベルト・コッホのことを知っていますか。パストゥールの伝記を読んだことがありますか」と問いかけるように講義を始められた。この年，細菌学担当の天野恒久教授がロックフェラー大学へ長期出張しておられたので，この 1 年に限って，藤野先生が代講を務められたことを後年になって知った。

藤野先生の講義は毎回魅力あふれる内容だった。赤痢菌の講義の日，「このクラスには志賀潔先生のお孫さんがおられます」と前置きして，赤痢菌発見の経緯を話された。志賀潔の赤痢菌発見の論文は，明治 30 年 12 月 25 日発行の「細菌学雑誌」（現在の「日本細菌学雑誌」）に掲載されている。藤野先生はその内容を紹介しながら，コッホの 3 原則の復習とヴィーダール反応を説かれた。「志賀先生の赤痢菌の発見は，コッホの 3 原則にのっとっていません。伝研（当時の大日本私立衛生会附属伝染病研究所，現在の東京大学医科学研究所）の図書室で，パリから届いたばかりのパストゥール研究所の紀要のなかに，ヴィーダールが腸チフスの診断法として発表した論文を見つけた志賀先生は，その方法を利用しました。赤痢患者の下痢便のなかの無数の細菌のなかから，回復期患者の血清と凝集する細菌を丹念に探し，赤痢の原因菌を見つけたのです。赤痢菌の学名 *Shigella dysenteriae* には，志賀先生の名前が読み込まれています」と話す講義は，物語を聞くようなおもしろさだった。

先生の講義に魅せられて，夏休みに郷里へ帰る計画を変更し，下宿の暑い部屋で Zinsser の “Microbiology” を読んだ。そして，昭和 36 年 4 月，大学院医学研究科に入学し，微生物病研究所の藤野先生の研究室で腸炎ビブリオの研究を始めた。

腸炎ビブリオ

藤野先生が腸炎ビブリオを発見したのは昭和25年である。泉南地方と呼ばれる大阪府南部地域を中心に発生した「シラス中毒事件」の原因菌として分離，報告した。大学院学生として研究を始めた当初，先生は昼休みに，奥さま手作りの弁当を食べながら，私たちに発見当時のことを繰り返し話された。第二次世界大戦の敗戦からまだ5年しか経っていない当時，わが国はまだ独立国家として国際的に認められておらず，戦勝国である米国のマッカーサー元帥が率いるGeneral Headquarter（GHQ）の支配下にあったが，GHQはシラス中毒事件を，昭和24年に相次いで起こった下山事件，三鷹事件，松川事件などの延長線上の社会擾乱事件としてとらえていたこと，実験器具が十分にそろっていなかったため，濾過に使ったベルケフェルトの濾過器に細菌が通過する目に見えない亀裂が入っていたことがわからず，その結果，濾過器を通過した原因菌を捕まえることができたことなどを，ときには食事の箸を止めて真剣に聞いた。

事件発生当時の様子は，藤野先生ご自身の著書に次のように書いてある。「10月21日（土），微生物病研究所講堂（当時は大阪市内の堂島川沿いにあった）において日本癩学会総会がひらかれていた。午後の陽ざしが暑くて上着を脱いでいた幾人かの白いワイシャツ姿が今でも思い出される。午後4時頃この学会場を出た私は顔見知りの新聞記者から，大阪市と岸和田市・泉佐野市方面で大食中毒事件があって，死人が出ていることと，原因はシラスを作るときに食塩と亜硝酸ソーダをまちがえたためであるらしいことを聞いた。この日の夕刊と翌日の朝刊を読んで大事件であることは分かったが，阪大医学部法医学の大村教授が死因調査のための解剖を担当しているので，有機化合物の検出は簡単にできるものと思っていた。23日（月）午前法医学教室よりシャーレに入ったシラスがはじめて届けられ，細菌検査が依頼された。」（藤野恒三郎，福見秀雄編（1963）：腸炎ビブリオ．13–37，一成堂，東京）。

シラス中毒事件は，患者数272名，死者数は20名という多数にのぼり，第二次世界大戦敗戦後の混乱から十分に抜け切っていない時期であった当時でも，大きな社会問題となった大事件であった。直ちに細菌検査を始めた藤野先生は，死体の小腸内容物を塗抹培養した普通寒天平板上に，２種類のグラム陰性桿菌が混在していることを認めた。この２種類の桿菌を選択分離するため，先生は普通寒天平板上のグラム陰性桿菌をかき集め，その菌液をマウスの腹腔内に投与した。マウスの死の直前，貯留した腹水をほかのマウスの腹腔に投与することを２回繰り返した後，腹水をウサギ血液寒天平板上に塗抹培養すると，血液平板上に，溶血性が陽性の桿菌と陰性の桿菌のコロニーが生じた。

ウサギ血液寒天平板上で溶血性を示した桿菌が，シラス中毒事件の原因菌であることを確認した藤野先生は，この細菌が当時の細菌分類学の知識に照らして新種細菌であると結論した。そしてこの新種細菌を *Pasteurella parahaemolytica* と命名し，昭和26 (1951) 年４月１日，藤野恒三郎，奥野良臣，中田大輔，青山章，深井孝之介，向井貞三，上保俊男の連名で，第25回日本伝染病学会において発表した。さらに，Medical J. Osaka University（Fjino T *et al.*（1953）：4：299–304）に英文論文を発表した。しかし，ほとんどすべての病原細菌がパストゥールとコッホを頂点とする19世紀後半の細菌学の黄金時代に発見されてしまっていたため，それから半世紀もたったこの時期に，新しい病原細菌が発見されたことを信じる研究者はほとんどいなかった。

藤野先生の朝日賞受賞

昭和40年１月，藤野先生は「腸炎ビブリオ発見」の功績で，滝川巌先生，福見秀雄先生，坂崎利一先生とともに朝日賞を受賞した。滝川先生は腸炎ビブリオの好塩性の発見，福見先生と坂崎先生は腸炎ビブリオの分類学的研究を評価されての共同受賞であった。当時有楽町にあった朝日新聞東京本社の講堂での授賞式に三輪谷俊夫先生，近藤雅臣先生たちと一緒に参席した。受賞者のなかに，棟方志功と新幹線を開発・実用化した国鉄の技術者たちがいた。

藤野先生の弟子たちの会，七種会（ななくさかい）が，先生の朝日賞受賞を祝う会を催したとき，先生は弟子たち一人一人に長文の礼状を送った。昭和40年３月10日の日付が入ったその手紙が手元に保存されている。そのなかで，先生は，「何ごとによらず，人からあたえられる評価は高低さまざまであります。高い評価も，軽い評価も，甘んじて受けねばならないのが人の社会の常でございます。（中略）誰もが最高の評価を与えられるものとは思えません。かねて申していますように，この数年来日本の学会が，わが独創性を認める方向に進んでいるのを見たり聞いたりして，独り悦に入り，満足していた私は，皆さんといっしょになって，それを話題に出来るようになったのは，全く朝日新聞社のおかげであります。（中略）また一部には，我々の独創性を無視しようとする人がないではなかったので，こうした意味から学会の隅にまで，正しい事実を知らせて貰えたのも，朝日新聞社のおかげと思っています。」と書いている。

発見から15年経って，ようやく認められたことへの喜びとともに，信じることが長年認められなかったことへのやるせない気持ちが込められているように感じ，学問の難しさを実感したことを今でも思い出す。

学名 *Vibrio parahaemolyticus*，和名「腸炎ビブリオ」

藤野先生は「シラス中毒事件」の際に分離した新種菌に，当時の分類学の基準にのっとって *Pasteurella parahaemolyitica* と命名していた。ところが分類学の進歩に伴い，*Vibrio* 属に移すべきではないかという意見が出てきた。昭和38年4月，藤野先生が総会長を務められた大阪での日本細菌学会のシンポジウム「いわゆる病原性好塩菌」の席上で，国立予防衛生研究所の坂崎先生が，*Pasteurella parahaemolytica* を廃して *Vibrio parahaemolyticus* とする提案を発表された。抄録に予告されていた発表内容に，司会席の藤野先生がどのような発言をするか，私たちだけでなく，会場の多くの先生方が固唾を飲んで聞いていた。坂崎先生の発表が終わると，フロアーの質問を受ける前に先生は「まことにおみごとなご発表に感銘しました。10数年前に名前をつけて世に送り出した子どもが，自分の名前を忘れてしまっていましたが，ようやく人様に呼んでいただける名前を付けていただき，ホッとしているに違いありません。会場の皆さんもご異存はありませんね」と語りかけた。

先生の発言にはいささかの皮肉が混じってはいたものの，会場から異を唱える議論は出なかった。先生はさらに，「和名が病原性好塩菌ではどうかと思います。適当な和名を考えていただきたい」と言葉を続けた。しかしこの発言には直ちに異論が出た。東京大学医学部細菌学教室の秋葉朝一郎教授が「和名の提案は急いではいけません。慎重でなければなりません」と。

和名が決まったのは，その年の6月，阪大微研の講堂での文部省科研総合研究の班会議の席上だった。藤野先生が「この席で和名を決めていただきたい」と発言すると，国立予防衛生研究所の福見部長が「腸炎ビブリオではどうか」

と提案され，大きい拍手で承認された。

学名“*Vibrio parahaemolyticus*”にしても，和名“腸炎ビブリオ”にしても，今やその名前は定着し，異論を唱える人はいない。少し大げさな言い方ではあるが，私は，それぞれの名前が決まった席で，細菌学の歴史が動いた瞬間を経験したことになる。

幻の善光寺参り

平成3年の秋，次男誠が婚約し，翌年5月に松本で結婚式を挙げることが決まった。藤野先生に主賓として出席していただきたいとお願いしたら，「かねてから善光寺へお参りに行きたいと思っていたので，来年の5月の連休は誠君の結婚式と善光寺参りの旅行をしましょう」と快く引き受けていただいた。

誠は昭和42年，私ども夫婦が長男潔を連れてアメリカから帰国して間もなく大阪で生まれた。その時，先生に「次男が生まれたので先生に名前をつけていただきたい」とお願いし，「高潔の“潔”に対して，誠実の“誠”にしましょう」と名前をいただいた。

年が明けた平成4年，まだ正月気分の抜け切らない頃，先生から「誠君の結婚式には出席できなくなりました」とお電話をいただいた。「ご都合が悪いのでしょうか…」と問う私に「胃の具合が悪く，入院します」というお返事だった。

そして8月，84歳の生涯を閉じられた。

追　悼

畏友G. B. Nair博士に勧められて，米国微生物学会の機関誌ASM Newsに先生の追悼記事を送った。先生の遺影とともに，先生の業績をたたえる追悼記事が1993（平成5年）5月発行のASM News, 59巻255頁に掲載された。

2007年5月，トロントで開催された米国微生物学会総会（ASM Meeting 2007）で，Rita Colwell博士がSymposium “*Vibrio parahaemolyticus*”を企画し，司会を務めた。Colwell博士は外国人として初めて*Vibrio parahaemolyticus*を研究テーマに選び，1967年5月のニューヨークでのASM Meetingに演題を出した研究者である。招かれて私は“From Fujino to Today”と題した講演をした。

私が1961年4月に藤野先生に弟子入りしてから50年，研究者としての道をまっすぐに歩むことができたのは先生の薫陶を受けたおかげであるという感謝の想いと，先生の追悼の念を込めた講演だった。

執筆者一覧（執筆順）

発刊に寄せて

竹田 美文　国立感染症研究所名誉所員

Ⅰ.

1.　篠田 純男　岡山大学インド感染症共同研究センター

2.　本田 武司　一般財団法人阪大微生物病研究会

Ⅱ.

1.　甲斐 明美　東京都健康安全研究センター

2.　中口 義次　京都大学東南アジア研究所

西渕 光昭　京都大学東南アジア研究所

Ⅲ. 1.　熊澤 教眞　琉球大学名誉教授

Ⅳ.

1.　本田 武司　一般財団法人阪大微生物病研究会

2.　尾畑 浩魅　東京都健康安全研究センター

3.　豊福 肇　国立保健医療科学院国際協力研究部

西渕 光昭　京都大学東南アジア研究所

4.　杉山 寛治　株式会社マルマ本社

5.　杉山 明　株式会社大里畜産

6.　久高 潤　沖縄県衛生環境研究所

Ⅴ.

1.1)　工藤由起子　国立医薬品食品衛生研究所

1.2)　山崎 渉　宮崎大学医学獣医学総合研究科

1.3)　中口 義次　京都大学東南アジア研究所

2.1)　小西 典子　東京都健康安全研究センター

2.2)　荒川 英二　国立感染症研究所

宮原美知子　国立医薬品食品衛生研究所

2.3)　緒方喜久代　大分県衛生環境研究センター

２．４）　八柳　　潤　　秋田県健康環境センター
２．５）　磯部 順子　　富山県衛生研究所
Ⅵ．
１．　腸炎ビブリオ血清型別に関する委員会
２．　近藤 誠一　　城西大学薬学部
一色 恭徳　　城西大学薬学部
３．　大倉 正稔　　独立行政法人農業・食品産業技術総合研究機構
動物衛生研究所
大澤　　朗　　神戸大学農学部
Ⅶ．１．　飯田 哲也　　大阪大学微生物病研究所
Ⅷ．
１．　松田 重輝　　大阪大学微生物病研究所
２．　柳原　　格　　大阪府立母子保健総合医療センター研究所
中平久美子　　大阪府立母子保健総合医療センター研究所
３．　児玉 年央　　大阪大学微生物病研究所
４．　三好 伸一　　岡山大学大学院医歯薬学総合研究科
Ⅸ．
１．　田邊 知孝　　松山大学薬学部
舟橋 達也　　松山大学薬学部
山本 重雄　　松山大学薬学部
２．　黒田 照夫　　岡山大学大学院医歯薬学総合研究科
土屋 友房　　立命館大学薬学部
３．　島本　　整　　広島大学大学院生物圏科学研究科
島本　　敏　　広島大学大学院生物圏科学研究科
４．　小嶋 誠司　　名古屋大学大学院理学研究科
本間 道夫　　名古屋大学大学院理学研究科
あとがき　編者一同

目　次

A

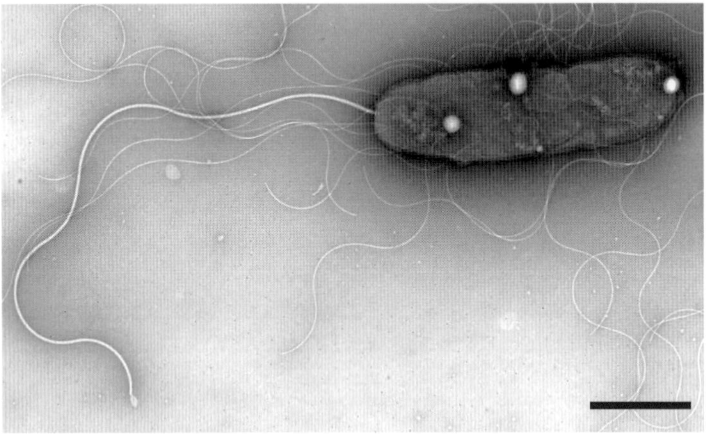

B

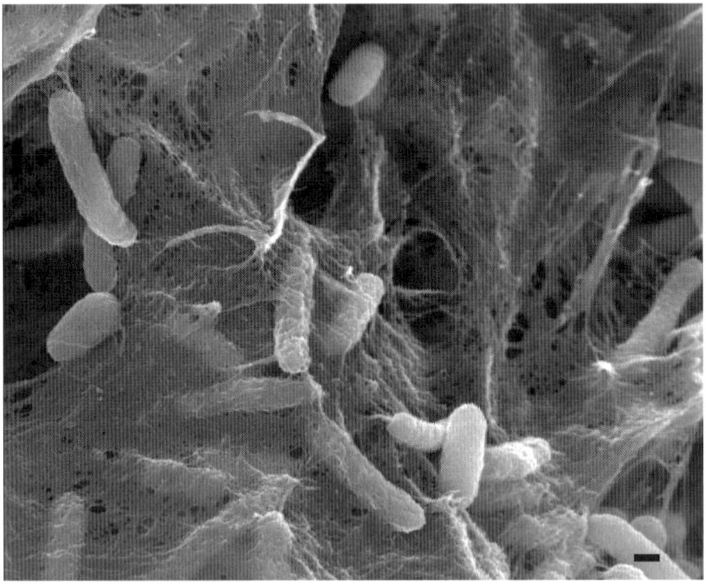

腸炎ビブリオの電子顕微鏡写真（岡山県立大学　有田美知子博士提供）
A：透過型電子顕微鏡（倍率 1 万倍）
B：走査型電子顕微鏡（倍率 1 万倍）Marine Agar にて 25℃ 18 時間培養
スケールバー：1μm

Ⅰ. 歴　史

I－1．腸炎ビブリオの発見と後日談

篠田 純男

1．はじめに

腸炎ビブリオは1950年に藤野恒三郎先生によってシラス中毒事件の際に発見され，その発見の経緯について藤野先生ご自身が『腸炎ビブリオ』第Ⅰ集，第Ⅱ集を含めて，さまざまな書物に書かれている[1～5]。『腸炎ビブリオ』第Ⅲ集の編集には私自身が積極的にかかわり，その折には，三輪谷俊夫先生に腸炎ビブリオの発見に関する記述をお願いした[6]。

というのは，三輪谷先生は大阪大学微生物病研究所（阪大微研）における藤野先生の後任教授として腸炎ビブリオ研究のリーダーであり，腸炎ビブリオシンポジウムの事務局を担当しておられたという立場であったことに加えて，三輪谷先生ご自身が，1950年当時はまだ医学部3年次の学生の身ながら藤野先生の研究室に出入りされており，腸炎ビブリオ発見の場に立ち会っておられた経験者であったという事情もある。

一方，私自身は，1950年はまだ小学校5年生なので，発見当時のことは何も知る由がない。しかし，シラス中毒事件のあった場所から離れてはいたが，同じ大阪地域に住んでいたので，この事件のニュースをラジオでよく聞いていた。遊び盛りの少年とはいえ，それなりに世間の話題に関心のある子供であったので，このニュースをかなり明確に覚えており，大学院修士課程の時代に藤野先生が研究科の特論講義で，腸炎ビブリオ発見前後の話をしてくださったのを聞いてきわめて印象深く思った。

その後，大学院博士課程時代の1966年に大阪府豊中市で，当時としてはきわめて大きな食中毒事件（患者数1,068人）が腸炎ビブリオによって発生し，やはり藤野先生の一門が現場の皆さんに協力された。飲食店が少し無理をして，その能力以上の数の仕出し弁当などを製造したことが原因の1つであったようだが，店主の事後の対処はきわめて丁寧で，誠心誠意努めていたこと，また，市の衛生担当者などの処置が速やかで適切であり，大事件のわりにはそれほどの大きな問題にはならなかったことなどを，藤野先生は書物に書かれている[1]。

この飲食店は，かつて私が通った高校の通学路にあったので，これもよく覚えている。

ただし，その当時，私自身は大学院薬学研究科の学生であり，ビタミン学関係の研究が博士課程の研究テーマであったので，腸炎ビブリオにはまったく関与しておらず，不勉強であった。ところが，大学院修了後に縁があって藤野先生の研究室に加えていただいて，腸炎ビブリオの世界に入り，ライフワークとなった。

いささか余談が過ぎたが，発見から 60 余年もすぎると，発見当時の作業や，その後の学名の確定などに直接関係された方々はあまりおられなくなってしまった。幸い私は前述のように藤野先生の研究室に入れていただき，先生が阪大微研を定年退職されるまでの最後の数年間を一緒に過ごさせていただいたので，多少は発見当時の話をお聞きしている。そこで，当時の文献や先生ご自身が書かれた文書などを引用しながら，発見にいたった状況や学名の変遷，和名の確定の経緯，そのほかの話題を以下に略述したい。

2．シラス中毒事件

1950 年 10 月 20 ～ 21 日，大阪府南部の岸和田市，泉佐野市方面で，泉佐野の業者が作ったシラスが原因の食中毒が発生した。ここでいうシラスはカタクチイワシ（*Engraulis japonica* Houttuyn）の稚魚を塩ゆでにして半乾きにしたやわらかい製品で，乾物屋で売られている乾燥品のシラス干しとは少し異なる。また，ウナギ，アユなどの稚魚もシラスと呼ばれるが，これらとも異なる。

当時の日本は，いまだ米国を中心とする連合国軍による占領下にあり，この年の 6 月 25 日には朝鮮戦争が勃発しており，1945 年の第 2 次世界大戦終結後，わずか 5 年で極東の平和が破られるという社会的背景のなかにあった。

占領下の不安定な社会で，最終的に患者 272 名，死者 20 名という大きな事件となり，大阪地方検察庁が刑事事件として取り上げる一方で，行政的な重要性を考えた大阪府はシラス中毒事件調査対策本部を設け，大阪府衛生部，大阪市衛生局，大阪大学医学部，阪大微研，大阪市立大学医学部，大阪府立公衆衛生研究所，大阪市立衛生研究所などの関係者が治療，原因究明にあたった。

当初は，業者が塩ゆでの際に食塩と間違えて亜硝酸ナトリウムを使ったのではないかとの疑いもあったが（2 年前にそのような事件があり，今回も同様かとの新聞報道もあった），化学分析では亜硝酸ナトリウムを含めて，疑わしい薬物は検出されず，細菌検査にお鉢がまわってきた。

藤野先生が，死因調査責任者の法医学教室大村得三教授から細菌学検査の依頼を受けて材料のシラスを受け取ったのは，事件２日後の23日で，魚体は崩れてアンモニア臭がしていた。患者の症状には嘔吐・下痢が多くみられているので，当然，赤痢やサルモネラ感染を疑ってSS寒天培地での検査が行われたが，*Salmonella*，*Shigella*，swarming *Proteus* などはいずれも陰性となり，ブドウ球菌や乳酸菌などのグラム陽性菌が検出された。

一方，シラスをすりつぶして，軽く遠心した上清をN型ベルケフェルド濾過管に通し，この濾液をモルモットの腹腔に接種したところ，モルモットが翌朝死亡し，開腹すると腸管は赤く充血し，腹壁の漿膜と腸間膜の充血，粘膜性の腹水がみられた。この症状は中毒事件の死者の剖検所見と似ていると大村先生がいわれたので，大村現象と呼んだ。

ここで用いたベルケフェルド濾過管は，現在使われているメンブランフィルターなどと同様の細菌濾過滅菌器であり，これを使った目的は，濾液に可溶性の化学物質やウイルスなどの濾過性病原体の存在する可能性を調べるためであったはずであったが，明らかな感染病巣がみられ，腹水を検鏡すると多数のグラム陰性桿菌やグラム陽性の球菌・桿菌がみられた。ベルケフェルド濾過管は珪藻土製，すなわち素焼きの瀬戸物のように割れやすいものであるため，しばしば亀裂が入り，細菌が漏れてしまい，濾過滅菌が不十分となることがよくあった。その後の確認で，用いた濾過管の１つにわずかな漏れがあることがわかり，そこから原因菌（その後の腸炎ビブリオ）が漏出して，その発見につながったのだが，犠牲者の腸管材料の培養物からも同じ菌が分離されている。

このモルモットの腹水の培養成績でも，やはりSS寒天培地では *Salmonella*，*Shigella* などは検出されなかったが，普通寒天培地で，グラム陽性菌の集落のほかに細長いグラム陰性桿菌の集落ができ，そのなかの１つに両端がやや丸みを帯びた２種のグラム陰性桿菌が混じっているのが認められたので，この１つの集落のなかの２種の細菌に注目して，両者の分離をマウス腹腔に接種することにより試みられた。

すなわち，藤野先生は第２次世界大戦中に軍医として従軍されているが，ビルマ（現ミャンマー）でのペストの流行の際，ペスト菌の純培養標本をとるよう命ぜられた。そのとき，患者の少年からの採取において，硬く腫れたリンパ腺はペスト菌が多いので材料として適しているが，注射針を刺すと少年が非常に痛がるので，あまり痛がらずに採取できる，すでに軟化している原発ペスト腺腫（ブドウ球菌が多く，検査材料として不適）からとり，モルモットの腹腔投与することにより，ペスト菌を増菌させて純培養をとった経験をもっておられた。この経験を２種のグラム陰性菌を含む集落からの純培養の分離に応用しようということで，集落の菌懸濁液をマウス腹腔に接種すると，濾液のモルモット接種と同様な病変を示して死亡したので，その腹水をとってマウスへの継体接種を行い，３代目の継体の腹水から血液寒天平板培地に接種して，溶血性と非溶血性の２種の異なった集落，純培養を得た（10 月 26 日）。生化学的性状などを調べて，非溶血株は *Proteus morganii*，いわゆるモルガン菌と同定できたが，溶血株は該当するものが見当たらず，新種の菌と判断して報告し[2〜5]，これが以下に述べるような変遷を経て今日の腸炎ビブリオとなった。

３．“ 学名：*Vibrio parahaemolyticus*，和名：腸炎ビブリオ ” にいたるまで

現在の “ 学名：*Vibrio parahaemolyticus*，和名：腸炎ビブリオ ” にいたるまでにはいくつかの変遷，議論があった。現在でこそ分子生物学の進歩で分類学に遺伝子情報が大きな役割を果たしているが，本菌の発見当時はまだ細菌分類学が未整備の状態であり，この新種の菌の命名に藤野先生も苦労された。

藤野先生が発見されたときには *Pasteurella* 属に入れられ[5]，次いで滝川巌先生が好塩性を見出されて，食中毒菌として注目されるようになったが，その際には *Psuedomonas enteritis* と命名されており[7, 8]，いずれも現在の *Vibrio* ではない。この大きな原因は，当時の *Vibrio* 属の定義[9, 10]は type species であるコレラ菌の形態にしたがって湾曲していることが重要な要件になっていたことがあげられ，湾曲していない本菌を *Vibrio* 属に入れることはできなかったが，その後，形態を含めて *Vibrio* 属の分類学上の位置づけが整備されて本菌も *Vibrio* 属であることが明らかになった。

細菌命名の拠りどころになるのは国際細菌命名規約であり，国際的な参考書といえるものに「Bergey’s Manual of Determinative Bacteriology」[9]がある。しかし，当時の国際細菌命名規約はきわめて複雑で不明瞭であり，分類学にきわめて詳しい坂崎利一先生ですら 1958 年の規約は参考にならなかったと書か

れている[11]。

1）*Pasteurella parahaemolytica*

分離した新種の株は1～3μmのグラム陰性桿菌で，両端は丸みを帯び，血液寒天上ではやや多形性を呈し，両端濃染色性の傾向があると記載されている[2～5]。単毛性（後に培養条件によっては側毛を形成することが明らかになったが）でコレラ菌のように活発に運動するので*Vibrio*属の可能性が考えられたが，コレラ診断用抗血清には反応しない。また，細菌分類の拠りどころとなる「Bergey's Manual of Determinative Bacteriology」第6版[9]あるいはSkermanの「A mechanical key for the genetic identification of bacteria」[10]のいずれでも*Vibrio*属の定義が当時は明確ではなく，しかもtype speciesである*V. cholerae*の形態が重要視され，湾曲した形態が重要なポイントになっていた。しかし，分離株には湾曲は認められないので，この時点では*Vibrio*属に入れることができず，前述の両書を参考にしてウシの肺炎起因菌である*Pasteurella haemolytica*に似ていることから*Pasteurella parahaemolytica* n. sp. Fujino, Okuno, Nakada, Aoyama, Fukai, Mukai and Ueho, 1951と命名，報告された[5]。

2）好塩性の発見，*Pseudomonas enteritis*および*Oceanomonas*の提案

現在では，腸炎ビブリオが海水中に生息する低度好塩菌であることは広く知られているが，当初はそれがわからず，そのため前述のように純培養を得るのに苦労されたともいえよう。好塩性が見出されたのは滝川先生の業績である[7, 8]。1955年8月，国立横浜病院で腹痛，嘔吐，下痢を主症状とした食中毒があり，キュウリの浅漬けが原因食と推定されたので，原因菌の検索にあたった滝川先生は，ブドウ球菌の可能性を考えて4％食塩加寒天平板での培養を行って1本の鞭毛をもつグラム陰性桿菌を分離し，これが好塩菌であることを見出した。多くの患者から同一菌が検出されたので，これを原因菌と推定して菌の性状を調べ，藤野先生の*P. parahaemolytica*にきわめて近いものの，明確ではないことから，新菌種*Pseudomonas enteritis*を提案報告された[7, 8]。この好塩性の発見は大きなインパクトを与え，これを契機に食中毒検査材料を食塩加寒天培地で培養して菌を分離する試みが多くされるようになり，この菌による食中毒の実態が明らかになってきた。

一方で，菌の分類学的位置づけは不明確で，宮本泰先生らによる新しい属としての *Oceanomonas* の提案もあった[12)]。要は，絶対的な分類学的指標がはっきりしていない状態であるがために，それぞれの立場で，それぞれの成果を根拠にした新種の提案を行っていたといえよう。

このように分類学的な位置づけは定かではないが，食中毒菌として注目度は高まり，そのため“病原性好塩菌”，さらには“いわゆる病原性好塩菌”という名称が用いられるようになり，全国の多くの細菌学者や食品衛生関係者が調査を行うようになり，食塩を添加した培地での培養など，検査法の改良などにより検出率が向上して，原因物質不明とされていた食中毒の多くがこの菌によることが明らかになってきた。

3）“学名：*Vibrio parahaemolyticus*，和名：腸炎ビブリオ”の誕生

その後，分類学においても次第に科学的な指標が整理されるようになり，属，種などの定義も見直しがされるようになってきた。*Vibrio* 属では，Davis and Park の分類学的研究[13)]により，その位置づけが明確にされたので，藤野先生らもそれに基づいてシラス中毒事件の分離株の点検を行い，*Pasteurella* ではなく *Vibrio* 属に入れるべき細菌であることを示した[14)]。同時に坂崎先生のグループも，藤野先生の株や滝川先生の株を調べ，いずれも同一の菌種のビブリオ属菌であると結論し，*Vibrio parahaemolyticus*（Fujino, Okuno, Nakada, Aoyama, Fukai, Mukai and Ueho, 1951）Sakazaki, Iwanami and Fukumi, 1963 と命名提案された[15)]。*Vibrio* 属に移ったが，種形容名は発見者が使用した語そのまま活かされるという分類学の規定に従って，“*parahaemolyticus*”が残された。ただし，*Vibrio* は男性名詞であるので種形容名の語尾が *–a* から *–us* に変わるという変化が起こっている（この性の問題については，後述のように，後日多少の問題があったが）。さらに，発見当初の藤野先生の株（EB101, ATCC 17802）を type strain とするべく報告されている[16)]。その後，分類学に数値解析手法が取り入れられるようになり，R.R. Colwell ら多くのグループによって解析されて，本菌が *Vibrio* 属のなかで独立した種であることが確立された[17～20)]。

前述のように，本菌は病原性好塩菌といういささか曖昧な名で呼ばれていたが，文部省の科学研究費補助金総合研究「いわゆる病原性好塩菌について（代表者　藤野）1963 年」の班会議で，福見秀雄先生により，本菌が *Vibrio* 属で

あることがはっきりとして学名も定まったので，しかるべき和名をつけるべきであるとして“腸炎ビブリオ”の名が提案された[6)]。この言葉が受け入れられて定着し，今日にいたっている。

学名は *Vibrio parahaemolyticus* となって，藤野先生の最初の命名である属名 *Pasteurella* は消えてしまったが，種形容名としての *parahaemolyticus* は残っている。一方，滝川先生は好塩性を見出されたことで非常に大きな貢献をされたが，分類学的には，滝川先生が提案された *Pseudomonas enteritis* の名は学名としては残らなかった。しかし，福見先生の提案された和名“腸炎ビブリオ”は *enteritis* に基づいており，滝川先生の功績を称えているといえる。

4）最初の分離株 EB101 は TRH 産生株であった

腸炎ビブリオの主要病原因子が耐熱性溶血毒（thermostable direct hemolysin：TDH）であることは，現在では多くの人に知られているが，TDH 以外に，その関連毒素である易熱性の耐熱性溶血毒類似毒素（TDH-related hemolysin：TRH）を産生する株によっても，例数は少ないが食中毒を発症することがある[21)]。TDH，TRH については本書でも別項で詳述されているので，参照していただきたい。私は，初のシラス中毒事件における分離株である EB101 は当然 TDH 産生株であると思っていたが，1999 年の第 33 回腸炎ビブリオシンポジウムで，阪大微研の余明順先生が EB101 は TRH 産生株であるとの発表を行ったので驚いた[22)]。EB101 は ATCC17802 として登録され，種の type strain[16)] となっている貴重な株であるが，古い分離株であるため，病原学的な研究対象にはしにくいので，あまり扱われなかった。しかし，分子生物学的に溶血毒素遺伝子の存在確認をしてみると，*tdh* 遺伝子ではなく，*trh* 遺伝子が存在することが明らかになったということだと思われる。

今回，改めて古い文献を調べてみると，前述の，藤野先生と坂崎先生が共著で EB101 を *V. parahaemolyticus* の type strain として提案している 1974 年の論文[16)]のなかに，EB101 が本菌の TDH 溶血現象検査である神奈川現象（KP）陰性であることが明記されていることがわかった。この当時は，まだ TRH の存在は知られていなかったので，この問題に関しての考察は当然記載されておらず，KP 陰性についての考察もされていないが，おそらく株が古いためにKP が陰性になったと推定されていたのではないかと思われる。しかし，40 年前にすでに TDH 産生株ではないこと（TRH 産生株であることを暗示）が報告されていたともいえるわけである。

TRH は神奈川現象検査培地（我妻培地）では陰性となるが，通常の血液寒天では溶血性を示すので，最初の発見時に EB101 株が TDH 産生株でなくても溶血性を示したことから，学名の種形容名 *parahaemolyticus* につながった。しかし，TRH 産生株は TDH 産生株に比べると病原性は弱く，検出しにくいと思われる。シラス中毒事件は *P. morganii* との混合感染で大きな事件になったのかもしれないが，60 年前の研究体制の整わない状況で TRH 産生株である EB 101 を，よく分離・発見できたなと感心させられる。

TDH の研究が盛んに行われると同時に，若干の KP 陰性株による食中毒もみられることが明らかになり，本田武司先生らによってモルジブ分離株から TRH [21] が見出されたが，TRH は TDH 研究の初期の 1970 年代にもすでに若干は見出されて報告されていた [23, 24]。その時点では十分な解析にはいたっていないが，そのなかには，TRH を扱っていたものもあったと思われる。

5）生物型２から *Vibrio alginolyticus* へ

病原性好塩菌として，食中毒原因食品や海産物の細菌検査が積極的に行われて，本菌および類縁菌が多く分離されて報告されるなか，宮本先生らは新しい属として *Oceanomonas* を提案し，*O. parahaemolytica*，*O. enteritis*，*O. alginolytica* の３種を提案されている [12]。前の２つはそれぞれ藤野先生，滝沢先生の株をこの属に移すべきとの提案で，最後のものは新種の提案である。しかし，前述のようにその後の *Vibrio* 属の分類学の整備により本菌の位置づけは *Vibrio* 属に落ち着いたが，そのなかには生物型の異なる株が含まれており，坂崎先生の報告でも生物型１と生物型２が含まれていた [15]。そこで，善養寺浩先生のグループはコンピュータ解析により生物型１と２は別の種にすべきとの提案をされ [25]，これを受けて，坂崎先生は生物型２の学名として *Vibrio alginolyticus* を提案されて今日にいたっている [26]。この種形容名 *alginolyticus* は宮本先生らの *O. alginolytica* [12] に由来している。ただし，*O. alginolytica* イコール，生物型２の *V. alginolyticus* というわけではない。すなわち，*O. alginolytica* はアルギニンの利用性のゆえのネーミングであったが，生物型２はアルギニン利用性が必須条件ではない。しかし，多くの性状が一致していることから，坂崎先生は種形容名の優先性を尊重してこの名称をつけておられる。*V. alginolyticus* は，その名称からアルギニン分解性が細菌の性状の特徴になっているような印象があるが，必ずしもそうとはいえず，むしろ分類学的な決まりに従ってつけられた名称であるといえる。

6）ビブリオは男か，女か？

あまりこの場にふさわしくないタイトルと思われるかもしれないが，藤野先生ご自身が「ビブリオは男装の麗人か」と題して日本細菌学会総会（1966 年）で発表をされ，翌年には「ビブリオは男装の麗人ではなかった」という報告をされている[27]。要するに，菌の学名にはラテン語が用いられているため文法用語上の性別が必要であるが，国際細菌命名委員会のミスのために，一時は *V. parahaemolyticus* ではなく，*V. parahaemolytica* が正しいのではないかという問題が起こって，藤野先生が多大な苦労をされたということである。

細菌の菌種を表す学名は，属名（genus）と，種（species）を表す言葉である specific epithet（種形容名，種小名あるいは種形容語）の組み合わせで成り立っており，ラテン語，ギリシャ語に由来するものが多く，語源も人名や性状などさまざまだが，いずれもラテン語として表記される。種形容名だけで記述することはできず，必ず属名と組み合わせて記述する必要がある。同文中で同じ菌種の２度目の記述，あるいは同じ頭文字の属の細菌が登場しない場合で同一属のほかの菌種を記載する場合には，属名を頭文字１字のみ（たとえば *Vibrio* は *V.*）で記すことも可能であるが，種形容名は *V. parahemolyticus* のようにフルスペルで記さなければならない。

そして，属名の性別によって，種形容名の語尾が変化することがあり，腸炎ビブリオの場合，それが問題となった。われわれが使う日本語にも，男性的な言葉づかいと女性的な言葉づかいはあるが，文法的に定まったものではない。しかし，西洋の言葉，特にラテン系の言葉は文法上の性別がはっきりしているので，外国語の学習の際にわれわれは苦労させられる。

前述のように，腸炎ビブリオの発見当時は，*Vibrio* 属の定義には type species であるコレラ菌に基づいて湾曲した形態と定義されているなど，本菌は属すべきものとして該当していなかったが，Davis and Park の分類学的研究[13]により *Vibrio* 属の定義が見直され，「Bergey's Manual of Determinative Bacteriology」第７版[8]でも定義が改められたので，これらに基づいて藤野先生[14]，坂崎先生[15]がそれぞれにシラス事件の株，滝川先生の株などの再検討をして *Vibrio* 属に入れるべきであると結論された。これに先立って，1962 年の日本細菌学会関東支部会で，坂崎先生が本菌（当時は病原性好塩菌）の分類学的位置づけを報告し，*Vibrio parahaemolytica* とすべきと発表され，藤野先生もこれに同意され，同時に *Vibrio* は男性名詞であるので，命名規約上，語尾は *–a* ではなく *–us* にすべきと発言され，坂崎先生も同意されて，その後の論文では *Pasteurella parahaemolytica* を *Vibrio parahaemolyticus* に改めるべく提案されている[14,15]。

ところが，1965 年に千葉大学の川喜田愛郎先生から，「国際細菌命名規約に“*Vibrio* は女性名詞”と記載されている」という指摘を受けた。そうなると，語尾を *–ca* にする必要がある。しかし，「Bergey's Manual」[28] ではほかの *Vibrio* 属菌種は男性として扱われているので，そのままでよいはずであるが，分類の国際基準である命名規約に女性と規定しているのであればそれに従うべきで，当時日本細菌学会の用語委員会委員長されていた藤野先生としては立場上無視もできず，各方面に問い合せ，調査をされたが，回答が得られないので，「ビブリオは男装の麗人か？」というタイトルの発表を日本細菌学会でされることになった。

Vibrio の名は 1773 年に O.F. Müller が vibrate する生物の意味で用いたのが最初とのことであるが，細菌名として用いたのは，1854 年にイタリア・フィレンツェの解剖学者 F. Pacini がコレラ患者の屍体腸内の細菌に *Vibrio cholerae* と名づけたのが最初となっている。これは R. Koch のコレラ菌の病原性確認よりも 30 年早い。コレラ菌の発見者は Koch となっていた時期もあるが，強力な感染性病原細菌としてのコレラ菌の意義を確立したのは Koch であることは間違いないとはいえ，分類学的には，現在ではコレラ菌の発見者は Pacini となっている。このようなことで，藤野先生は Pacini の最初の記述を調査するべく，モスクワ出張の機会に，イタリアまで足を延ばされてフィレンツェ大学を訪問された。細かいことは省略するが，この時点では原著論文記載の雑誌そのものをみることはできなかった。しかし，当時の手書きの記録があり，いろいろな研究者の意見を聞き，Pacini のコレラ菌発見当初のプレパラートがそのまま残されているのをみて，*Vibrio* は男性として扱われていることを確認して帰国された。なお，後日，当時の原著論文のコピーがフィレンツェから送られてきている。

さらに，川喜田教授もこの問題を確認するため，国際細菌命名委員会の W. A. Clark 博士や，同委員会委員・裁定委員長で，「Bergey's Manual」の編集委員長であるR. E. Buchanan博士に問い合わせをされた。いささか遅くなったが，Buchanan博士から「*Vibrio*は男性であり，国際細菌命名規約に女性と記述していたのは誤りである」との遺憾の意を込めた手紙が届けられて，問題は決着した。Buchanan博士は，命名委員会の担当者がtype speciesの*V. comma*（当時はKochの命名によるこの名称がコレラ菌の学名として使われていた）が*–a*で終わっているので*Vibrio*を女性と考えてしまい，命名規約に記載して，その後，誤りに気づかずに放置されていたのであろうと推測している。

たかが，学名の語尾が*–us*であるか，*–a*であるかの違いだけで，たいした問題ではないように思うかもしれないが，この時点ですでに世界的にも重要になりつつあった病原菌の学名であるので，国際的に認められる正しい記述が必要である。それを自らの手で正そうとされた藤野先生の真摯な姿勢に頭の下がる思いがする。

7）側毛の存在とgenus *Beneckea*の提案

腸炎ビブリオは，寒天培地で比較的低温で培養すると，特徴的な1本の極単毛以外に多数の側毛を形成する。しかし，このことは長い間認識されず，鞭毛タンパク質の研究に着手した私自身も，側毛タンパク質を物質としてとらえていたにもかかわらず，うかつなことに，当初はそれが側毛に由来するとは考えていなかった。これは，側毛は液体中では形成されず，固体培地で培養した場合にも37℃ではわずかしか形成されず，できてもすぐはずれてしまうので，よほどうまく試料を調製しないと電顕でも観察することができないためであり，長らくビブリオは1本の鞭毛のみであると信じられていたので，多数の側毛が形成されるなどとは思いも及ばなかったためである。

いささか弁解がましい話になるが，私は別の分野で学位を取得後，縁あって藤野門下に加えていただき病原細菌学の領域に入った。そのため，知識・技術が不十分であったが，薬学での基盤を生かして物取りとして，鞭毛タンパク質の精製を始めた。いろいろと試行錯誤の末，とにかく純化に成功して，2種類の構成タンパク質の存在を見出して報告した[29]。しかし，菌は極単毛菌と信じていたので，全菌の形態観察はほとんど行わず，しかも37℃で培養していたので側毛の存在に気がつかなかった。そして，別の研究での米国への留学や岡山大学への転出などで，鞭毛の研究を中断していた。その間に，ハワイ大学の海洋細菌学者であるP. Bauman博士のグループは，腸炎ビブリオが寒天培地上で少し低温で培養すると側毛を形成することを見出しており，また分類学的研究を進めて，種々の性状から*Vibrio*属に合わないとして，*Beneckea*属の提案を行った[30, 31]。*Vibrio*属のなかで同様に側毛を形成する種には*V. alginolyticus*，*V. campbellii*，*V. neptuna*などがある。この新しい属の提案についてはいろいろ議論があり，私自身もハワイ大学でBauman博士と会って意見交換をしたが，その後，国際細菌分類命名委員会とビブリオ小委員会の結論を受けてBauman博士自身がこの提案を取り下げた形となって[32]，現在は*Vibrio*に落ち着いている。

その後，本田先生らとともに，側毛と極単毛の構成タンパク質の違いを示し[33]，抗原性や機能の違いなどを明らかにすることができたが[33～35]，私自身が当時は未熟で形態観察が不得手であり，また研究に中断があったとはいえ，注意深く観察しておれば，側毛の存在をより早く見出すことができたのではないかと，忸怩たる思いがある。

4．おわりに

腸炎ビブリオは発見されて60年，還暦を過ぎた。人間にとっては還暦を迎えると，祝うとともに，新たな暦を刻むべく長寿を祈るわけであるが，病原細菌は早く消えてくれることが望ましい。

発見者である藤野先生は，つねづね「腸炎ビブリオが早くなくなるように研究成果をあげてほしい」といっておられた。わが国では，幸いにここ数年の腸炎ビブリオ食中毒はきわめて少なくなり，つねに食中毒事件数の1位であった過去が嘘のようになった。病原微生物学や食品衛生学関係の教科書の記述なども変えなくてはならなくなってきた。研究の進歩，衛生行政の進展，生息環境の変化など種々の要因が関係していると思われるが，好ましいことである。

しかし，なくなったわけではなく，いまだに海水中には多数常在しており，注意が疎かになると食中毒が多発する可能性は高い。また，南・東南アジアなどでは下痢原因菌としてまだまだ重要な存在である。藤野先生をはじめとする，先人たちの成果を引き継いで，腸炎ビブリオおよび関連細菌についての研究を多方面から継続していくべきであろう。

◆ 参考文献 ◆

1）藤野恒三郎（1968）：腸炎ビブリオ読本，納谷書店．
2）藤野恒三郎，奥野良臣，中田大輔，青山章，深井孝之助，向井貞三，上保俊男（1951）：シラス中毒事件の細菌学的検査報告．日本伝染病学会雑誌 **25**：11–12．
3）藤野恒三郎（1951）：細菌性食中毒．最新医学 **6**：263–271．
4）藤野恒三郎（1966）：腸炎ビブリオの発見．日本細菌学雑誌 **21**：373–388．
5）Fujino T, Okuno Y, Nakada D, Aoyama A, Fukai K, Mukai T, Ueho T（1953）：On the bacteriological examination of shirasu–food poisoning. Med J Osaka Univ **4**：299–304.
6）三輪谷俊夫（1990）：腸炎ビブリオ 発見から命名まで．腸炎ビブリオ第Ⅲ集（三輪谷俊夫，大橋誠 監修）（竹田美文，工藤泰雄，篠田純男，本田武司 編集）：2–9，近代出版．
7）滝川巌（1956）：食中毒患者より検出した一種の好塩細菌に関する研究，日本伝染病学会雑誌 **30**：439–440．
8）Takikawa I（1958）：Studies on the pathogenic halophilic hacteria. Yokohama Med Bull **9**：313–322.
9）Breed RS, Murray EGD, Hitchens AP（1948）：Bergey's Manual of Determinative Bacteriology 6[th]ed, Williams and Wilkins.
10）Skerman VBD（1949）：A mechanical key for the genetic identification of bacteria. Bacteriol Rev **13**：175–188.
11）坂崎利一（1990）：*Vibrio parahaemolyticus* の分類 過去―現在―未来．腸炎ビブリオ第Ⅲ集（三輪谷俊夫，大橋誠 監修）（竹田美文，工藤泰雄，篠田純男，本田武司 編集）：14–23，近代出版．
12）Miyamoto Y, Nakamura K, Takizawa K（1961）：Pathogenic halophiles. Proposal of a new genus "*Oceanomonas*" and of the amended species names. Jpn J Microbiol **5**：477–486.
13）Davis GHG, Park RWA（1962）：A taxonomic study of certain bacteria currently classified as *Vibrio* species. J Gen Microbiol **27**：101–119.
14）Fujino T, Miwatani T, Yasuda J, Kondo M, Takeda Y, Akita Y, Kotera K, Okada M, Nishimune H, Shimizu H, Tamura T, Tamura Y（1965）：Taxonomic studies on the bacterial strains isolated from cases of 'shirasu' food–poisoning（*Pasteurella parahaemolytica*）and related organisms. Biken J **8**：63–71.
15）Sakazaki R, Iwanami S, Fukumi H（1963）：Studies on the enteropathogenic, facultatively halophilic hactria, *Vibrio parahaemolyticus*, 1. Morphological, cultural and biochemical properties and its taxonomical position. Jpn J Med Sci Biol **16**：161–188.
16）Fujino T, Sakazaki R, Tamura K（1974）：Designation of the type strain of *Vibrio parahaemolyticus* and description of 200 strains of the species. Int J Syst Bacteriol **24**：447–449.
17）Hanaoka M, Kato Y, Amano T（1969）：Comprementary examination of DNA's among *Vibrio* species. Biken J **12**：181–185.
18）Colwell RR（1970）：Polyphasic taxonomy of the genus *Vibrio*：Numerical taxonomy of *Vibrio cholera*, *Vibrio parahaemolyticus*, and related *Vibrio* species. J Bacteriol **104**：

410–433.
19) Citarella RV, Colwell RR (1970)：Polyphasic taxonomy the genus *Vibrio*：polynucleotide sequence relationships among selected *Vibrio* species. J Bacteriol **104**：434–442.
20) Anderson RS, Ordal EJ (1972)：Deoxyribonucleic acid relationship among marine vibrios. J Bacteriol **109**：696–706.
21) Honda T, Ni Y, Miwatani T (1988)：Purification and characterization of a hemolysin produced by a clinical isolate of Kanagawa phenomenone-negative *Vibrio parahaemolyticus* and related to the thermostable direct hemolysin. Infect Immun **56**：961–965.
22) 余明順，畢振強，本田武司（1999）：*Vibrio parahaemolyticus* type strain は TRH 産生株か？第 33 回腸炎ビブリオシンポジウム.
23) Miwatani T, Sakurai J, Yoshihara A, Takeda Y (1972)：Isolation and partial purification of thermolabile direct hemolysin of *Vibrio parahaemolyticus*. Biken J **15**：61–66.
24) Sakurai J, Matsuzaki A, Takeda Y, Miwatani T (1974)：Existence of two distinct hemolysins in *Vibrio parahaemolyticus*. Infect Immun **9**：777–780.
25) Zen–Yoji H, Sakai S, Terayama T, Kudoh Y, Itoh T, Bonoki M, Nagasaki M (1965)：Epidemiology, enteropathogenicity and classification of *Vibrio parahaemolyticus*. J Infect Dis **115**：436–444.
26) Sakazaki R (1968)：Proposal of *Vibrio alginolyticus* for the biotype 2 of *Vibrio parahaemolyticus*. Jpn J Med Sci Biol **21**：359–362.
27) 藤野恒三郎（1967）：ビブリオは男装の麗人ではなかった．日本医事新報 2250 号.
28) Buchanan RE, Gibbons NE, Cowan ST, Holt JG, Liston J, Murray RGE, Niven CF, Ravin AW, Stanier RY (1957)：Bergey's Manual of Determinative Bacteriology. 7th ed, Williams and Wilkins.
29) Shinoda S, Miwatani T, Fujino T (1970)：Antigens of *Vibrio parahaemolyticus*. II. Existence of two different subunits in the flagella of *Vibrio parahaemolyticus* and their characterization. Biken J **13**：241–247.
30) Bauman P, Bauman L, Mandel M (1971)：Taxonomy of marine bacteria：the genus *Beneckea*. J Bacteriol **107**：268–294.
31) Allen RD, Baumann P (1971)：Structure and arrangement of flagella in species of the genus *Beneckea* and *Photobacterium fischeri*. J Bacteriol **107**：295–302.
32) Bauman P, Bauman L, Bang SB, Woolkalis MJ (1980)：Reevaluation of the taxonomy of *Vibrio, Beneckea* and *Photobacterium*：abolition of the genus *Beneckea*. Curr Microbiol **4**：127–132.
33) Shinoda S, Honda T, Takeda Y, Miwatani T (1974)：Antigenic difference between polar monotrichous and peritrichous flagella of *Vibrio parahaemolyticus*. J Bacteriol **120**：923–928.
34) Shinoda S, Okamoto K (1977)：Formation and function of *Vibrio parahaemolyticus* lateral flagella. J Bacteriol **129**：1266–1277.
35) Shinoda S, Nakahara N, Ono B (1979)：Behavior of a surface antigenic determinant of lateral flagella of *Vibrio parahaemolyticus*. Infect Immun **26**：322–327.

Ⅰ－2．腸炎ビブリオ研究の流れ：第Ⅲ集のまとめ

本田 武司

腸炎ビブリオ研究に熱心な研究者たちの手によって，これまでにその成果を3冊の『腸炎ビブリオ』という研究成果集として世に出してきた。第Ⅰ集は1963年に，第Ⅱ集は1967年に，第Ⅲ集は腸炎ビブリオ発見後40年目に当たる1990年に，それぞれ刊行された。

本章は，この第Ⅲ集に基づき1990年までの腸炎ビブリオ研究の成果を概説することで，過去の研究成果を簡単に振り返るとともに，第Ⅲ集の出版から約20年後に刊行される第Ⅳ集（本書）の内容の理解を助けることを目的とする。同時に，この章を通読する（あるいは拾い読みする）ことが，これからこの分野に参入されるであろう若い研究者の理解を助け，研究の流れを端的に知ることの一助となり，腸炎ビブリオ研究の過去・現在と未来のかけ橋となればとの思いから，第Ⅲ集（第1～24章からなる）のまとめを，私見を交えて以下に紹介する。

第1章　腸炎ビブリオ　発見から命名まで　（三輪谷 俊夫）

この章では，腸炎ビブリオの発見・命名の経緯が裏話を交えて臨場感をもって要領よく描写されている。短文なので，全文をぜひお読みいただきたい。

第2章　研究を始めたころ　（善養寺 浩）

ウサギを免疫して腸炎ビブリオ型別用血清を作った際のトラブルを回顧し，新規な因子の存在の可能性を30年後の今も見つめられている。3ページの短文であるが，研究者魂を感じさせる内容である。

第3章　*Vibrio parahaemolyticus* の分類　過去－現在－将来（坂崎 利一）

本菌の学名は藤野らにより当初 *Pasteurella parahaemolytica* とされたが，藤野らに数年遅れて再発見した Takikawa らによって *Pseudomonas enteritis* が提案された。1962年には *Vibrio parahaemolyticus* が提案された。1971年には同一菌株が *Beneckea parahaemolytica* と提案され一層混乱したが，提案

者みずからが取り下げ，現在 *V. parahaemolyticus*（以下 Vp）が学名として定着している。あとがきに「細菌分類学は流動的である。分類学としては今後も見直しや新提案があるだろうが，いたずらな分類群の増加や菌名の再三の変更は，医学細菌学にとっては歓迎される事態ではない…」とある。同感である。

第４章　腸炎ビブリオ食中毒の疫学 （工藤 泰雄，大橋 誠）

1961 年からの 30 年間，腸炎ビブリオ食中毒の事件数，患者数とも全食中毒の 20 ～ 30% を占め，減少傾向は認められない。腸炎ビブリオ食中毒は，ブドウ球菌やサルモネラ食中毒に比べて７～９月の夏季により集中して発生しやすい。本菌による腸管感染の成立には 10^6 個以上の生菌の摂取が必要なので，食品媒介感染が主と考えられる。原因食品としては海水産の魚介類やその加工品が重要（約 75%を占める）である。発生場所としては家庭，事業所，旅館，飲食店などが多く，学校での発生はあってもごくまれである。散発事例でみると，全国都市立伝染病院の感染性腸炎研究会が赤痢あるいはその疑似症の原因微生物を調べたところ，赤痢菌，サルモネラ，カンピロバクターに次いで腸炎ビブリオ（平均 5.1%）が分離された。ほぼ同様の傾向が厚生省のサーベイランス事業でも認められている。集団食中毒と同様，夏季の発生がほとんどで，成人が多い。患者分離株の血清型は，①毎年主体となる血清型は比較的少数のものに限られること，②毎年の流行菌型は特定の血清型に限定されず年によってしばしば大きく変動すること，③既知の血清型に該当しない新しい血清型が突然流行菌型として出現することもまれでないこと，などを認める。しかし，海環境中に流行血清型が少ないのに，患者分離株では多くなるなどの理由は不明である。

菌の病原性の指標として加藤らによって発見された神奈川現象（KP）の検出法の改良，さらに，本現象にあずかる溶血毒（神奈川溶血毒あるいは耐熱性溶血毒：TDH）そのものの高感度検出法の開発により，疫学調査に広く応用され，患者由来株の大半が KP 陽性であるのに，環境由来株の多くが KP 陰性であることが確認された。KP 陰性の患者由来株は，低毒素産生株と考えられてきたが，最近このような菌株は耐熱性溶血毒類似毒素（TDH-related hemolysin：TRH）を産生することが発見された。

非典型的な生化学的性状を示す腸炎ビブリオはまれであるが，インドール非産生菌，ウレアーゼ陽性菌によると思われる菌による食中毒の報告がある。

腸炎ビブリオの薬剤感受性は，アンピシリン耐性がみられるが，ほとんどの薬剤に対して感受性である。

腸炎ビブリオは，タイ，シンガポール，フィリピンなどの東南アジアからも報告されており，旅行者下痢例から毒素原性大腸菌，サルモネラに次いで多く検出される。

第5章　輸入感染症としての腸炎ビブリオ感染症　(本田 俊一，阿部 久夫)

大阪空港検疫所で1987～1989年に海外旅行者下痢症の原因菌を調査したところ，*Plesiomonas shigelloides*, ETEC, *Salmonella* に次いで腸炎ビブリオが高頻度で検出された。季節変動は国内感染事例よりも少ない（夏と春期に検出例が増えるが，これは旅行者が増えるため）。推定感染国は，タイ，台湾，フィリピン，シンガポール，香港，韓国など東南アジアが94.3%を占めた。腸炎ビブリオの輸入例の1つの特徴は，混合感染率の高さ（36.0%）である。ビブリオ科細菌との混合感染事例が多い(76.2%)。臨床症状は，下痢が主症状で(>3回/日：77.0%)，3～5回/日が最も多く，次いで腹痛（40.4%）(心窩部痛のことが多い)，嘔吐（18.9%），発熱（14.2%）など。血清型は，輸入例と国内例ともにO4:K8が多いが，多種におよぶ。KPはVpの病原性と関係するが，1987年モルジブからの帰国者にVpによる下痢患者が頻発し，いずれからもKP陰性O3:K6株が検出され，KP陰性株の下痢原性を示唆した。この株から，TRHが報告された。年度によっては，KP陰性株の分離率は29%にも達する。このように輸入例から，新しい血清型や，KP陰性菌（TRH産生菌）が多く分離される傾向がある。流行地への旅行者には，衛生教育の啓発が望まれる。

第6章　血清型別システム －O抗原を中心にして－(小沢 恭輔，山下 寛)

血清型別は細菌検査の場で同定の補助手段として有用である。腸炎ビブリオのK型別はスライド凝集反応で，O群別は試験管内凝集反応で行われる。患者由来株を基に，11種類のO群抗原と41のK抗原（K1～K47）が承認され，その後，O12とO13の提案があり，Kについては68（K1～K74，欠番あり）のK抗原が提案・承認されている。新抗原の提案は「血清型別に関する委員会」が行う。化学構造によるO群別，モノクローナル抗体を用いたO抗原解析などからO1～O13を5種のクラスターに再群別(A～E)する試みも有望であった。

第7章　腸炎ビブリオの自然界における分布と魚介類汚染 （赤羽 荘資）

腸炎ビブリオは沿岸の海水，プランクトン，海底の泥に分布する。当初本菌はわが国に特有と考えられたが，極圏を除く世界全域に分布する。海水温が 19.0 ～ 19.5℃以上になると検出されるようになる。沿岸海水の菌数は 100mL 中で $10^{2\sim3}$ 個程度，海泥では 10^{3} 個程度である。冬季には検出されず夏季に検出されるのは，水温のほかにプランクトン，*Bdellovibrio* の関与がいわれている。河川の上流からの検出は，患者による一時的な汚染によると考えられる。ほとんどの環境分離株は，KP 陰性である。KP 陰性菌でありながら TDH を少量産生する株がイシマキ貝などに存在する。1988 年には，モルジブ旅行者の間で KP 陰性菌による下痢症が多発した症例から分離した菌株（血清型 O3:K6）が，TDH と類似した新しい毒素（TRH）産生性を追証明した。その後，同様の菌株での集団食中毒例が国内でも報告された。

魚市場や魚店舗で本菌の汚染状況を調べると年平均 30％程度で，７～８月では，近海漁，貝類で 83 ～ 100％の高率で陽性であった。魚体洗浄用に使用されているポンプアップ海水による２次汚染の危険を指摘しておく。店頭での汚染状況を調べると 54％であり，菌数は 10 ～ 100 個程度である。市販刺身の汚染度は 51.8％であり，刺身の衛生指導基準は 10^{3}/100g 以下とするのがよい。菌の増殖・生残にかかわる要因についても検討され，①温度：至適発育温度は 35 ～ 37℃，最低発育温度は５～８℃，最高発育温度は 42 ～ 44℃であること，４～ 10℃では３日間生残（横ばい）し７～ 21 日間で死滅し，－20℃では急減するもの 30 日間は生存した。② pH：至適発育 pH は 7.6 ～ 8.6，発育可能域は pH5 ～ 11。③食塩濃度：至適食塩濃度は３％，発育可能域は 0.5 ～８％。④加熱では，菌数や pH にもよるが，60℃と 80℃で 15 分，100℃で５分間で死滅し，*Escherichia coli* や *Staphylococcus aureus* より熱抵抗性は弱い。⑤乾燥：条件にもよるが，NAG ビブリオよりやや乾燥に強いが，*E. coli*，*S. aureus* より乾燥に弱い。⑥真水：本菌は真水に弱いとされているが，水道水（残留塩素 0.2ppm）で１分間洗浄しても，洗い流し効果と思われる菌数で１～２オーダー減少するものの完全な除菌効果は期待できなかった。

第8章　臨床 （相楽 裕子，松原 義雄）

腸炎ビブリオ感染症は“夏季の疾患”であり，７～９月に全症例の 74.8％をみるが，海外感染例では，季節変動は目立たない。成人に多く，20 ～ 50 歳代が78.6％を占め，男女比は1.24，国外例では2.23で男性に多い。腸管感染症では，潜伏期6～12時間。悪心，嘔吐，心窩部～上腹部痛，37～38℃台の発熱，頻回の水様性下痢などが典型的な症状である。入院例では血圧低下（100mmHg）や四肢の冷感など重篤感を伴うが2～3日で治癒する。症状に比して高熱を呈さない点は，赤痢，サルモネラ，カンピロバクターなどとの鑑別点となる。血便は5.1％から47.1％までの報告がある。

米国では腸管外感染症として，敗血症，創傷感染，骨髄炎，眼・耳感染症などが報告されている。肝硬変，糖尿病などの基礎疾患に伴いやすい。この際，KP陰性，陽性に差はない。血液検査で，白血球増多（20,000/mm^3台が12.1％），CRPは中等度増加。心電図で半数以上は正常範囲であったが，原因を特定できない異常所見（P波延長，QTc延長）などを認めた例（27.6％）が報告されている。内視鏡では発症直後に大腸で浮腫，充血，糜爛などを認めたが，3病日には消失した。治療は，補液や食事療法などの対症療法が中心となる。普通これに化学療法を加える。排菌期間の短縮や腸管外感染の予防効果が期待できる。ニューキノロンの3日間投与が一般的である。β-ラクタマーゼ産生性のためABPC（アミノベンジルペニシリン）に対して耐性であるが，化学療法剤に対する耐性化は進んでいない。

第9章　腸炎ビブリオおよび毒素の検査法（太田 建爾）

臨床材料の場合，多くは直接分離培養で十分であるが，回復期や抗菌薬投与後，あるいは魚介類や環境からの腸炎ビブリオの分離には増菌培養（2％食塩加アルカリ性ペプトン水，食塩ポリミキシンブイヨン）が必要なことが多い。菌の属や種の決定は，形態・生理・生化学的性状に基づく。魚介類など環境由来菌は類縁菌が多いので確認試験が必要である。腸内細菌科用に開発されたキットの多くはビブリオ科にも適用できる。ときに,例外的性状（インドール，ウレアーゼ，エスクリンなど）をみる。これら例外的性状のなかにK抗原と関連するものがあるが，その理由は不明である。迅速診断法として，下痢便からのTDH直接検出の診断的意義の検討がなされ，有望な知見を得ている。O・K抗原は菌の標識試験として使える（特に簡便性からK抗原を用いたもの）。極鞭毛抗原は1種類だが側鞭毛は3種類報告されている。しかし，本菌の細分類には用いられていない。神奈川現象は我妻変法培地を用いて実施されるが，判定が必ずしも容易でない。逆受身赤血球凝集反応（RPHA），逆受身ラテックス凝集反応（RPLA）のほか，Oudin 法や Elek 変法など各種の免疫学的検査法の開発が報告されている。

第 10 章　予防　（仲西 寿男）

Vp は 60℃で 15 分間の加熱で死滅するので，喫食直前の加熱調理で本菌による食中毒は予防できるはずである。しかし，本菌の発見後 40 年を経ても減少傾向を認めない。その理由の第 1 は，2 次汚染が起きやすいうえに菌の増殖速度が速いという点である。第 2 は，日本人の生食習慣（特に夏場が危険）である。食品の加熱，2 次汚染防止，冷蔵保存を徹底することで，この食中毒は予防できる。より具体的には，生産流通過程では，魚介類の陸揚げ時の洗浄水として本菌対策上は上水を用いるのがよい。特に，貝類の汚染が高いので，洗浄，低温保存・輸送が重要である。卸売市場では，特に生食用魚介類は 5 ℃以下の低温管理下で取り扱う。場合によっては，魚介類 100g 当たり 10^{6} 個以上であれば流通を自粛させる。小売店でも，2 次汚染防止，低温（10℃以下，できれば 5 ℃）管理を守ること。飲食店での本菌食中毒は，事件数および患者数とも最も多い。−15℃での冷凍品では，解凍は 10℃以下で行うなど細かな配慮が必要である。生食用魚介類は，調理後 4 時間以内に摂取するよう行政指導されている。また，「いけす」の汚染もいわれており，過信は危険である。生食用魚介類の表示基準の統一も必要で，規格，指導基準，目標値が現在国内外で検討されている。

第 11 章　病原因子総論　（竹田 美文）

1950 年秋に発生したシラス食中毒で観察された臨床症状，解剖所見を再考すると，下痢，嘔吐，水様便，血便といった腸管の異常を思わせる諸症状とともに，胃部の灼熱感，胸内苦悶や呼吸困難など全身状態の異常を訴えていたこと，解剖所見で，胃部のカタル症状にはじまり回腸・空腸の糜爛を認めたこと，腸間膜の充血，肺葉間の出血など，Vp 感染症が，単なる急性胃腸炎でないことを示唆している。ヒト感染実験では，古く（1963 年）は患者由来株で典型的な下痢症状を呈したこと，KP 陰性株を 10^{10} 個感染させても発症しなかったが，KP 陽性株では $10^{5\sim7}$ 個で発症した（1974 年）。約 10^{3} 個誤飲した事例でも発症した。そのほか一部サルを用いた研究もあるが，多くはウサギ結紮腸管モデルで感染実験が行われている。精製 TDH を用いたさまざまな成績や

Ussing chamber を用いた解析などから TDH が最有力な下痢原性毒素と考えられているが，疑問も残っている。つまり，ウサギ結紮腸管モデルで陽性結果が出るのには 125 ～ 500μg という大量の精製毒素が必要なこと，TDH に対する抗体が生菌を用いたウサギ腸管モデルで下痢原性を中和できないこと，などから，TDH 以外の下痢原因の可能性も考えられる。なお，TDH の細胞毒性が粘血性下痢便形成と関係する可能性がある。TDH の心臓毒性への関与の可能性もいわれている。TDH 非産生のヒト由来株が TRH を産生することが最近見出された。TDH/TRH のほかに，CHO 細胞をコレラ毒素様に形態変化させる因子，抗コレラ毒素抗体と反応する因子，マウス致死活性・下痢原性活性を有する因子，δ VDH と名づけられた溶血毒に下痢原性を認めた，などの報告もある。ただし，Vp の病原性を下痢原性のみに絞るのはシラス中毒の際の臨床症状や解剖所見からみて妥当とは思えない。たとえば Vp の感染を考える際，菌の定着についての知見が必要であろう。Vp は，腸管リンパ小節上皮，特に M 細胞への定着が認められたという報告がある。

第 12 章　耐熱性溶血毒および類似毒素　（本田 武司）

KP は血液加我妻（変法）培地を用いて判定されるほか，免疫学的手法や DNA プローブ法など感度よく調べる方法が開発されている。しかし，いずれの手法を用いても，ヒト由来株には KP 陽性株が，環境由来株では KP 陰性株が圧倒的に多い，という傾向は変わらなかった。TDH には次の 4 種類の生物活性が知られている。①溶血作用：温度依存的なプロセス（0℃の低温下では非溶血），おそらく TDH の結合と直径約 1 nm の小孔形成過程があり，続いて，温度非依存的なステップ（0℃でも反応は進む）を経て，溶血が進む。②細胞致死活性：TDH は，FL 細胞，HeLa 細胞などさまざまな有核細胞を致死させる。③腸管毒性：TDH をウサギ結紮腸管ループ試験で調べると，腸管上皮細胞の破壊が認められるので，粘血便の形成に関与している可能性が推測される。④致死活性（心臓毒性）：Vp が動物に強い致死作用を有することは，発見当初から知られていた。マウス致死活性を指標に，この Vp の致死活性物質を追及すると，結局のところ TDH に行き当たった。そこで TDH の致死活性を解析した結果，特異な心臓毒であることが判明した。TDH は分子量 21kDa のサブユニット 2 個からなるとされ，加熱に対してアレニウス効果といわれる特異な挙動を示す。TDH は 165 個のアミノ酸残基からなる。Wp-1 株および T4750

株ともに同じアミノ酸配列をしていた。溶血活性でみると，Trp[65], Gly[90] などのアミノ酸残基が重要なことがわかった。モルジブ旅行者の間で，血清型O3:K6のKP陰性菌によるVp感染事例が多発し，この株からTDH類似毒素（TRHと名づけた）が単離された。TRHの抗原性を解析するとTDHと部分共通性を示し，アミノ酸配列上も約60%の相同性を示したが，TDHのような耐熱性を示さないなど，TRHは新奇な毒素である。その後，Vpから数種のTDH類似毒素が発見されている。さらに，腸炎ビブリオ以外の類縁菌種である *Vibrio cholerae* non-O1, *V. mimicus*, *V. hollisae*（現在では *Grimontia hollisae*）などでもTDH/TRH family毒素の産生株が見つかっている。これらの毒素の免疫学的な異同は，モノクローナル抗体でも解析されている。

第13章　耐熱性溶血毒の分子遺伝学的研究　（西渕 光昭）

TDHの遺伝子（*tdh*）が初めてクローニングされた1984年以降，Vpに関するさまざまな疑問点が分子遺伝学的手法で解析が進められた。それによると，*tdh* は189個のアミノ酸残基からなるが，精製タンパク質の解析情報から考えると，*N* 末端からの24残基はシグナルペプチドで，TDHのmature proteinとしては分子量18,496の菌体外分泌タンパクである。WP1株から精製したTDHのアミノ酸配列とは9残基異なっていた（*tdh*2とは2残基の違い）。この違いは，*tdh* 遺伝子は複数（*tdh*1 ～ *tdh*4と名づけられた。このうち *tdh*4はプラスミド上にある）あり，TDHタンパクとしては *tdh*2が発現しているが，ほかは発現してないか，ごくわずかの発現しかないためと考えられる。TDH1 ～ TDH4の溶血活性には極端な差は認められない。KP弱陽性の株では転写が起こらず *tdh* 遺伝子の発現が低いことによる。*V. cholerae* non-O1の一部の菌株ではTDH類似毒素を産生するが，この遺伝子は *tdh*4遺伝子と塩基配列が完全に一致し，両遺伝子ともにプラスミド上にあった。*V. mimicus* もTDH類似毒素を産生する菌株があるが，この遺伝子は *tdh*1および *tdh*2と高い相同性を示した。*V. hollisae* も *tdh* 様遺伝子を有していること，mature proteinでTDH1やTDH2と約93%の相同性がみられるのに，このTDH類似毒素は易熱性であった。患者由来菌株ながらKP陰性で *tdh* 遺伝子をもたない菌株から易熱性のTRHが見出され，*tdh* と約68%の相同性をもち189個のアミノ酸残基からなることなどが明らかになった。*trh* 遺伝子の保有はヒト由来株に明らかに多く，環境分離株に少なく，病原性へのかかわりを示唆する。このように，*tdh* は単に Vp のみならずほかのビブリオ属菌にも認められるのは，過去に *tdh* 遺伝子は insertion sequence に挟まれた transposon 様構造を形成し，この構造を単位として異なるレプリコン（プラスミドと染色体）を移動してきたと思われる。このように *tdh*/*trh* そのものの解析とともに，病原性の解明にも分子遺伝学的手法が応用され，特に *tdh* 遺伝子の欠失変異株（isogenic 変異株）を作成しウサギ腸管を用いた Ussing chamber 系で TDH の下痢原性が確かめられた。

第 14 章　その他の溶血毒 （水口 康雄，谷口 初美）

Vp は，TDH/TRH のほかにも溶血活性をもつ毒素を産生する。これらの産生には，培養条件，なかでも食塩濃度，加える糖の種類・量，アミノ酸，リン酸濃度などの影響を受ける。さまざまな性状の溶血毒の報告があるが，性状についての記述が不十分で，異同を論じることは困難である。次の 2 つの溶血毒については，塩基配列が明らかにされている。① LDH（間接溶血毒）：レシチンを加えることで溶血活性が認められるので lecithin dependent hemolysin（LDH）と名づけられた。N 末端から 20 個のアミノ酸残基はシグナルペプチドで，成熟タンパクは 398 個のアミノ酸残基を有し，分子量 45.3kDa と推定された。この遺伝子は，KP 陽性・陰性にかかわらず，また患者・環境由来にかかわらず，すべての菌株に存在した。この遺伝子の GC 含量は腸炎ビブリオの全 DNA に近く，古くから Vp に存在したと思われるが，病原性に関与している可能性は低い。② δ VPH：Vp で 4 番目にクローニングされた溶血毒。100℃で 10 分の加熱に耐える耐熱性の溶血毒でもある。シグナルペプチドはなく，202 個のアミノ酸残基からなる分子量 23kDa のタンパク質毒素である。この遺伝子も Vp に普遍的に存在した。δ VPH の粗標品が動物モデル系で下痢原性を示したことから，病原性への関与の可能性がある。

第 15 章　定着因子 （岩永 正明）

細菌は一般に腸管上皮細胞に限らず，何らかのモノに付着する傾向がある。たとえば，赤血球，魚の皮膚，甲殻類の殻，プランクトンの表面，ガラス面，プラスチック面などに付着する。しかし，どの付着が菌と腸管上皮細胞間の付着と関係するかは簡単ではない。Vp はプランクトン，キチン粒子へ付着するが，それには各種金属イオン，pH，温度などで影響を受ける。培養細胞（HeLa

細胞など）へのVpの糖鎖を介した付着は，KP陽性株に強くみられた。また，キチン粒子への結合に側鞭毛がかかわるという報告もある。さまざまな培養細胞へのVpの結合は弱いが，細胞が変性した場合に結合がみられた。この結合は，鞭毛を取り除くと減弱した。ヒト腸管上皮を用いた検討では，Vpは絨毛上皮にはほとんど結合せず，パイエル板上皮，なかでもM細胞への親和性が高かった。筆者らが確立したMASK法で調べると，Vpはウサギ腸管絨毛上皮細胞によく結合した。一方，線毛も定着因子として研究されている。Ha7株からHa7株のみがもつ線毛を，また，O4：K12血清型のNa2株からはエチレングリコールと尿素処理および硫安塩析でNa2線毛を，精製した。O4：K12血清型のみがNa2を有していた。線毛サブユニットの分子量が10kDa以下の線毛の報告もある。KP+の患者由来株の1つであるHa7株および精製Ha7線毛はMASK法でウサギ腸管絨毛上皮に定着した。抗線毛抗体Fab分画は，この定着を阻害した。また，精製線毛は菌の定着を阻害した。ただし，これはウサギの系であり，ヒトでの検証が必要である。

第16章　動物における感染実験　（大友 信也）

Vp食中毒死亡例から分離したVpあるいは環境分離株をマウス腹腔内投与すると，LD_{50}はおよそ10^{7}程度で，差を認めなかったとする報告が多い。筆者らの経験でも，Vpの生菌をマウスに腹腔投与すると，腹水陽性，小腸部の発赤と液体貯留，粘膜絨毛の充血・浮腫，菌血症などを認めたが，TDH産生性とは関連を認めなかった。ウサギ結紮腸管ループ試験結果では，患者由来のKP陽性菌，陰性菌でそれぞれ14/16株，4/16株，魚由来KP陰性株で3/16の率で陽性結果が得られた。KPとループ試験間には弱い相関しか認められなかったとする報告があり，ループ試験は接種菌量に大きな影響を受けるようである。Vp（$10^{7\sim8}$個）をマウスへ経口投与した場合，腹腔内投与と類似した結果が得られた。つまり小腸上部の発赤，液体貯留，菌血症などを呈して，投与後6時間くらいからマウスは死亡しはじめる。この病変は，TDHとは関係ない。Vpのウサギループ試験の信頼性に問題があるとし，サルへの経口投与試験が試みられている。患者および原因食品由来KP陽性株を10^{8}経口投与すると，3/4および4/4の高率に下痢を発症し，原因食品由来KP陰性菌では0/4であった。サルは感染モデルとして用いうるようである。ウサギループ試験で, Vpは腸管組織内侵入性を示した。この性状はKP陽性株で強かったが，陰性株でも低頻度ながら認めた。別の報告でも，10^5以上の菌数で KP 陽性菌，陰性菌それぞれで 86%, 67%に組織侵入性を認めた。これらは，ヒト臨床例で，Vp はまれに創傷感染，敗血症を起こすことと関係するのかもしれない。これらをベースに，筆者は Vp の腹腔内投与，経口投与で認めた腸管病原性と KP 陽性菌の被選択性について論じ，また KP 陽性株の腸管壁への付着の優位性を *tdh* 周辺の遺伝子群が決定づけている可能性を論じている。

第 17 章　鞭毛　―側毛と極単毛の機能と抗原性―　（篠田 純男）

Vp は *V. alginolyticus* や *V. fluvialis* などと同様 1 つの細菌細胞に 2 種類の鞭毛，すなわち極単毛性鞭毛（液体のなかを泳ぐ）と側毛性鞭毛（寒天上を遊走する）をもつ。これらは形態，機能，抗原性などで異なる。側毛の発見が遅れたのは，寒天培地では生成するが液体培地では形成されず，特に 30℃以上では形成されず，また菌体から離脱しやすいなどのためである。極単毛は，鞘構造物（本体は十分わかっていない。コレラ菌では細胞壁成分からなる）で包まれるため 20 ～ 40nm の太さであるが，鞭毛の本体コアは 15nm 程度である。つまり，極単毛は側毛に比べて太く，長い波長をもつ。ハイドロキシアパタイトで 2 つのフラジェリンを分画できる。フラジェリンモノマーに鞭毛の断片を加えると，鞭毛は再構築される。Vp の極単毛は，温度などの影響を受けずあらゆる環境で産生されるのに対し，側毛は 25℃で最も形成がよく 40℃以上の高温では形成されない。また，液体中では形成されず，0.5%以上の寒天濃度に依存して産生量が高まる。側毛遺伝子の転写量の制御を *lux* 遺伝子の蛍光で判定する系で調べると，寒天濃度だけでなく Ficol400 や polyvinylpyrrolidone の粘度でも誘導されたが，化学的変化にはあまり影響を受けなかった。抗体で菌を凝集させると，液体中で側毛が形成されたことから，極単毛の機能抑制が側毛形成を誘導することが各種の変異株の解析でも示された。糖添加で pH が低下すると，側毛の合成がみられなくなり，SDS などの陰イオン界面活性剤も側毛形成を抑制した。軟寒天（0.7%以上）上では，コレラ菌では接種局所でのみ菌集落を形成するが，Vp では側毛を形成し，遊走する（swarming）。一方，極単毛は，菌の遊泳（swimming）に関与することが，変異株を用いて証明された。しかし，両鞭毛は同様な化学物質に誘引され，同じセンサーシステムに支配されているらしい。Vp では菌の揮発性の代謝産物から忌避するために遊走すると考えられる証拠がある。多くの細菌の鞭毛の駆動力は，細胞内外の H^+ 濃度勾配によって生じる proton motive force である。Vp の極単毛の場合は，*V. alginolyticus* と近縁なので Na^+ motive force が駆動力として働いていると考えられている。側毛には鞭毛表面に存在する（H 凝集反応にかかわる）抗原（SA）と繊維の内部に存在する抗原（IA）が存在すること，SA には 3 血清型（側毛保有のビブリオ属では 14 の側毛血清群）を認めたが，IA には 1 血清型のみで共通性が高い。IA はフラジェリンモノマー分子の集合にかかわる重要な構造であり，菌の進化にも変化しなかったと考えられる。このような現象は，極単毛の SA と IA についても認められた。SA と IA についての免疫学的解析と分子遺伝学的解析結果は一致した。

第 18 章　O 抗原リポ多糖（LPS）の化学的研究

（久恒 和仁，近藤 誠一，井口 毅裕）

耐熱性の菌体抗原である O 抗原は，細胞壁外膜に局在する LPS として存在する。Vp の LPS は，［O 抗原特異多糖側鎖］－［外部コア］－［内部コア（KDO region）］を構成する多糖側鎖部分および内毒素の本体であるリピド A の 2 つの基本的構造からできている。O 特異抗原は，構成糖の種類とその構成糖間の結合様式によって決まる。Vp のすべての O 抗原には中性糖であるグルコースと L-グリセロ-D-マンノヘプトースが存在する。O9 以外の O にはガラクトースが存在する。これらは一般グラム陰性菌 LPS の外部コアを構成するコアオリゴ糖の成分である。Vp-LPS はすべてアミノ糖としてグルコサミンを有する。O1, O4, O7, O9, O10, O12 の LPS にはガラクトサミンが，O4, O7, O10, O12 には 3-アミノ-3, 6-ジデオキシグルコースがあり，これらの間で血清学的な交差反応（凝集反応などで）を認める。LPS の酸性糖成分として一般に KDO があるが，Vp では O6LPS を除いて検出されない。代わりに 3-deoxy-D-threo-hexulosonic acid（KDHex）が検出される。しかし，より強く強酸加水分解すると KDO- リン酸エステルが検出され，Vp-LPS に KDO が欠損するのは見かけ上であることがわかる。PAGE の解析では，S 型よりも R 型菌に Vp-LPS は似ており，粘膜系の病原体（髄膜炎菌，百日咳菌など）の lipooligosaccharide（LOS）と呼ばれる LPS に似る。LPS の糖組成で Vp-LPS を分けると，9 種の化学型に分類できた。O13 の LPS は，糖および脂肪酸組成から O3, O5, O11 の LPS と区別できない。12 血清型 Vp-LPS の化学構造が解析された結果，8 種類 10 個の糖から構成されていた。腸内細菌の LPS ではKDOとL,D-Hepそれぞれ3分子ずつ存在するが，Vp-LPSでは，KDO-4-リン酸として1分子，L,D-Hepも1分子のみ存在した。このKDO-4-リン酸のため，定法ではKDO陰性となる。リピドAの脂肪酸組成の検討も始められた。また，赤痢菌（*Shigella sonnei*）LPSがVp-O6LPSと免疫学的交差反応を示した。

第19章　K抗原，O抗原の免疫学的研究　（鳥居 光雄，小川 節子）

K抗原は第Ⅲ集発刊当時，血清学的に68種類（2, 14, 16, 27, 35, 62は欠番）に分類されている。K15の抽出・解析結果では，加熱，酸処理では抗原性に変化なく，化学組成は，中性糖やアミノ糖などを含む酸性物質であろう。K15抗原をエステル化，還元化すると，K15抗体と沈降線を形成しなくなった。加水分解して分解産物を調べると，2-amino-2-deoxy-mannuronic acidと2-amino-2-deoxy-guluronic acidが同定された。このウロン酸が抗原性を担っている可能性がある。同じO2群に属するK3とK28は同一の糖構造を示すが，ゲル内沈降反応で抗原特異性を異にする沈降線を形成した。K抗原には未同定なものが多く，また菌株の保存中に抗原性が変化することが経験される。

VpのO抗原については，血清学的には13種（ただし，O12が独立抗原か否かは検討中）に分類されている。ゲル内沈降反応系，中性糖やアミノ糖を用いた定量沈降反応阻害実験などでO抗原の抗原決定基が解析された。また，モノクローナル抗体をO4, O9, O10, O12に対して 樹立し，抗原決定基の解析が進められた。これらの結果，O10抗原およびO12抗原決定基には1つの糖あるいは1つの置換基だけが関与しているのではなく一定の糖配列あるいは置換基で構成される部位が関与すると推察された。O10抗原特異抗原決定基には，galacturonic acid，過ヨウ素酸酸化に弱い糖，およびアルカリで消失しやすい置換基をもつ糖配列が関与する。一方，O12抗原はこれらの化学処理に抵抗性のある糖配列を有する。モデルで考えると，O10抗原にはO因子としてA，B’が存在し，AはO10の特異的抗原決定基で化学処理の影響を受けやすくgalacturonic acidを含む。O10にはAが多く存在し，免疫原性が強い。一方，O12にはBが多く存在し，各種の化学処理に抵抗性である。B’はBに類似し，B抗体とは反応するがB’の免疫原性は弱い，と考えられる。本研究領域は多糖の免疫学という新しい領域でもある。

第20章　腸炎ビブリオの外膜および外膜タンパク質

（古賀 哲郎，川田 十三夫）

一般のグラム陰性菌と同様，Vpは，外膜と細胞質を包む細胞質膜からなる。高張液とリゾチーム処理で外膜が細菌表層からはがれblebが形成され，高速遠心で集め，外膜画分を得た。菌体はスフェロプラスト化し，遠心にて細胞質膜画分を得た。さらにショ糖密度勾配法で分画し，succinate dehydrogenaseとNADH oxidaseを指標にOM1画分とCM3画分をそれぞれ精製外膜と細胞質膜画分とした。外膜タンパク組成をSDS–PAGEで解析し，培養条件の影響について調べた。食塩濃度が高い場合は大きな変化を認めなかったが，低濃度になると外膜タンパクは大きく変化した。浸透圧をショ糖濃度で調整し影響を調べると，浸透圧の増大で，大きな変化を認めた。合成培地での食塩の影響をみると，約1％以下になると特定のタンパクが産生されるなど変化を認めた。ポーリンはグラム陰性菌において親水性物質の透過孔となる膜タンパクとして知られているが，このタンパクはタンパク分解酵素に抵抗性で，ペプチドグリカンと強く結合し，通常のSDS処理では分離できない。Vpの外膜タンパクbとb’はポーリン様の性状を示し，アミノ酸組成も大腸菌ポーリンなどと類似する。さまざまな食品添加物（保存料）の外膜タンパクへの影響を調べたところ，保存料と局所麻酔剤の添加によりタンパクaとbは著しく減少し，新たに2種のタンパク（そのうちの1つはポーリンタンパク？）が産生されるなどの影響を受けた。一般に微生物は増殖に鉄を必要とする。そこで，鉄制限下での外膜タンパク質産生への影響を調べたところ，鉄欠乏培地で培養した菌の外膜には71および72kDaのタンパクが新たに産生された。この現象は一部の例外を除いてほぼすべての菌株にみられた。この鉄制限下で誘導される“鉄制御タンパク”は鉄－シデロフォア複合体に対するレセプターとして機能する可能性がある。Vpのファージは何種類か報告されている。VP1ファージに感受性であった親株と耐性化した変異株の外膜のファージに対するレセプター活性と外膜タンパクcとeの量を調べると，両者は相関していた。おそらく，タンパクcとeの両方または一方がレセプターを構成しているのであろう。

第21章　ビブリオ属のphosphoenolpyruvate：carbohydrate phosphotransferase system（PTS）

（田中 修二）

PTSとは，原核細胞にのみ存在する糖の特殊なリン酸化酵素系である。これは糖の主要な膜輸送系の１つで，糖リン酸として細胞内へ膜輸送される。一般にPTSは４種のタンパク質（酵素またはリン酸運搬体），I，HPr，IIIおよびIIより構成される。前２者はすべての糖に共通であるが，後２者は糖特異的である（III^{Glc}などと記載）。I，HPr，およびIIIに次々と転移され，最終的にIIの作用で特定の糖をリン酸化する。PTSがもつ調節機能のうち最も重要なものはcAMP合成の調節である。*Vibrio*属は腸内細菌科と系統発生的に近く，いずれも発酵・呼吸ともに行う通性嫌気性菌であり，発酵は混合発酵である。glucose（Glc）を構成的解糖経路で代謝する一方，gluconate（Gcn）は誘導性Entner-Doudoroff経路で代謝する。VpのPTSとしてはGlc-PTSが報告され，PTSの基質となるいわゆるPTS糖としてGlc, trehalose(Tre), fructose(Fru), mannose（Man），mannitol（Mtl）の５糖がある。これらのうち，解析が進んでいるのはGlc-PTSである。このPTSは構成的で，前述の４種のタンパク質からなり，腸内細菌Glc-PTSのそれと基本的に同一である。VpのGlc-PTS変異株での解析もおおむねこれを支持した。*cya*（adenylate cyclase）および*crp*（CRP）変異株の所見からVpのGlc, TreおよびFru代謝はcAMPに依存せず，そのほかの多くの炭素・エネルギー源の利用はcAMPに依存する。Vpと腸内細菌でcrr変異株（III^{Glc}変異株）の表現系では異なる。また，Vp（*crr*）株ではGlc-PTSとTre-PTSが同一のIII^{Glc}を共有している点も異なる。VpのGlc-PTS変異株の分離にはmethyl-α-D-glucoside（αMG）選択法がよい。αMG耐性菌はほぼ100% Glc-PTS欠損株である。Glc以外の糖の代謝欠損変異株の分離にはペニシリン選択法が有効である。Vpの糖代謝欠損変異株の分離にはテトラゾリウム寒天平板法がすぐれている。

第22章　細胞膜におけるエネルギー転換　（土屋 友房，冨田 由紀）

すべての生物において最重要なエネルギー源はATPである。酸素を利用する生物は，ATPの大部分は膜での酸化的リン酸化系で作られる。膜を介するH^+の循環はこの酸化的リン酸化のみならず，物質の能動輸送や鞭毛回転のエネルギー源でもある。VpではH^+循環とともにNa^+循環もATP合成に関与しているらしい。ここで酸化的リン酸化系の２つの過程について解説する。①呼吸鎖（電子伝達系）による電子伝達に伴うH^+の輸送（排出）によるものがある。H^+駆動力が生じ，ATP合成を引き起こす。H^+ではなくNa^+がエネルギー転換にかかわっている場合がある。*Vibrio alginolyticus*の呼吸鎖はNa^+ポンプとして働くことが発見され，Vp にもアルカリ性 pH でよく働く呼吸鎖 Na^+ ポンプが存在することが明らかになった。②もう 1 つは，膜結合型の ATP 合成酵素（ATPase）による ATP の合成である。H^+ の電気化学的ポテンシャルを利用して ADP と無機リン酸から ATP を合成する。つまり，H^+ の輸送と共役して ATP の生成（またはその逆反応として分解）を行うので，H^+ 輸送性 ATPase とも呼ばれる。その構造から F_0F_1-ATPase とも呼ぶ。F_0 は 3 種のサブユニットからなり，膜への結合，H^+ の通路となるのに対し，F_1 は 5 種類のサブユニットからなり，ATP を合成あるいは分解する。Vp にも F_0F_1 型の H^+ 輸送性 ATPase がある。この ATPase はカチオンの特異性はないが，アニオンでは $SO_4^{2-} > SO_3^{2-} > CH_3COO^-$ の順に促進効果が強い。Vp はアルカリ（pH 8.5）条件下でも生育するが，Vp が酸化的リン酸化系以外の系で ATP を合成し，H^+ による生育阻害を受けなくなるためであろう。Na^+ と共役する ATP 合成酵素の存在が示唆される。すなわち，Vp では，H^+ と共役する ATPase と Na^+ と共役する ATPase の 2 つの系から ATP が合成されていることになる。栄養物質やイオンなどの能動輸送においても，大腸菌では H^+ や Na^+ の電気化学的ポテンシャルを利用する系の 2 種類が知られている。Vp についてはあまり解析が進んでないが，Na^+ を利用する，アデノシン輸送系，セリン輸送系の報告がある。筆者らは，アデノシン /Na^+/H^+ 共輸送系の存在を示唆した。

第 23 章　ビブリオのポリアミン　（山本 重雄）

ポリアミンとは一般に putrescine（Put），spermidine（Spd）および spermine（Spm）の総称で，原核細胞が Put と Spd を，真核細胞は Spd と Spm をもつ。1979 年に *Vibrio* 属菌には Spd に代わって norspermidine（Nspd: 新規ポリアミンの 1 つ）が存在することが報告された。Nspd の分布は系統進化や分類学的に興味深い。*Vibrionaceae* における Nspd の存在は，*V. costicola* と *Photobacterium* の 2 菌株の例外はあるものの，*Vibrio*, *Photobacterium*, *Listonella* 属菌のきわだった特徴といえるので，同定上の指標となろう。*Vibrio* 属菌の Nspd の合成は，1,3-diaminopropane（Dap）と aspartic β-semialdehyde（ASA）が関与するユニークな経路である。*Vibrio* 属菌ではこの Dap は 2,4-diaminobutyric acid（DABA）の脱炭酸酵素で生成される。ポリアミンは生体内でアセチル化される。ポリアミンの機能はまだ十分明らかになっていないが，ポリアミンは細胞内のイオンバランスの保持に寄与しているらしい。

第24章　腸炎ビブリオの薬剤耐性と遺伝　（新井 武利）

Vp感染症の治療は，主要な症状である下痢，腹痛に対症療法と抗菌薬投与が中心となる。抗生物質感受性をみるとVpは，TCとCPに対して感受性を示し，SM, KM, ABPCおよびCEZには耐性で，環境分離株と臨床分離株間で差はなかった。ここ20年ほどの観察でも特に耐性菌の増加傾向は認めなかった。同様の報告は多い。Vpはヒトからヒトへの感染がなく，種々の薬剤との接触も少なく，ほかの腸内細菌群からの耐性伝達を受ける機会が少ないためであろう。しかし，耐性株の存在はゼロではなく，タイ国の分離株から，CP, TC, SM, KM, ABPC耐性を示す多剤耐性株が分離されている。Vpの薬剤耐性には，β-ラクタマーゼのほかに，薬剤の不活化，分解機構も認められている。合成化学療法剤については，サルファ剤はあまり有効ではないが，ニトロフラン系では，フラゾリド，フラトリジンは感受性が高い。ナリジクス酸，ノルフロキサシン，ST合剤なども有効である。Vp ST 550株（多剤耐性株）のプラスミドDNAを解析したところ，175kbpのプラスミド（pSA55）がR plasmidであることが明らかになった。ほかにVpはcryptic plasmidを有する。Vpとほかの細菌との間を行き来するshuttle vector plasmidの開発も進んでいる。Vpの染色体にはトランスポゾンが存在する。側鞭毛遺伝子の調節遺伝子，プロリン生合成遺伝子，溶血毒遺伝子，染色体サイズ（パルスフィールドゲル電気泳動を用いた解析では3,120kbpの報告がある）に関する断片的な報告はあるが，Vpの染色体の遺伝学的研究はあまり進んでいない。pACYC184などを用いてelectroporation法によるVpのtransformationの条件決定がなされているので，Vpの分子遺伝学的解析が今後進むと期待される。

以上『腸炎ビブリオ〈第Ⅲ集〉』(1990年）当時に問題となっていた事項とそれに対して解析した成果についての記述のサマリーを試みた。誤った記述がある可能性もあり，少しでも興味のもてる記述（内容）があれば，ぜひ『腸炎ビブリオ〈第Ⅲ集〉』で全文を読み確認するとともに，そのテーマを発展されんことを望む。

II．疫　学

Ⅱ－1．わが国の腸炎ビブリオ食中毒の動向および輸入感染症としての腸炎ビブリオ

甲斐 明美

1．食中毒の発生状況

魚介類を生で喫食する習慣のあるわが国では，腸炎ビブリオ食中毒は，サルモネラと並んで最も発生件数の多い食中毒であった。わが国の腸炎ビブリオ食中毒の発生事件数を，食中毒統計[1)] に掲載されている1962年以降5年間ごとに年平均事件数として，図1に示した。1990年までの発生事件数は，年間300～400件で推移してきた。1991年以降減少し，1992年には最少の99件になった。しかし，それ以降増加に転じ，特に1997年以降は急増し，サルモネラ食中毒を再び抜いて細菌性食中毒のなかで第1位，1998年の事件数は839件で過去最多に達した。しかし，この年をピークに以後急激に減少し，2006～2010年では年平均36件にまで減少した。最近15年間（1996

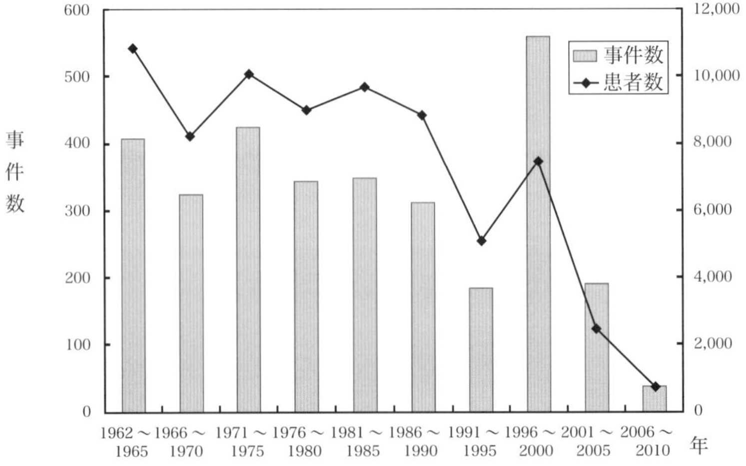

図1　腸炎ビブリオ食中毒の事件数と患者数（5年ごとの平均値，全国）

表1　最近15年間の腸炎ビブリオ食中毒発生状況（全国）

年	事件数	患者数	1事件当たりの患者数（人）
1996	292	5,241	17.9
1997	568	6,786	11.9
1998	839	12,318	14.7
1999	667	9,396	14.1
2000	422	3,620	8.6
2001	307	3,065	10.0
2002	229	2,714	11.9
2003	108	1,342	12.4
2004	205	2,773	13.5
2005	113	2,301	20.4
2006	71	1,236	17.4
2007	42	1,278	30.4
2008	17	168	9.9
2009	14	280	20.0
2010	36	579	16.1

～2010年）の発生状況の詳細[1)]を表1に示した。1998年をピークに急激に減少し，2007年以降は年間50件以下となっていることがわかる。

2．食中毒患者数の推移

腸炎ビブリオ患者数[1)]も，食中毒事件数と並行した変化を遂げている。すなわち，1990年までの患者数は年間9,000人前後で推移してきた（図1）。1991年以降事件数とともに減少し，1992年には事件数と同様，患者数も最少の2,845人になった。しかし，それ以降増加し，1998年の年間患者数は12,318人で1986年以降の最多となった。この年をピークに事件数とともに急激に減少し，2006～2010年では年平均708人にまで減少した。

最近15年間（1996～2010年）の患者数を年ごとにみると，1998年をピークに減少し，2008年以降は年間500人以下となったが，2010年には579人が記録されている（表1）。

また，1事件当たりの患者数をみると，1995年までは20～30人と多かった（図2）。しかし，それ以降減少を続け，2000年には8.6人と最小，その後やや増加し，2007年には30.4人となったが，以降減少し2010年には16.1人になった（表1）。

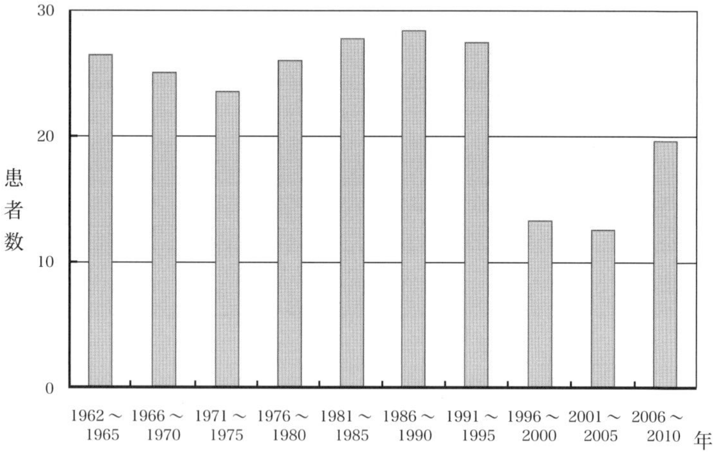

図2　腸炎ビブリオ食中毒1事件当たりの患者数

死亡者[1)]は，1970年までは年間5人前後であったが，以降減少し1986年以降は5年間に1人，2000年以降は報告されていない。

3．大規模食中毒

患者数500人以上の大規模食中毒は，1976～2007年の32年間に19事件が報告されている。このなかには患者数1,000人以上の5事件が含まれる（表2）。このような大規模事件は，1976～1985年の10年間には10事件が報告されているが，その後は減少していた。しかし，1996～1999年の4年間に6事件が相次いで発生した。1996年以降に大規模食中毒の原因食品（推定も含む）として特定された食品としては，ゆでベニズワイガニ（1996年，新潟県，患者数703名），生寿司（1999年，山形県，674名），煮カニ（1999年，北海道，509名），イカの塩辛（2007年，宮城県，620名）などがある（詳細は「Ⅳ－2．感染経路，原因食品」参照）。

表2　患者数500名以上の大規模食中毒事件（1976～2007年，全国）

年	月日	発生場所	患者数	原因食品	原因施設
1976年	8月25日	長崎県	720	弁当	弁当屋
1977年	8月14日	北海道	1,604	ホタテ	オホーツク海（家庭）
1978年	8月10日	千葉県	545	弁当	弁当屋
1979年	8月3日	千葉県	677	紫イカのわさびあえ	自衛隊給食施設
1979年	8月6日	大阪府	773	弁当	仕出し屋
1979年	9月16日	神戸市	1,114	弁当	仕出し屋
1980年	8月22日	大阪市	511	弁当	弁当屋
1980年	10月11日	福岡県	950	貝柱・わた	貝柱集出荷業者
1982年	4月3日	福岡県	619	折り詰め弁当（ベイ貝）	仕出し屋
1983年	9月8日	岐阜県	3,045	キュウリとちくわの中華和え	弁当屋
1986年	6月4日	東京都	636	カニチャーハン	社員食堂
1986年	9月11日	神奈川県	1,328	弁当（キュウリの南蛮漬け）	仕出し屋
1996年	8月15日	新潟県	703	ゆでベニズワイガニ	販売店
1997年	5月17日	岡山県	527	弁当	飲食店
1998年	7月6日	滋賀県	1,167	不明（給食弁当および給食）	飲食店
1998年	9月20日	宇都宮市	742	弁当	その他
1999年	8月12日	山形県	674	生寿司	製造所
1999年	8月13日	北海道	509	煮カニ（タラバガニ）	製造所
2007年	9月8日	宮城県	620	イカの塩辛	製造所

4．腸炎ビブリオ食中毒原因菌の血清型

東京都内で発生した腸炎ビブリオ食中毒（有症苦情や他県の事例も含む）の原因菌の血清型のうち，多い順に第3位までを表3に示した。最も多く検出された血清型は，1990～1991年がO4:K8，1992年がO1:K56，1993～1995年まではO4:K8，1996年以降はO3:K6である。血清型O3:K6は，1995年から増加しはじめ，1996年以降最も高頻度に検出される血清型である[2)]。

東京都内では腸炎ビブリオ食中毒は1994年以降年々急増し，1998年には107件に達した。この急増の原因となった菌が血清型O3:K6である。そして，この血清型菌は世界的なパンデミック株と呼ばれるようになった。また，血清型O3:K6による食中毒が急増すると，食中毒の大半の原因菌が本血清型菌で占められるようになった。血清型O3:K6による食中毒は，2010年にいたっても主流血清型として継続している。

また，1998年には東京都内で発生した食中毒の原因菌として，血清型

表3　東京都における腸炎ビブリオ食中毒原因菌の主な血清型

年	事件数	血清型（事件数）* 1位	2位	3位
1989	55	O4:K4 (23)	O4:K8 (13)	O4:K63 (11)
1990	75	O4:K8 (30)	O4:K11 (9)	O1:K56 (8) O4:K4 (8)
1991	39	O4:K8 (17)	O4:KUT (7)	O4:K11 (6) O5:K15 (6)
1992	26	O1:K56 (7)	O4:K55 (5)	O4:K8 (4) O5:K15 (4)
1993	24	O4:K8 (9)	O1:K56 (5)	O4:K63 (4)
1994	41	O4:K8 (28)	O4:K11 (5) O4:K63 (5)	O4:KUT (4)
1995	60	O4:K8 (36)	O3:K6 (10)	O3:K7 (9) O4:K13 (9)
1996	66	O3:K6 (34)	O4:K63 (13)	O4:K8 (10)
1997	78	O3:K6 (60)	O1:K56 (8)	O4:K11 (3)
1998	107	O3:K6 (72)	O4:K68 (13)	O4:K8 (7)
1999	74	O3:K6 (54)	O4:K68 (7)	O1:K56 (6)
2000	65	O3:K6 (57)	O4:K68 (4)	O1:K25 (3) O4:KUT (3)
2001	33	O3:K6 (27)	O1:K25 (3)	O1:K1 (2) 他4血清型
2002	49	O3:K6 (38)	O1:K25 (5)	O3:K29 (4)
2003	29	O3:K6 (19)	O1:K25 (3) O3:K57 (3)	O1:KUT (2) 他3血清型
2004	50	O3:K6 (41)	O1:K25 (5)	O1:KUT (4)
2005	27	O3:K6 (20)	O4:K68 (2)	O1:K25 (2) 他3血清型
2006	14	O3:K6 (10)	O3:K46 (2)	O1:KUT (1) O3:K57 (1)
2007	9	O3:K6 (8)	O4:K4 (1) O4:K8 (1) O8:K21 (1)	
2008	5	O3:K6 (4)	O4:K68 (2)	O4:K8 (1)
2009	2	O3:K6 (2)	O10:KUT (1)	
2010	10	O3:K6 (8)	O1:K56 (2)	

＊：事件数は、他県の関連事件や有症苦情も含む。
　1事件から複数の血清型菌が検出された場合もあり，総事件数とは一致しない。

O4:K68が出現した[2)]。この血清型菌は1997年以前には分離報告がなく，1998年になって初めて検出されたものであり，抗原表にはないOK不一致の新しいタイプの菌であった。本血清型は，東京都内で1998年に発生した腸炎ビブリオ食中毒107事件中13事件から検出され，O3:K6に次いで2番目に多い血清型で，全国的な広がりが確認された。

5．食品衛生法の一部改正と腸炎ビブリオ食中毒の減少

1996～1999年に発生した大規模な腸炎ビブリオ食中毒の多発に伴い，厚生労働省は，平成13年（2001年）6月，食品衛生法施行規則および食品，添加物等の規格基準の一部改正を行い，「腸炎ビブリオ食中毒防止対策のための水産食品に係る規格及び基準の設定」を行った（平成13年6月7日付食発第170号厚生労働省医薬局食品保健部長通知）。

腸炎ビブリオ食中毒は，1999年以降，事件数，患者数ともに減少した。気候の変化や腸炎ビブリオが生息している海水温度の低下は認められず，夏季の海水中には腸炎ビブリオが存在しているにもかかわらず，本菌食中毒が減少した[3)]。その理由として，水産業界におけるHACCPの導入などの衛生管理の徹底のみならず，食品衛生法の一部改正により，成分規格や加工基準が設けられたことがあげられる。特に，殺菌海水の使用や低温（10℃以下）流通の効果は大きく，また，取扱い業者の衛生管理意識も向上したものと推定される。さらに，食生活の変化，食品の質の変化もある。以前は，近海物の小柱や貝類が多く市販されていた。最近は，これら近海物は非常に少なくなり，冷凍の半加工輸入食品が大半を占めるようになった。冷凍により，腸炎ビブリオは死滅しやすいうえ，これらの冷凍食品は，定められた衛生管理のもとで加工・製造されている。これらの影響も腸炎ビブリオ食中毒の減少につながっていると考えられる。

6．腸炎ビブリオ食中毒の発生時期

わが国における腸炎ビブリオ食中毒の月別発生状況を図3に示した。本食中毒の発生は，夏季の気温の上昇とそれに続く海水温の上昇に影響されることから，6～10月に発生し，8月がピークとなる。2001～2010年の10年間に

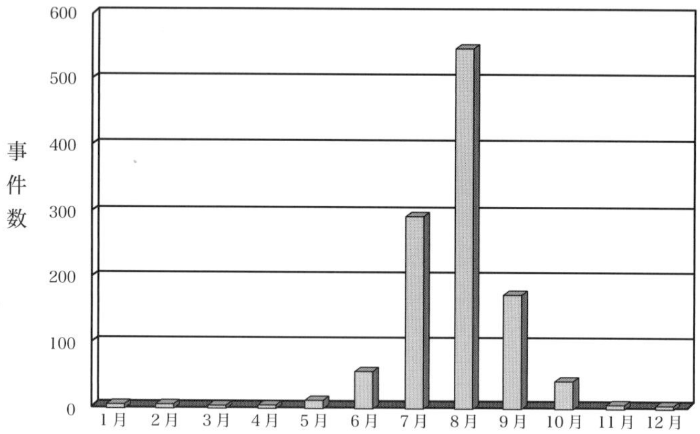

図3　腸炎ビブリオ食中毒の月間別発生状況（2001～2010年，1,142事件，全国）

1,142件の食中毒が報告されているが，その97.0%は6～10月の5カ月間に集中している。しかし，16件（1.4%）は11月～翌年2月の冬季に発生している。一方，30年前の1971～1980年の10年間では，3,845件の腸炎ビブリオ食中毒が報告されているが，6～10月の5カ月間に全体の98.3%が集中，11月～翌年2月の冬季に発生したのは35件（0.9%）である。すなわち，最近では，冬季に発生する食中毒事件数がやや上昇している傾向であるが，これは，輸入魚介類の増加や，冬季でも暖房のために室内が暖かいことなどが原因と考えられる。

7.　輸入感染症としての腸炎ビブリオ

腸炎ビブリオ食中毒は，わが国特有のものではなく，東南アジアを中心とした地域でも発生している。輸入感染症としての腸炎ビブリオ下痢症・食中毒の実態把握は難しい。その状況を知るためには，海外旅行者からの腸管系病原菌検出状況の把握が必要であるが，現在ではほとんど検査が行われなくなったため，その実態は不明である。東京都で行っていた1978～2001年までの検査結果を表4に示した。帰国時に下痢症状のあった人では，腸炎ビブリオは，毒素原性大腸菌，サルモネラ，カンピロバクター，プレジオモナスに次いで5番

表４　海外旅行者からの腸管系病原菌検出状況　(1978～2001年，東京都)

種　別	下痢現症者	下痢既往者・健康者	合　計
検査件数	6,812	41,518	48,330
病原菌陽性数	4,115	11,193	15,308
(%)	(60.4)	(27.0)	(31.7)
検出病原菌			
コレラ菌O1	90	62	152
コレラ菌O139	1	0	1
赤痢菌	365	749	1,114
サルモネラ *1	551	3,539	4,090
毒素原性大腸菌	2,356	1,486	3,842
病原血清型大腸菌	165	770	935
組織侵入性大腸菌	28	114	142
腸管出血性大腸菌	2	2	4
エルシニア	1	4	5
カンピロバクター	463	1,633	2,096
非O1コレラ菌	94	368	462
腸炎ビブリオ	407	1,585	1,992
ビブリオ・フルビアリス *2	22	97	119
ビブリオ・ミミクス	1	5	6
プレジオモナス	414	1,367	1,781
エロモナス	304	1,320	1,624
合　計	5,264	13,101	18,365

同一検体から複数菌が検出される例があるので，病原菌陽性者と検出菌総数は一致しない。
＊1：チフス菌およびパラチフスA菌を含む
＊2：ビブリオ・ファーニシイを含む

目に検出頻度の高い病原菌である。また，帰国時にすでに回復していた，あるいは無症状の人では，サルモネラ，カンピロバクターに次いで３番目に多く検出されている。海外旅行者の下痢症患者から分離される腸炎ビブリオの血清型もO3:K6菌が多く，本血清型が世界的に流行していることがわかる。

最近の検査成績としては，報告数は少ないが，感染性腸炎研究会の報告がある。この研究会で報告される腸炎ビブリオのうち，30%前後が輸入事例である（図４）。

一方，厚生労働省に報告された食中毒のうち，原因施設が国外にあると報告された腸炎ビブリオ食中毒もある。1999～2008年の10年間に34事件報告されているが，最近は減少傾向にある（表５）。34事件のうち，原因施設があっ

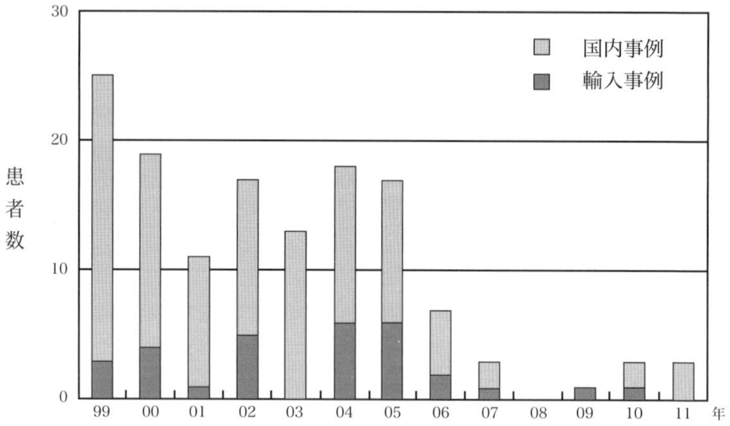

図４　腸炎ビブリオ感染症の散発事例：国内事例・輸入事例（感染性腸炎研究会）

表５　原因施設が国外の腸炎ビブリオ食中毒事件

年	事件数	患者数
1999	4	不明
2000	10	133
2001	5	12
2002	5	15
2003	2	2
2004	3	23
2005	2	2
2006	2	17
2007	1	34
2008	0	0

たと推定された国は，タイ，ベトナム，中国，韓国などであった（図５）。

このように，腸炎ビブリオは，国内における食中毒の起因菌としてばかりではなく，輸入感染症としても重要な菌である。世界的に流行している血清型O3:K6に加え，O1:K56，O4:K68などの動向が注目される。

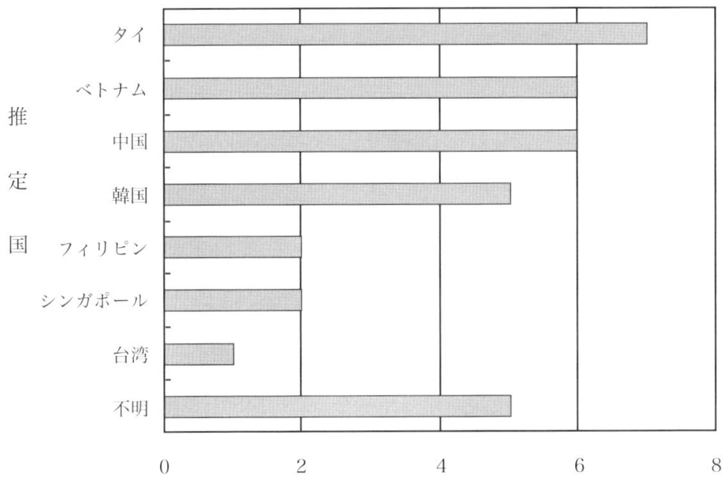

図５　原因施設が国外と推定された腸炎ビブリオ食中毒事件数（1999～2008年）

８．今後の問題

近年，腸炎ビブリオ食中毒は減少してきたが，一方で新たな問題も発生している。低塩分の「イカの塩辛」を原因とした大規模食中毒の発生のように，伝統的な製法とは異なる製法で作られた食品とその流通の問題である（詳細は「Ⅳ－２．感染経路，原因食品」の項参照）。流通形態は，今後ますます大規模化されることが予想されることから，広域的散発事例（diffuse outbreak）については，十分な注意喚起が必要である。

◆ 参考文献 ◆

1）厚生労働省医薬食品局食品安全部監視安全課（各年）：食中毒統計．
2）尾畑浩魅，甲斐明美，諸角聖（2001）：東京都における腸炎ビブリオ食中毒の発生動向：1989年～2000年．感染症学雑誌 75：485-489．
3）尾畑浩魅，小西典子，齊木大，鈴木康規，下島優香子，新井輝義，横山敬子，門間千枝，仲真晶子，甲斐明美（2010）：東京都における腸炎ビブリオ食中毒の発生状況とその要因について．第44回腸炎ビブリオシンポジウム（秋田）．

Ⅱ–2. 世界における腸炎ビブリオ感染症

中口 義次，西渕 光昭

1．はじめに

藤野恒三郎博士がわが国における腸炎ビブリオの発見に関する英語論文[1]を発表されたのが1953年であった。それから23年後に発表された英文総説[2]によると，その間に腸炎ビブリオ感染症は，東南アジアを頻発地域とし，世界の主要大陸の熱帯から温帯に分布する国々から報告されている〔北米大陸（米国），ユーラシア大陸（英国，インドネシア，タイ，ベトナム，インド，韓国），アフリカ大陸（トーゴ），オーストラリア大陸（オーストラリア）〕。上記英文総説発表から24年後に，筆者らの組織した国際共同研究グループは，1996年にインドで発見した新型O3:K6クローンによる感染症がアジアから全世界に伝播し，世界的大流行（パンデミック）を起こしていることを報告した[3]。わが国では，このパンデミックに対して速やかに施行された生鮮魚介類の取り扱いに関する衛生対策が功を奏して患者数は減少したが，世界のほとんどの国や地域ではまだ対策は施行されておらず，国際的な機関による対策も準備中である（「Ⅳ–３．腸炎ビブリオ感染症の予防対策:国内・国際的視点から」参照）。したがって世界の他地域では，今日でも世界的大流行株（新型O3:K6クローンとその血清型バリアント）による感染症がかなり頻繁に起こっている。

細菌性下痢症は，患者の海外旅行や原因菌を含む食品の輸出入を介して，国境を越えて伝播することが知られている。今日では日本人の海外旅行は珍しくなくなり，年間の海外旅行者数は1,699万人（2011年）に達し，特に東アジアや東南アジアの発展途上国への旅行者数は増加傾向にある。また，わが国で消費される食品の6割以上が輸入食品であることに代表されるように，年々食品の貿易が活発になっている。特にわが国はアジア諸国から生鮮・冷凍魚介類を大量に輸入，消費している。一方で健康食ブームの後押しによって，生の魚介類を食材として含む食品を好んで喫食する傾向が次第に拡大しつつある。したがって，これらに伴う輸入感染症あるいは輸入食品を介した感染症（国内事例）の増加が危惧される。このようなヒトの移動や生鮮魚介類の貿易・消費の増加は，今日世界的な傾向となっている。このような現状から，本菌による感染症は，世界規模で対処すべき課題としてますます重要になってきている。そして，その対策として，グローバルに本菌感染症の発生状況と伝播に関する情報を掌握し，それに影響を及ぼす地域特異的要因を含めて疫学的解析を実施するアプローチが有用であると思われる。

日本では1950年に腸炎ビブリオが発見されて以来，魚介類媒介性の食中毒菌として食中毒統計の対象となっている。しかし，現時点では日本以外で体系的に腸炎ビブリオ感染症の情報を収集し，予防のための対策をとっている国は限られている。本章では，まずサーベイランスシステムに基づいて本菌感染症の発生動向の解析・報告をしている台湾と米国での感染症発生と疫学に関する充実したデータ（1970年代以後で，後述するパンデミック関係は除く）を概観し，サーベイランスシステムの整備されていないヨーロッパの状況と対比する。次に，1996年にインドで発見された新型O3:K6クローンとその血清型バリアントによる本感染症が，アジアから全世界に伝播した様子（パンデミック）の概要を紹介する。最後に，この世界的大流行株による感染症が多発している代表的地域において，われわれのグループが実施した，感染症発生状況やその地域特異的な要因に関する調査の結果を紹介し，これらを含めて腸炎ビブリオ感染症について総合的な疫学的考察を加える。

2. 1970年代以後の感染症事例（パンデミックを除く）の概要

1）台湾における感染症

台湾は日本と同じく海に囲まれており，古くから頻繁に魚介類を喫食する習慣がある。日本の統治時代に，魚介類の生食の習慣が台湾にも広まったといわれ，台湾では「沙西米」（サシミ）という表現が残っている。したがって，台湾では腸炎ビブリオは最も重要な食中毒の原因菌となっている。台湾では1981年以降，健康保健局が食品媒介性感染症の発生状況を把握しており，その情報が詳細に公表されている[4, 5]。

Panらによると，1986～1995年の10年間では，病原細菌を原因とした食中毒の集団発生において，事例数が555事例，患者数が23,270人と報告されている[4]（表1）。そのなかで腸炎ビブリオ食中毒は事例数が197件（35.5%），患者数が8,967人（38.5%）で，ともに第1位となっている（表1）。この腸

表1　台湾での食品媒介性感染症の原因物質別の発生件数と患者数(1986～1995年の合計)

細菌種	事例数（%）	患者数（%）
腸炎ビブリオ	197 (35.5)	8,967 (38.5)
黄色ブドウ球菌	169 (30.5)	6,651 (28.6)
セレウス菌	104 (18.7)	4,844 (20.8)
大腸菌	36 (6.5)	1,391 (6.0)
サルモネラ属菌	31 (5.6)	1,038 (4.5)
ボツリヌス菌	10 (1.8)	19 (<0.1)
その他	8 (1.4)	360 (1.5)
合 計	555 (100)	23,270 (100)

文献4）より引用

表2　台湾における主要な食品媒介性感染症の発生件数（1986～1995年）

年	集団発生数	原因細菌別の集団発生件数			総発生件数*
		腸炎ビブリオ	黄色ブドウ球菌	セレウス菌	
1986	62	7	4	3	1,820
1987	84	16	11	11	1,505
1988	82	16	22	12	1,949
1989	84	18	20	6	2,547
1990	57	2	22	8	1,514
1991	93	12	23	13	2,378
1992	88	20	18	16	3,084
1993	77	25	24	12	2,150
1994	102	35	13	12	4,276
1995	123	46	12	11	4,950
合 計	852	197	169	104	26,173

＊：ウイルスおよび寄生虫による感染症を含む
文献4）より引用

炎ビブリオ食中毒の年次別の集団発生の状況は，年間2～46事例の範囲内で推移し，増加傾向がみられた（表2）。さらにこの10年間の月別集団発生件数をまとめると，4月から増えはじめ，6～10月の間にピークに達し，11

表3　台湾における月別の食品媒介性感染症の発生状況（1986～1995年）

月	原因細菌別の集団発生件数			集団発生数	発生数
	腸炎ビブリオ	黄色ブドウ球菌	セレウス菌		
1月	2	5	5	34	1,414
2月	0	4	0	27	379
3月	0	7	9	56	897
4月	17	16	10	76	1,651
5月	16	19	12	90	3,809
6月	34	20	13	97	3,124
7月	35	22	7	106	2,262
8月	23	20	5	81	1,843
9月	36	27	19	117	4,028
10月	24	16	15	77	4,871
11月	7	8	6	51	1,102
12月	3	5	3	40	793
合計	197	169	104	852	26,173

文献4）より引用

月には大きく減少していた（表3）。台湾は北部が亜熱帯で南部が熱帯に属し，長い夏（5～10月は平均最低気温が20℃以上）と短い冬（12月～翌年2月は最低気温が15℃以下）があり，気温の高い夏が本菌による食中毒が多発する時期である。

亜熱帯域の台湾北部では細菌性食中毒に占める腸炎ビブリオ食中毒の割合がきわめて高い。Suらは，台湾北部における1995～2001年の7年間の食中毒発生状況をまとめて報告している[5)]。この報告によると，1,171事例の集団発生のうち，735事例（62.8%）が細菌性食中毒であった。さらに細菌性食中毒患者の検体を調べた結果，86.0%が腸炎ビブリオ，7.6%が黄色ブドウ球菌，4.9%がサルモネラ属菌による食中毒であった。

台湾は，熱帯および亜熱帯の気候帯に属しているため，わが国より腸炎ビブリオの増殖が速くなる。したがって本菌による食中毒には特に注意を払う必要がある。

2）米国における感染症

① 統計データ

米国では，食品媒介性感染症や魚介類媒介性感染症に関して，病原性ビブリオ属菌種（以下，ビブリオと省略する）や腸炎ビブリオが原因物質となる感染症についてのサーベイランスシステムが発達してきた。1970 年代以降，これらに基づく充実した統計データが報告されているので，食品媒介性感染症のなかに占める腸炎ビブリオ感染症の重要性を把握するために，それらのデータを４つの観点から以下にまとめた。

a. 食品媒介性感染症

米国ではアメリカ疾病予防管理センター（Centers for Disease Control and Prevention：CDC）が，各州および地方の保健局からの食品媒介性感染症の発生に関する統計情報と疫学情報を収集・公表するサーベイランスシステム（Food-Borne Disease Outbreak Surveillance System）を運営している。しかし，実際に報告されている事例数は氷山の一角であると認識され，サーベイランスシステムによって得られた報告数に基づいて，年間合計 3,862 万の事例数があると推定されている[6]。その原因物質の 80％はウイルス（主にノロウイルス），７％が寄生虫，13％（約 520 万事例）が細菌であると推定されている。ビブリオ属菌による感染症は 8,000 事例と推定され，そのうち，65％が食品媒介性感染症であるとされている[6]。

b. 魚介類媒介性感染症

Iwamoto らは，前記食品媒介性感染症の発生サーベイランスシステムとコレラおよび他のビブリオ症サーベイランスシステム（Cholera and Other *Vibrio* Illness Surveillance System：COVIS）に集められた魚介類媒介性感染症の情報を詳細に報告している[7]。それによると 1973 ～ 2006 年の間に，魚介類が原因食品として確定された食中毒には，188 件の集団発生事例（4,020 名の患者）が記録されている（表４）。その原因物質は 143 件（76.1％）が細菌，40 件（21.3％）がウイルス，５件（2.6％）が寄生虫であった。細菌性感染症（患者数は合計 2,646 人）の内訳は，腸炎ビブリオが 45 件（24％），ボツリヌス菌が 43 件（23％），サルモネラ属菌が 18 件（10％），赤痢菌が 12 件（６％），コレラ菌および NAG ビブリオが７件（４％）の順であった。魚類，甲殻類，

表4　米国で発生した魚介類媒介性感染症（1973～2006年）　（次頁に続く）

原因微生物	原因食品							
	魚類				甲殻類			
	事例数	(%)	患者数	(%)	事例数	(%)	患者数	(%)
細菌								
セレウス菌	2	(3)	7	(1)	2	(7)	122	(20)
カンピロバクター属菌	0	(0)	0	(0)	0	(0)	0	(0)
ボツリヌス菌	43	(59)	152	(13)	0	(0)	0	(0)
ウエルシュ菌	1	(1)	46	(4)	1	(3)	55	(9)
腸管凝集性大腸菌	0	(0)	0	(0)	1	(3)	12	(2)
腸管出血性大腸菌	0	(0)	0	(0)	1	(3)	21	(3)
リステリア菌	0	(0)	0	(0)	1	(3)	2	(0)
サルモネラ属菌	10	(14)	261	(22)	4	(13)	81	(13)
赤痢菌	6	(8)	259	(21)	1	(3)	25	(4)
黄色ブドウ球菌	3	(4)	7	(1)	2	(7)	22	(4)
コレラ菌	0	(0)	0	(0)	3	(10)	10	(2)
NAG ビブリオ	0	(0)	0	(0)	0	(0)	0	(0)
腸炎ビブリオ	0	(0)	0	(0)	12	(40)	234	(38)
ビブリオ・バルニフィカス	0	(0)	0	(0)	0	(0)	0	(0)
その他のビブリオ属菌	0	(0)	0	(0)	0	(0)	0	(0)
小計	65	(89)	732	(60)	28	(93)	584	(96)
ウイルス								
ノロウイルス	4	(5)	418	(35)	0	(0)	0	(0)
A 型肝炎ウイルス	1	(1)	7	(1)	1	(3)	7	(1)
小計	5	(7)	425	(35)	1	(3)	7	(1)
寄生虫								
アニサキス線虫	1	(1)	14	(1)	0	(0)	0	(0)
ランブル鞭毛虫	1	(1)	29	(2)	0	(0)	0	(0)
肺吸虫	0	(0)	0	(0)	1	(3)	18	(3)
裂頭条虫	1	(1)	10	(1)	0	(0)	0	(0)
小計	3	(4)	53	(4)	1	(3)	18	(3)
合計	73	(100)	1,210	(100)	30	(100)	609	(100)

表4 米国で発生した魚介類媒介性感染症（1973～2006年） （続き）

原因微生物	原因食品							
	貝類				魚介類			
	事例数	(%)	患者数	(%)	事例数	(%)	患者数	(%)
細菌								
セレウス菌	0	(0)	0	(0)	4	(2)	129	(3)
カンピロバクター属菌	2	(2)	5	(0)	2	(1)	5	(0)
ボツリヌス菌	0	(0)	0	(0)	43	(23)	152	(4)
ウエルシュ菌	0	(0)	0	(0)	2	(1)	101	(3)
腸管凝集性大腸菌	0	(0)	0	(0)	1	(1)	12	(0)
腸管出血性大腸菌	0	(0)	0	(0)	1	(1)	21	(1)
リステリア菌	0	(0)	0	(0)	1	(1)	2	(0)
サルモネラ属菌	4	(5)	32	(1)	18	(10)	374	(9)
赤痢菌	5	(6)	118	(53)	12	(6)	402	(10)
黄色ブドウ球菌	0	(0)	0	(0)	5	(3)	29	(1)
コレラ菌	0	(0)	0	(0)	3	(2)	10	(0)
NAG ビブリオ	4	(5)	12	(1)	4	(2)	12	(0)
腸炎ビブリオ	33	(39)	1.159	(53)	45	(24)	1,393	(35)
ビブリオ・バルニフィカス	1	(1)	2	(0)	1	(1)	2	(0)
その他のビブリオ属菌	1	(1)	2	(0)	1	(1)	2	(0)
小計	50	(59)	1,330	(60)	143	(76)	2,646	(66)
ウイルス								
ノロウイルス	27	(32)	747	(34)	31	(16)	1,165	(29)
A 型肝炎ウイルス	7	(8)	121	(6)	9	(5)	135	(3)
小計	34	(40)	868	(39)	40	(21)	1,300	(32)
寄生虫								
アニサキス線虫	0	(0)	0	(0)	1	(1)	14	(0)
ランブル鞭毛虫	1	(1)	3	(0)	2	(1)	32	(1)
肺吸虫	0	(0)	0	(0)	1	(1)	18	(0)
裂頭条虫	0	(0)	0	(0)	1	(1)	10	(0)
小計	1	(1)	3	(0)	5	(3)	74	(2)
合 計	85	(100)	2,201	(100)	188	(100)	4,020	(100)

文献7）より引用

および貝類が原因食品と判定された集団発生事例のそれぞれ89%，93.3%，58.8%が細菌性食中毒であった。甲殻類および貝類を原因食品とした集団発生事例の原因細菌のなかでは腸炎ビブリオが最も多く，それぞれ12件（40%）で患者数が234人（38%），33件（39%）で患者数が1,159人（53%）であった。そしてビブリオ感染症の81.5%（44件）は，5～9月の暖かい時期に発生していた[7]。

c. ビブリオ感染症

米国では腸炎ビブリオとビブリオ・バルニフィカスが代表的な魚介類媒介性感染症原因菌に位置づけられている[6]。COVISの情報によると，1997～2006年の期間に4,755事例のビブリオ感染症が報告されており，そのうち3,406事例（71.6%）が食品媒介性であった[7]。さらにそのなかの1,931事例（56.7%）が腸炎ビブリオ，459事例（13.5%）がビブリオ・バルニフィカスによる感染症であった。そして，その食品媒介性腸炎ビブリオ感染症患者の94.5%が魚介類（大部分がカキで72.5%）を食べていたとされている。さらにこれらの集団発生事例が報告された州は，ほとんどが海に面していた[7]。

フロリダ州では，1981～1993年と1998～2007年の2期間のビブリオ感染症の臨床疫学データが報告されている[8,9]。それによると腸炎ビブリオかビブリオ・バルニフィカスのいずれかが1～2位を占めていた（前者では腸炎ビブリオ，後者ではビブリオ・バルニフィカスが1位）（表5）。そして両期間のいずれでも，夏季の生ガキの喫食がビブリオ感染症の原因食品とされた[8,9]。

d. 腸炎ビブリオ感染症

米国では1970年代になってから腸炎ビブリオ感染症と魚介類の喫食との関連が報告されている[10]。1973～1998年の25年間にCDCに報告された40の集団発生事例のほとんどが5～9月の暖かい時期に集中し，患者数の合計は1,000名を超え，原因食品は魚介類（特に貝類）であった（表6）[10]。さらにCDCは，生ガキとその他の二枚貝が腸炎ビブリオ食中毒の主たる原因食品であると報告している[11,12]。1990年代なかば以降に，複数の州にまたがる集団発生が9件確認されており，いずれも広域に流通していた生ガキによることが明らかにされている[7]。したがって米国では，腸炎ビブリオ感染症は，生あるいは加熱処理が不十分なカキの喫食が原因で起こる食中毒として注意されている[10]。

表5 フロリダ州で報告された病原性ビブリオ属菌種による感染症

ビブリオ属菌種	1981 〜 1993 年	1998 〜 2007 年
	事例数（%）＊1	事例数（%）＊2
V. parahaemolyticus	206(29.8)	245(29.4)
V. vulnificus	141(20.4)	276(33.1)
V. cholerae non-O1	130(18.8)	55(6.6)
V. hollisae	59(8.6)	30(3.6)
V. alginolyticus	52(7.5)	131(15.7)
V. fluvialis	48(7.0)	46(5.5)
V. mimicus	40(5.8)	13(1.6)
V. cholerae O1	7(1.0)	–
V. damsela	6(0.9)	14(1.7)
V. metchnikovii	1(0.1)	–
その他のビブリオ属菌	–	5(0.6)
菌種不明	–	19(2.3)
合　計	690(100)	834(100)

＊1：13 名の患者からは２種類の，１名の患者からは３種類のビブリオ属菌が分離された。

＊2：７名の患者からは複数のビブリオ属菌が分離された。

文献８，９）より引用

② 地球温暖化が腸炎ビブリオ感染症発生地域に及ぼす影響

広大な国土をもつ米国において，腸炎ビブリオ感染症の集団発生事例（1973 〜 1998 年）の地域と時期の関係は，高い水温の沿岸域を好んで分布・増殖する腸炎ビブリオの生態学的特徴を反映している（表６）。それは春〜初夏（４〜６月）には，南部沿岸の州（フロリダ，テキサス，ノースカロライナ）からの報告が多数を占める。そして，夏場（６〜９月）には，北部の西海岸の州（ワシントン）でも東海岸の州（ニューヨーク，コネチカット，ニュージャージー）でも事例報告がある。さらに秋〜冬場（10 〜翌年２月）では，南洋諸島（グアム，ヴァージン諸島）や南部沿岸の州（ルイジアナ，カリフォルニア，アリゾナ）から報告がある。北東部海岸のロードアイランド州の 1981 年２月の集団発生は，この法則にそぐわないので原因食が地元産とは考えにくい。

米国最北部にあるアラスカ州では，2004 年に初めてその地域で収穫された

表6　CDCに報告された腸炎ビブリオ感染症の集団発生事例に関する情報(1973～1998年)

年　月	地　域	原因物質	暴露された人の数	発症者数	発症者の割合
1973年 2月	カリフォルニア	エビ	4	2	50
1975年 7月	ルイジアナ	ゆでエビ	700	100	14
1975年11月	グアム	タコ	590	122	21
1977年12月	ヴァージン諸島	シーフードサラダ	1,059	98	9
1977年10月	グアム	エビ	400	20	5
1978年 5月	グアム	貝	350	10	3
1978年 6月	ルイジアナ	ゆでエビ	122	82	67
1978年 6月	グアム	貝	8	8	100
1978年 8月	グアム	貝	8	4	50
1979年 2月	グアム	エビ	40	3	8
1979年 2月	グアム	エビ	30	11	37
1980年 4月	フロリダ	生ガキ	2	2	100
1980年 7月	グアム	エビ	5	3	60
1980年 8月	グアム	エビ	3	3	100
1980年10月	アリゾナ	エビ	5	4	80
1981年 2月	アリゾナ	シーフード料理	2	2	100
1981年 2月	ロードアイランド	貝	223	11	5
1982年 7月	ニューヨーク	蒸し貝	300	10	3
1982年 7月	ニューヨーク	生貝	3	3	100
1982年 8月	マサチューセッツ	生貝	51	26	51
1986年 9月	ワシントン	生ガキ	3	2	67
1987年 7月	ワシントン	生ガキ	4	4	100
1987年 9月	ワシントン	生ガキ	5	5	100
1990年 7月	ワシントン	生ガキ	不明	5	
1990年 7月	ワシントン	生ガキ	12	9	75
1990年 8月	アイダホ	カキ	不明	5	
1990年 8月	ワシントン	生ガキ	9	2	22
1993年 5月	ワシントン	不明	不明	4	
1997年 5月	ワシントン	生ガキ	不明	56	
1997年 6月	カリフォルニア	生ガキ	不明	11	
1997年 7月	オレゴン	生ガキ	不明	13	
1997年 9月	カリフォルニア	フカヒレとカニの身	44	16	36
1998年 1月	グアム	シーフードのクロスコンタミネーション	150	47	31
1998年 5月	フロリダ	蒸しロブスターとエビ	8	6	75
1998年 6月	テキサス	生ガキ	不明	296	
1998年 6月	ノースカロライナ	ゆでエビ	19	17	89
1998年 6月	フロリダ	カニ	15	13	87
1998年 6月	カリフォルニア	生ガキと蒸しエビ	不明	4	
1998年 6月	ニューヨーク ニュージャージー コネチカット	生ガキと貝	不明	23	
1998年 7月	ワシントン	生ガキ	不明	2	
合計			4,174	1,064	

文献10）より引用

カキによる腸炎ビブリオ感染症の集団発生が報告され，これは近年の地球温暖化の影響と考えられている[7, 13]。2004 年 6 月にアラスカ州で 189 人乗りの観光船内で胃腸炎が発生し，面談した 132 人のうち 22 人（17%）に同様の胃腸炎の症例を確認した。そして，疫学統計解析の結果から生ガキの喫食が原因であると判明した（発症率は 29%）[13]。さらにアラスカ州全域でサーベイランスを実施した結果，62 名の患者が見つかり，大部分の患者とカキのサンプルから同じ血清型（O6:K18）の株が分離され，分子疫学解析からこれらの分離株の間に高い相関が確認された[13]。

アラスカ州では，2004 年の集団発生事例までに，腸炎ビブリオの分離報告が 1 例だけある。1973 年に環境サンプル（エビの加工処理物と排水）から非病原性の腸炎ビブリオが分離された[14]。この海域では，年間の平均海水温が 9.0 ～ 9.5℃であった。その後 1995 ～ 2003 年にかけて，アラスカ環境保護局（Alaska Department of Environmental Conservation：DEC）が約 400 セットのアラスカ産のカキと環境サンプルを検査したが，腸炎ビブリオは検出できなかったと報告している[13]。アラスカ州の月平均気温は−8.9℃（1 月）から 14.7℃（7 月）の間であるが，2004 年の集団発生の原因となったロットのカキは，養殖場の 1 日の平均海水温が 15℃以上の時に収穫されていた。この養殖場では，1997 年以降 7 月と 8 月の 1 日の平均海水温が 1 年当たりで 0.21℃上昇し，1997 年と比較して 2 ℃近くも上昇していた。また，この年は長期間にわたって平均海水温が 15℃を超え，特に 7 月と 8 月で 1 日の海水温が 15℃を下回ることはなかった。これらの結果から，この地域での生ガキの喫食による腸炎ビブリオ感染症の発生に関して，収穫時における海水温の閾値は 15℃であると考えられた。

現在, 世界中で地球規模での温暖化によるさまざまな問題が懸念されている。腸炎ビブリオ感染症においても，その北限（南半球では南限）がさらに上昇することが懸念される。

3）ヨーロッパにおける感染症

ヨーロッパでは，古代ギリシャやローマ時代から魚介類が食べられている。またヨーロッパでは古くからカキを生食する習慣があり，米国やオーストラリア，ニュージーランドと並んで，世界的に生ガキの主要な生産・消費地域である。しかし腸炎ビブリオ感染症は, ヨーロッパでは監視対象になっておらず, パンデミックの影響を受けるまで（後述）は，この感染症の情報はきわめて少なく[15]，米国とは対照的である。

1999 年，スペイン北西部のガリシア地方で，現地産の生ガキの喫食によると思われる腸炎ビブリオ感染症の集団発生が確認された（1 病院で 64 事例）[15,16]。そのときに分離された臨床株（2 株）とほぼ同時期にスペイン国内で分離された臨床株（3 株）を加えて，血清型および遺伝子型を調べたところ，すべての臨床株が *tdh* 遺伝子陽性の病原性株で，血清型は 4 株が O4:K11 型で，1 株が O4:KUT 型であった。しかし，これらすべての臨床分離株は GS-PCR（後述）陰性で，世界的大流行株ではなかった。

3．腸炎ビブリオ感染症の世界的大流行（パンデミック）

1）パンデミック：新型 O3:K6 クローンとその血清型バリアントによる感染症の世界的大流行

① 世界的大流行株とその血清型バリアントの発見

腸炎ビブリオでは，コレラ菌のような特定の菌株による大流行は，これまで確認されていなかった。G. B. Nair らは，1996 年 2 月以後，インドのコルカタ（旧名はカルカッタ）の感染症病院で，腸炎ビブリオ感染症の患者が急増したことに気づいた。依頼により，西渕らのグループがこれらの臨床分離株を詳細に調べた結果，これらの菌株は O3:K6 血清型に属し，*tdh* 遺伝子陽性，*trh* 遺伝子陰性で，ほとんどの菌株が検査したすべての抗生物質に感受性を示した[17]。さらに AP-PCR（arbitrarily primed- PCR）法による DNA フィンガープリントパターンが一致したので，これらの菌株が同一のクローンであることが証明された[17]。当時，西渕らのグループは，日本に到着したインド以外のアジアの国々の海外旅行者からの臨床分離株にもこのクローンに属する菌株が含まれていることを示した[17]。

その後，西渕らのグループは，このクローンに属する菌株がそれまでの O3:K6 型の菌株とは特徴が異なる新しい菌株であることを示し，世界的大流行株（パンデミッククローン）と命名した[3]。さらに同グループの松本は，この世界的大流行株を簡単に検出するための *toxRS* オペロン内の塩基置換を利用した GS-PCR（group-specific PCR）法を考案した[3]。この検出法を利用することにより，インド以外の国々（バングラデシュ，台湾，ラオス，日本，タイおよび米国）でも，世界的大流行株による感染症の流行が確認された。それにより腸炎ビブリオの研究史上で初めて，世界的大流行が起こっていることを明確に示すことができた[3)]。さらに，この GS-PCR 法によって，広く臨床分離株をスクリーニングすることにより，O3:K6 型の世界的大流行株から血清型バリアント（O4:K68 および O1:KUT 血清型）が派生していることを突き止め，それらがこの世界的大流行株の一部であることが明らかにされた[3)]。

② 世界各地からの世界的大流行株の報告

一方で，ほかの研究グループにより，ユーラシア大陸，アフリカ大陸，および南米大陸における世界的大流行株の発見が報告され，この新型クローンによる世界的大流行をさらに裏づける証拠となった。

ユーラシア大陸のなかのアジア地域では，台湾から，多数の集団事例からの分離菌に関する詳しい解析報告が発表された。集団食中毒事例由来の腸炎ビブリオ菌株は，1996 年には 742 株で，そのうち 372 株（50.1%）が O3:K6 血清型であったが，1997 年には 1,181 株のうちの 990 株（83.8%）が O3:K6 型と，O3:K6 型による事例が激増していた[18)]。また 1997 年以降の O3:K6 型の分離株の分子疫学解析によって，これらは世界的大流行株と同じクローンに属することが確認された[19)]。

ヨーロッパでも複数の国々から世界的大流行株の発見が報告された。Quilici らは，1997 年 10 月以降，フランス国内（大西洋側および地中海側）で O3:K6 血清型の複数の株を臨床材料から分離し，それらが世界的大流行株と同じ特徴を示したことを報告している[20)]。2004 年 7 月にはスペインで，ゆでガニを推定原因食品とする 80 名の有症者が出た食中毒事例から分離された腸炎ビブリオ菌株が世界的大流行株であることが確認されている[21)]。イタリアでは 2007 年の夏に世界的大流行株による腸炎ビブリオ感染症が確認されている[22)]。また 2007 年 5 月にはイタリアのアドリア海北部の海水から世界的大流行株が分離されており，この国では環境水および食品を介した腸炎ビブリオ感染症に注意をするように警鐘が鳴らされている[22)]。ヨーロッパでは生ガキなどの魚介類の消費が盛んであるため，腸炎ビブリオ感染症に対する監視体制を整える必要があると指摘されている[21)]。

アフリカ大陸南東部に位置するモザンビークにおいて，2004 年 2 〜 5 月にかけて下痢症患者の糞便サンプルから分離された腸炎ビブリオ病原性株 42 株のうち，34 株（81％）が GS-PCR 陽性を呈す世界的大流行株で，そのうち 32 株が O3:K6 血清型，２株が O4:K68 型に属することが報告された[23]。この報告によると，腸炎ビブリオ感染症患者の平均年齢（27 歳）がほかの下痢症患者の平均年齢（21 歳）よりも高かったことから，筆者らはこの感染症の原因食品が魚介類ではないかと考えている。しかし，この地域では魚介類の生食の習慣はなく，タンパク源として重要な貝類も調理後に食べられているようである。エビは乾燥エビとして供給され，調理せずに喫食されている。したがって，調理場での二次感染が最も疑われている。アフリカ大陸に伝播したコレラがアフリカ大陸各地で大流行している社会的背景や，食の多様化および健康食ブームの世界的な広がりを考慮すると，腸炎ビブリオ感染症が今後この大陸沿岸域で大流行する可能性も懸念される。

南米大陸では，太平洋側のペルーとチリにおいて世界的大流行株による感染症の流行が報告され，エルニーニョ現象との関連が示唆されている[24, 25]。1997 ～ 1998 年にかけて，これらの地域の沿岸で海水温が例年より５℃も上昇するという大規模なエルニーニョ現象（太平洋西部のインドネシア付近にある温度の高い海水が東部に移動すること）が観察された。ちょうどこの時期にアジア地域でみられた世界的大流行株によるこの感染症の流行が，エルニーニョ現象の影響を受けて南米で流行するようになった可能性があると考えられている[25]。文献に報告された疫学情報と地理情報を整理すると，ペルー中部に位置し太平洋に面した都市チクラーヨで 1997 年７月に世界的大流行株による集団事例が発生し，この感染はその後，南方に向かって伝播した。同年 11 月にはチリとの国境を通過して，チリ北部の都市アントファガスタに到達した[24, 25]。その後，2004 年にはチリ南部の都市プエルトモントで，臨床分離株の 73％が世界的大流行株であるという流行が発生した[24]。そして，その流行は，2005 年をピーク（3,600 症例）に，2007 年の夏までには，ほぼ終息した（475 症例に減少）[26]。

南米（1997 ～ 2007 年でペルーとチリ）とアジア（1996 ～ 1999 年）で分離された世界的大流行株について，分子疫学的方法により比較解析して系統関係を調べたところ，アジア，ペルー，チリ，それぞれの地域の分離株がクラスターを形成し，アジアとチリのクラスターの間にペルーのクラスターが位置していた[27]。さらに時間的な条件も解析対象に含めた場合，アジアから南米大陸に到着して伝播した世界的大流行株が，この地域の環境に適応し，さらなる流行を引き起こしていることを示唆する結果が得られた[27]。

2）パンデミックに関する疫学調査

筆者らは，1996 年以降，東南アジアを中心とするアジア地域において，腸炎ビブリオ新型クローンによる感染症の発生と伝播に関する調査を実施してきた。われわれの最も興味深い疑問点は，新型クローンがどこで出現して，どのようなものを媒介にして，どのようなルートで国境を越えて伝播していったかということであった。東南アジアはほぼ全域が熱帯に属しているため，この細菌にとっては最適な生態環境であるといえる。

2000 年の 1 年間に関西空港検疫所で確認された腸炎ビブリオ感染症患者(海外旅行者）の渡航先は,国別でタイ,次いでベトナムが多いことがわかった（表7）。そこで筆者らのグループは，タイとベトナムにおいて新型クローンによる感染症の疫学に関する調査を実施し，あわせて日本でも関連した調査を実施した。

① タイにおける調査

タイ南部のソンクラ県ハジャイ市は，タイ湾に面した地域で魚介類の消費が盛んである。このような都市では腸炎ビブリオ感染症患者が多いと想像できるが，そのような統計資料はない。そこで筆者らはハジャイ市において，1999 年の 1 年間，現地の腸炎ビブリオ感染症患者の発生状況を調査した。2 つの市中病院の下痢症患者の 317 検体から腸炎ビブリオが分離された[28]。分離された 317 株のうち 242 株（76.3％）が，*tdh* 遺伝子陽性，GS-PCR 陽性の世界的大流行株であった。それらの分離株の血清型は，O3:K6 型が最も多く，ほかに O4:K68, O1:K25, O1:KUT, O1:K41, O4:K12 型も含まれていた。また，O3:K6，O4:K68 および O1:K25 型の株は 1 年中分離された。これらの世界的大流行株（新たに確認された 5 種の O:K 血清型を含む）は，ほぼ同一の DNA フィンガープリントパターン（パルスフィールドゲル電気泳動法）を示し，すべて同一のグループに属することが確認された。これらの結果は，タイまたはその周辺部での環境の変化に伴って，世界的大流行株の血清型が容易に変化する可能性があることを強く示している[28]。

環境中で水温が 15℃を超えると，動物プランクトンとともに汽水環境中に出現すると想定される世界的大流行株は，市販の二枚貝に蓄積することが明ら

表７　関西空港検疫所で確認された腸炎ビブリオ感染症患者（海外旅行者）の渡航先
（2000 年 1 ～ 12 月）

国　名	患者数
タイ	108
ベトナム	41
フィリピン	32
中国	17
シンガポール	14
マレーシア	11
香港	11
インドネシア	9
インド	2
台湾	2
韓国	2
カンボジア	2
オーストラリア	2
マカオ	1
ネパール	1
バングラデシュ	1
英国	1
その他	2
合　計	260

情報提供：関西空港検疫所

かになった。これまで，少なくとも，ハジャイ市で人気のある３種の二枚貝から世界的大流行株が分離できた[29, 30)]。このうち筆者らのグループは，アカガイの仲間であるハイガイ（*Anadala granosa*）に注目した。この貝は強壮作用のある物質を含むこともあり，ほぼアジア全域で人気があり，この地域内で貿易の対象品となっている。現地では，この貝を加熱しすぎると身が硬くなり食感が悪くなるのと強壮成分の効能が低下するという理由で，あまり加熱しないで食べるのが一般的である。それゆえ，この貝を食べると下痢になりやすいということは，現地の人々もよく知っている。ハジャイ市で市販のハイガイから分離した世界的大流行株と患者から分離した世界的大流行株は，DNA フィンガープリントパターンが酷似していた。これは，現地でハイガイが世界的大流行株による感染症の感染源になっていることを支持する間接的証拠といえる[30)]。この貝は稚貝の段階も含めて，アジア地域内で輸出入される商品であり，世界的大流行株は，少なくともこの貝の貿易を介してアジア地域内で越境しているといえる[31)]。

② ベトナムにおける調査

南北に長い国土をもつベトナムは長い海岸線を有し，魚介類の養殖が盛んである。ベトナム中部のカンホア州には高級リゾート地のナチャン市があり，そこで 1997 年 1 月～ 1999 年 11 月まで，現地のパスツール研究所と共同で腸炎ビブリオ感染症の発生を調査した[32, 33)]。その結果，下痢患者から分離された 523 株のうち 49％（256 株）が世界的大流行株であった[33)]。このときに分離された世界的大流行株の血清型は，O3:K6 型が最も多く 169 株（66％），そのほかは O4:K68 型が 33 株（12.9％），O1:K25 型が 19 株（7.4％），O1:KUT 型が 4 株（5.5％）の順であった。さらに血清型の出現頻度と出現時期の関係を調べると，この地域で特定の時期に最も多い世界的大流行株の血清型は，調査開始直後には O3:K6 型であったが，その後順次 O4:K68 型，O1:K25 型，O1:KUT 型へと変化していた。このことは，世界的大流行株が比較的短期間に血清型を変化させて流行を続けていることを示唆している[33)]。さらにこの研究においては，衛生状態の悪い環境で生活している貧しい人々よりも，裕福な暮らしができる身分の高い人々が腸炎ビブリオに感染していることがわかった。そして，その理由は，現地では魚介類は海外からの旅行者向けの高価な商品となっているため，現地の貧しい人々はほとんど食べる機会がなかったからであった。このことは，発展途上国におけるこの感染症の発生に関して社会経済的要因の重要性を示すユニークな研究成果であると思われる[32)]。

③ 日本での調査

国内関連の調査では，国外から日本に世界的大流行株が持ち込まれて患者が発生した症例を説明できる疫学的証拠の紹介にとどめる。国内の A 県で中国からの輸入ハマグリの喫食による食中毒が発生し，患者から世界的大流行株が分離された。そこで，筆者らのグループは，高感度磁気ビーズ法を含む分離法を用いて，中国から A 県に輸入され到着したときに採集したハマグリと中国の青島市で市販されていたハマグリから，世界的大流行株を分離することに成功し，両者が酷似するDNAフィンガープリントパターンをもつことを示した[34]。この結果は，二枚貝の生産量と消費量が世界第1位の国から，二枚貝の輸出入を介して，日本へ世界的大流行株が持ち込まれていることを確証している。

4．おわりに

これまでの腸炎ビブリオの疫学研究の流れは大きく2つに分けられる。1950年に日本で腸炎ビブリオ感染症が発見されて以来，当初の疫学研究は，魚介類の消費が多く，また生食の習慣がある日本で，症例と推定原因食品の関係を中心として行われてきた。その後，1970年代になると台湾や米国などでも同様の研究は活発に行われるようになり，この段階では，収集した症例のデータを周辺地域に由来する推定原因食品のみならず，その地域の特殊な気象因子あるいは自然環境要因（寒冷地における地球温暖化の影響など）と関連づける研究も実施されるようになった。一方，1996年以降にアジア各地で発見された世界的大流行株による感染症は，アジアのみならず，北米，南米，ヨーロッパ，アフリカを含め，世界規模で確認されている。そして，その症例の発生した特定の地域やその近郊だけでなく，全世界を視野に入れたグローバルな調査・解析が必要となってきた。そのようななかで，世界的大流行株を含む魚介類（特に二枚貝）の輸出入を介した菌の国際的移動があることが証明された。さらに近年では，この感染症とエルニーニョ現象との関係のように，これまでの疫学研究の枠を越えた，地球規模でかつ学際的な研究も実施されている。このように，日本から始まった腸炎ビブリオ感染症の研究は，世界各地に拡大し，その後，さまざまな研究分野を巻き込んだ学際的な研究段階へとステップアップしてきている。

◆ 参考文献 ◆

1）Fujino T, Okuno Y, Nakada D, Aoyama A, Fukai K, Mukai T, Ueho T（1953）：On the bacteriological examination of shirasu-food poisoning. Med J Osaka Univ 4：299–304.

2）Miwatani T, Takeda Y（1976）：Epidemiology, ecology, and biology. *Vibrio parahaemolyticus*：A Causative Bacterium of Food Poisoning（Miwatani T, Takeda Y ed.）, Saikon Publishing.

3) Matsumoto C, Okuda J, Ishibashi M, Iwanaga M, Garg P, Rammamurthy T, Wong HC, Depaola A, Kim YB, Albert MJ, Nishibuchi M (2000) : Pandemic spread of an O3:K6 clone of *Vibrio parahaemolyticus* and emergence of related strains evidenced by arbitrarily primed PCR and *toxRS* sequence analyses. J Clin Microbiol **38** : 578–585.
4) Pan TM, Wang TK, Lee CL, Chien SW, Horng CB (1997) : Food-borne disease outbreaks due to bacteria in Taiwan, 1986 to 1995. J Clin Microbiol **35** : 1260–1262.
5) Su HP, Chiu SI, Tsai JL, Lee CL, Pan TM (2005) : Bacterial food-borne illness outbreaks in northern Taiwan, 1995-2001. J Infect Chemother **11** : 146–151.
6) Mead PS, Slutsker L, Dietz V, McCaig LF, Bresee JS, Shapiro C, Griffin PM, Tauxe RV (1999) : Food-related illness and death in the United States. Emerg Infect Dis **5** : 607–625.
7) Iwamoto M, Ayers T, Mahon BE, Swerdlow DL (2010) : Epidemiology of seafood-associated infections in the United States. Clin Microbiol Rev **23** : 399–411.
8) Hlady WG, Klontz KC (1996) : The epidemiology of *Vibrio* infections in Florida, 1981–1993. J Infect Dis **173** : 1176–83.
9) Weis KE, Hammond RM, Hutchinson R, Blackmore CG (2011) : Vibrio illness in Florida, 1998–2007. Epidemiol Infect **139** : 591–598.
10) Daniels NA, MacKinnon L, Bishop R, Altekruse S, Ray B, Hammond RM, Thompson S, Wilson S, Bean NH, Griffin PM, Slutsker L (2000) : *Vibrio parahaemolyticus* infections in the United States, 1973–1998. J Infect Dis **181** : 1661–1666.
11) Center for Disease Control and Prevention (1998) : Outbreak of *Vibrio parahaemolyticus* infection associated with eating raw oysters, Pacific Northwest, 1997. MMWR Morb Mortal Wkly Rep **47** : 457–462.
12) Center for Disease Control and Prevention (1999) : Outbreak of *Vibrio parahaemolyticus* infection associated with eating raw oysters or clams harvested from Long Island Sound, Connecticut, New Jersey, and New York, 1998. MMWR Morb Mortal Wkly Rep **48** : 48–51.
13) McLaughlin JB, DePaola A, Bopp CA, Martinek KA, Napolilli NP, Allison CG, Murray SL, Thompson EC, Bird MM, Middaugh JP (2005) : Outbreak of *Vibrio parahaemolyticus* gastroenteritis associated with Alaskan oysters. N Engl J Med **353** : 1463–1470.
14) Vasconcelos GJ, Stang WJ, Laidlaw RH (1975) : Isolation of *Vibrio parahaemolyticus* and *Vibrio alginolyticus* from Estuarine Areas of Southeastern Alaska. Appl Microbiol **29** : 557–559.
15) Martinez-Urtaza J, Lozano-Leon A, DePaola A, Ishibashi M, Shimada K, Nishibuchi M, Liebana E (2004) : Characterization of pathogenic *Vibrio parahaemolyticus* isolates from clinical sources in Spain and comparison with Asian and North American pandemic isolates. J Clin Microbiol **42** : 4672–4678.
16) Lozano-León A, Torres J, Osorio CR, Martínez-Urtaza J (2003) : Identification of *tdh*-positive *Vibrio parahaemolyticus* from an outbreak associated with raw oyster consumption in Spain. FEMS Microbiol Lett **226** : 281–284.
17) Okuda J, Ishibashi M, Hayakawa E, Nishino T, Takeda Y, Mukhopadhyay AK, Garg S,

Bhattacharya SK, Nair GB, Nishibuchi M (1997) : Emergence of a unique O3:K6 clone of *Vibrio parahaemolyticus* in Calcutta, India, and isolation of strains from the same clonal group from Southeast Asian travelers arriving in Japan. J Clin Microbiol **35** : 3150–3155.

18) Chiou CS, Hsu SY, Chiu SI, Wang TK, Chao CS (2000) : *Vibrio parahaemolyticus* serovar O3:K6 as cause of unusually high incidence of food-borne disease outbreaks in Taiwan from 1996 to 1999. J Clin Microbiol **38** : 4621–4625.

19) Wong HC, Liu SH, Wang TK, Lee CL, Chiou CS, Liu DP, Nishibuchi M, Lee BK (2000) : Characteristics of *Vibrio parahaemolyticus* O3:K6 from Asia. Appl Environ Microbiol **66** : 3981–3986.

20) Quilici ML, Robert-Pillot A, Picart J, Fournier JM (2005) : Pandemic *Vibrio parahaemolyticus* O3:K6 spread, France. Emerg Infect Dis **11** : 1148–1149.

21) Martinez-Urtaza J, Simental L, Velasco D, DePaola A, Ishibashi M, Nakaguchi Y, Nishibuchi M, Carrera-Flores D, Rey-Alvarez C, Pousa A (2005) : Pandemic *Vibrio parahaemolyticus* O3:K6, Europe. Emerg Infect Dis **11** : 1319–1320.

22) Ottaviani D, Leoni F, Rocchegiani E, Santarelli S, Canonico C, Masini L, Ditrani V, Carraturo A (2008) : First clinical report of pandemic *Vibrio parahaemolyticus* O3:K6 infection in Italy. J Clin Microbiol **46** : 2144–2145.

23) Ansaruzzaman M, Lucas M, Deen JL, Bhuiyan NA, Wang XY, Safa A, Sultana M, Chowdhury A, Nair GB, Sack DA, von Seidlein L, Puri MK, Ali M, Chaignat CL, Clemens JD, Barreto A (2005) : Pandemic serovars (O3:K6 and O4:K68) of *Vibrio parahaemolyticus* associated with diarrhea in Mozambique: spread of the pandemic into the African continent. J Clin Microbiol **43** : 2559–2562.

24) González-Escalona N, Cachicas V, Acevedo C, Rioseco ML, Vergara JA, Cabello F, Romero J, Espejo RT (2005) : *Vibrio parahaemolyticus* diarrhea, Chile, 1998 and 2004. Emerg Infect Dis **11** : 129–131.

25) Martinez-Urtaza J, Huapaya B, Gavilan RG, Blanco-Abad V, Ansede-Bermejo J, Cadarso-Suarez C, Figueiras A, Trinanes J (2008) : Emergence of Asiatic Vibrio diseases in South America in phase with El Niño. Epidemiology **19** : 829–837.

26) Harth E, Matsuda L, Hernández C, Rioseco ML, Romero J, González-Escalona N, Martínez-Urtaza J, Espejo RT (2009) : Epidemiology of *Vibrio parahaemolyticus* outbreaks, southern Chile. Emerg Infect Dis **15** : 163–168.

27) Ansede-Bermejo J, Gavilan RG, Triñanes J, Espejo RT, Martinez-Urtaza J (2010) : Origins and colonization history of pandemic *Vibrio parahaemolyticus* in South America. Mol Ecol **19** : 3924–3937.

28) Laohaprertthisan V, Chowdhury A, Kongmuang U, Kalnauwakul S, Ishibashi M, Matsumoto C, Nishibuchi M (2003) : Prevalence and serodiversity of the pandemic clone among the clinical strains of *Vibrio parahaemolyticus* isolated in southern Thailand. Epidemiol Infect **130** : 395–406.

29) Vuddhakul V, Chowdhury A, Laohaprertthisan V, Pungrasamee P, Patararungrong N, Thianmontri P, Ishibashi M, Matsumoto C, Nishibuchi M (2000) : Isolation of a pandemic clone of a *Vibrio parahaemolyticus* strain from environmental and clinical

sources in Thailand. Appl Environ Microbiol **66** : 2685–2689.

30) Vuddhakul V, Soboon S, Sunghiran W, Kaewpiboon S, Chowdhury A, Ishibashi M, Nakaguchi Y, Nishibuchi M (2007) : Distribution of virulent and pandemic strains of *Vibrio parahaemolyticus* in three molluscan shellfish species (*Meretrix meretrix, Perna viridis*, and *Anadara granosa*) and their association with foodborne disease in southern Thailand. J Food Prot **69** : 2615–2620.

31) Nishibuchi M (2010) : Features of enteric infections in Asia. Current Topics of Infectious Diseases in Japan and Asia (Tanaka K, Niki Y, Akatsuki Y ed.), pp3-23, Springer.

32) Tuyet DT, Thiem VD, Von Seidlein L, Chowdhury A, Park E, Canh DG, Chien BT, Van Tung T, Naficy A, Rao MR, Ali M, Lee H, Sy TH, Nichibuchi M, Clemens J, Trach DD (2002) : Clinical, epidemiological, and socioeconomic analysis of an outbreak of *Vibrio parahaemolyticus* in Khanh Hoa Province, Vietnam. J Infect Dis **186** : 1615–1620.

33) Chowdhury A, Ishibashi M, Thiem VD, Tuyet DT, Tung TV, Chien BT, Seidlein Lv L, Canh DG, Clemens J, Trach DD, Nishibuchi M (2004) : Emergence and serovar transition of *Vibrio parahaemolyticus* pandemic strains isolated during a diarrhea outbreak in Vietnam between 1997 and 1999. Microbiol Immunol **48** : 319–27.

34) Nishibuchi M (2010) : *Escherichia coli* O157 and *Vibrio parahaemolyticus* : food-borne enteric pathogens that need attentions in China. Proceedings of Tuanshan Hill Anti-EID Forum, the third Annual Meeting, 2010 Beijing : 13–15.

Ⅲ. 腸炎ビブリオの生態

Ⅲ－1．腸炎ビブリオの生態

熊澤 教眞

1．はじめに

腸炎ビブリオの発見当初から各地で行われてきた生態調査[1〜7)]の結果，本菌は河口に近い沿岸海域や内湾の魚介類，水，泥，動物性プランクトンなどから高率に検出された。しかし，これらの検体から検出される菌のほとんどがTDH・TRH非産生菌であり，食中毒のおもな原因菌であるTDH産生菌は検出されないか，あるいは検出されても，腸炎ビブリオの総菌数の1％以下とされ，TDH産生菌の増殖の場は1980年代前半まで知られていなかった。一方，TRH産生菌については，現在にいたるまで，魚介類や水からの検出報告にとどまっており，自然界における菌の動向を体系的に解析した報告は見当たらない。

2．腸炎ビブリオは汽水細菌である

TDH産生菌を含む腸炎ビブリオの増殖の場は，鳥取県の橋津川汽水域（図1）における筆者らの調査[8)]で明らかになった。周囲14kmの汽水池である東郷池の水は，全長約3kmの橋津川を経て日本海に注いでおり，満潮時には海水が橋津川を経て東郷池に流入する。この汽水域の石積みの護岸や水底の小石の表面にはイシマキガイ（アマオブネガイ科腹足類），水底の泥の中にはヤマトシジミ（シジミガイ科斧足類）が多数生息している。筆者ら[8)]はこの汽水域で1982～1983年に腸炎ビブリオの生態調査を行い（図2），橋津川のイシマキガイから最高2.3×10^5/g，泥から最高9.3×10^4/gの腸炎ビブリオを検出した。イシマキガイ由来株の約20％，泥由来株の約12％がTDH産生株であった（表1）。水から検出されたTDH産生株は橋津川の定点Cと東郷池の定点Dで各々1株にすぎなかった。ヤマトシジミから検出された腸炎ビブリオの菌数は10^3/g以下であり，TDH産生株は検出されなかった。橋津川河口から約8km東方の海岸でイシダタミ（ニシキウズ科腹足類）と海水から検出された

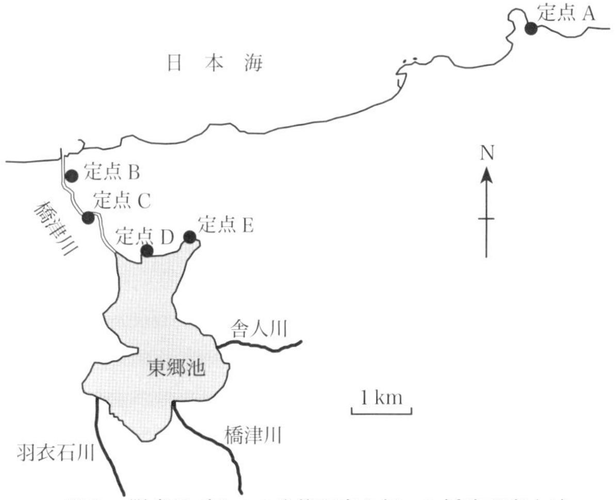

図１　腸炎ビブリオの生態調査を行った橋津川汽水域

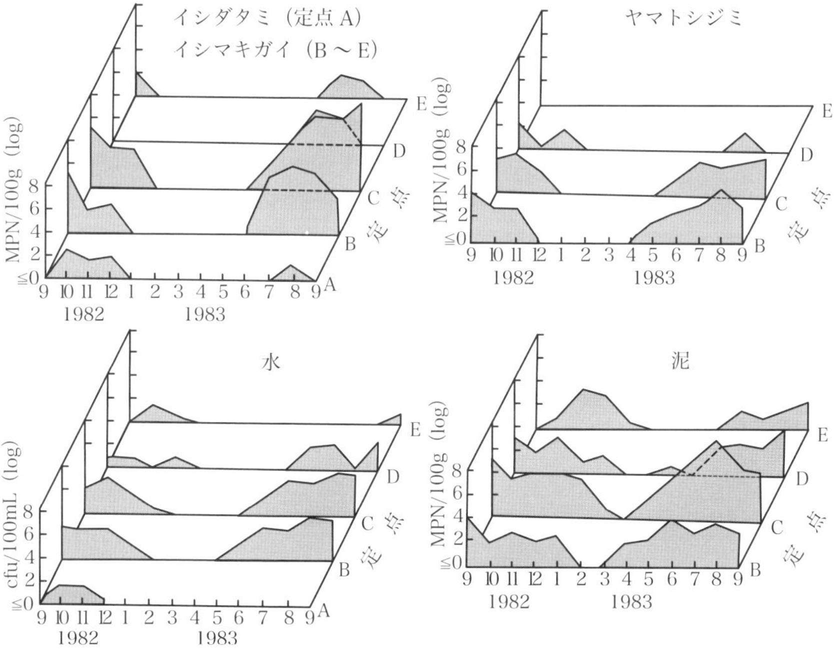

図２　橋津川汽水域における腸炎ビブリオの菌数の季節的変動
文献８）より引用

腸炎ビブリオの菌数は10^0/gレベル以下であり，TDH産生株は検出されなかった。

表1　橋津川汽水域で分離した腸炎ビブリオのTDH産生能

検　体	採　取　場　所		
	定点A（日本海岸）	定点B，C（橋津川）	定点D，E（東郷池）
イシダタミ	0/9（0）*	−	−
イシマキガイ	−	9/44 (20.5)	0/17 (　0)
ヤマトシジミ	−	0/48 (　0)	0/ 9 (　0)
泥	−	8/66 (12.1)	0/49 (　0)
水	0/4（0）	1/84 (1.2)	1/28 (3.6)

*：TDH産生株数 / 被検株数（%）
文献8）より引用

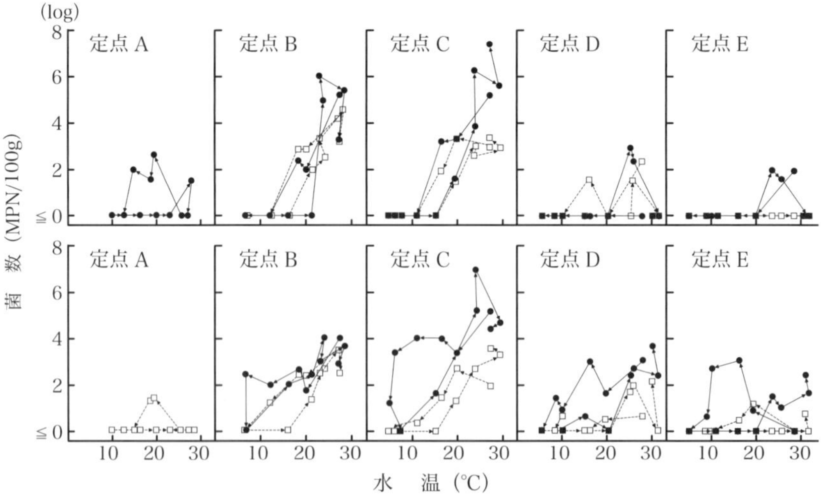

上段：イシダタミ（A）およびイシマキガイ（定点B～E）（●→●），ヤマトシジミ（□→□）
下段：泥（●→●），水（□→□）

図3　腸炎ビブリオの菌数の季節的変動と水温との関係（1982～1983年）
文献8）より引用

各検体から検出された腸炎ビブリオの菌数の推移と水温との関係（図３）を定点Ｃでみると，秋から冬にかけて水温が20℃から10℃まで低下する間に，イシマキガイとヤマトシジミの菌数は徐々に減少したが，泥の菌数は水温が８℃程度に低下するまでは 10^2/g レベルを維持しており，その後急速に減少した。春から夏にかけての水温上昇期には，最初に泥で菌数が増加し，少し遅れてイシマキガイ，ヤマトシジミ，水の菌数が増加した。同一水温下における各検体の菌数値を比較すると，水温が下降する秋の菌数値が水温の上昇する春の菌数値よりも高かった。

腸炎ビブリオの菌数の推移と水温との関係を５定点で比較すると(図２，３)，各検体で春に菌数が増加を始める時期は定点Ｃが最も早く，定点Ｃから離れるにつれて遅くなった。東郷池の定点Ｄと定点Ｅや海岸の定点Ａで検出された菌数は，定点Ｃの菌数よりもはるかに少なく，水温の高い時期に必ずしも菌数が多くなかった。これらの成績から，腸炎ビブリオは汽水域の泥で越冬した後，水温の上昇とともに泥の表層で増殖し，イシマキガイやヤマトシジミに摂取されてさらに増殖すること，汽水域で増殖した菌は上流と下流に拡散すること，TDH 産生菌は泥やイシマキガイと密接な関係にあることが明らかになった。イシマキガイは水中の石や護岸に付着している珪藻類を歯舌でかきとって摂取しており，ヤマトシジミはプランクトンや有機懸濁粒子を濾過して摂取している。このため，泥で増殖した TDH 産生菌は珪藻類に付着してイシマキガイに摂取されているようにみえる。

熊澤ら[9] は，1991 年７～９月に日本海側の佐陀川（島根県），瀬戸内海側の千種川（兵庫県），太平洋側の香宗川（高知県）の汽水域でイシマキガイと付着性微細藻類を，これらの河川の河口に近い境漁港（鳥取県），日生漁港（岡山県），手結漁港（高知県）で港内の底泥を採取して，腸炎ビブリオの菌数を測定した。その結果（表２），腸炎ビブリオの総菌数はすべての検体で７月には100～10^2/gレベルと少なかったが，９月には10^3～10^5/gレベルに達した。TDH 産生菌は佐陀川のイシマキガイから８月に少量検出され，９月には 2.0×10^3/g に達した。これらの成績から，TDH 非産生菌はどこの汽水域にも高濃度に分布していること，TDH 産生菌は一部の汽水域にのみ分布していることが明らかになった。

熊澤ら[10,11] は南西諸島から静岡県までの 21 河川で TDH 産生菌の分布調査を行い，三重県の三渡川汽水域のイシマキガイ，泥，水と，宮川汽水域の水か

表２　汽水域と漁港における腸炎ビブリオの菌数（1991 年）

調査地	検体	菌数（MPN/g）		
		7月	8月	9月
日本海側				
佐陀川（島根県）	イシマキガイ	2.4×10^2（< 0.2）*	1.1×10^1（0.9）	1.3×10^4（2.0×10^3）
	付着性藻類	2.5×10^0（< 0.2）	4.9×10^4（< 0.2）	3.3×10^3（< 0.2）
境港（鳥取県）	泥	2.2×10^1（< 0.2）	1.7×10^3（< 0.2）	3.3×10^3（< 0.2）
瀬戸内海側				
千種川（兵庫県）	イシマキガイ	2.8×10^1（< 0.2）	2.8×10^4（< 0.2）	4.9×10^5（< 0.2）
	付着性藻類	9.2×10^1（< 0.2）	2.8×10^4（< 0.2）	1.7×10^5（< 0.2）
日生港（岡山県）	泥	3.5×10^1（< 0.2）	4.9×10^4（< 0.2）	1.3×10^5（< 0.2）
太平洋側				
香宗川（高知県）	イシマキガイ	4.9×10^2（< 0.2）	1.3×10^1（< 0.2）	1.3×10^4（< 0.2）
	付着性藻類	3.3×10^2（< 0.2）	1.3×10^2（< 0.2）	2.2×10^4（< 0.2）
手結港（高知県）	泥	3.3×10^1（< 0.2）	2.6×10^4（< 0.2）	1.7×10^4（< 0.2）

*：総菌数（TDH 産生菌数）
文献９）より引用

らTDH産生菌を検出した。TDH産生菌が検出された汽水域は，①干潮時に低塩分濃度の海水が残留していること，②水底に有機物に富む泥が堆積していること，③イシマキガイが多数生息していること，の３条件が共通していた。

その後，青森県，秋田県，沖縄県の一部の河川の汽水域の泥からもTDH産生菌が分離された[11]。東北地方にはイシマキガイが分布していないが，これらの地域でTDH産生菌を検出した河川の汽水域は橋津川や佐陀川の汽水域と地理的特徴が似ていることから，イシマキガイの有無にかかわらず，このような汽水域にはTDH産生菌が分布しうると予想される。一方，TDH産生菌が検出された橋津川と佐陀川では，その後の調査でTDH産生菌が検出されていない。したがって，TDH産生菌は特定の汽水域に常時分布しているものではなく，何らかのルートでもち込まれた時に，一定期間だけ増殖していると考えられる。

3．汽水域における TDH 産生菌の増殖

1）汽水産珪藻類への腸炎ビブリオの付着

上記の調査から，腸炎ビブリオは珪藻類に付着してイシマキガイに摂取されていることが想定された。そこで，イシマキガイの餌である珪藻（*Navicula*）とヤマトシジミの餌である緑藻（*Chlorella*）を分離し，腸炎ビブリオの付着量を測定した[12]。その結果，腸炎ビブリオは塩分濃度 10 ～ 15‰，水温 20 ～ 30℃という夏の汽水域の条件下では TDH 産生能の有無にかかわらず *Navicula* に付着したが，海水に近い塩分濃度 30 ～ 35‰や 15℃以下では付着しなかった。また，*Chlorella* には TDH 産生能の有無にかかわらず付着しなかった。

2）汽水産無脊椎動物の腸管への腸炎ビブリオの定着

次に，人工海水を満たした UV 照射装置付還流式水槽内で飼育する無脊椎動物の腸管への腸炎ビブリオの定着量を調べた。その結果，海産のアマオブネガイ科腹足類のアマオブネとアマガイの腸管には TDH 産生株も TDH 非産生株も定着しなかった[13,14]。汽水産のイシマキガイ稚貝の腸管には，TDH 産生菌は 10^4 ～ 10^5/g レベル，TDH 非産生菌は 10^1 ～ 10^2/g レベルで定着した[15]。イシマキガイ成貝の腸管への定着量は両菌株ともに 10^0/g レベルであった。イシマキガイに近縁の腹足類で沖縄以南の汽水域に分布するイガカノコの腸管への TDH 産生菌の定着量も，TDH 非産生菌の定着量に比べて有意に多かった[16]。

イシマキガイは北緯 38 度以北には分布していないが，全国の汽水域にはゴカイ類が分布している。そこで，イソゴカイの幼虫の腸管への定着量を調べた[17]。その結果，TDH 産生菌は 10^2 ～ 10^3/g レベルで定着したが，TDH 非産生菌は定着しなかった。一方，全国の汽水域に分布するヤマトシジミの腸管への TDH 産生菌と TDH 非産生菌の定着量はともに 10^2 ～ 10^3/g レベルであった[18]。

3）TDH はイシマキガイの消化管への定着因子である

一部の腸炎ビブリオが TDH を産生するのは，それが汽水域での生存に有利に働くためであろう。上記の成績から，TDH は汽水産無脊椎動物の腸管への定着因子である可能性が浮上した。そこで，イシマキガイ稚貝の腸管への，

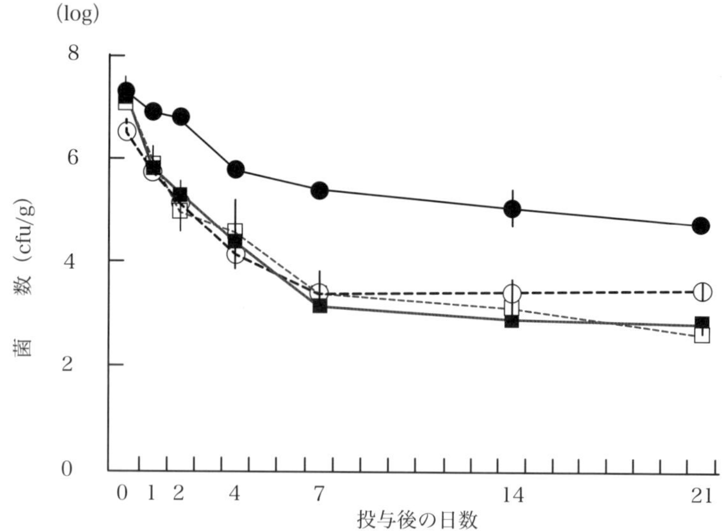

図4　イシマキガイの稚貝の腸管内における腸炎ビブリオの
tdh 遺伝子ノックアウト株の生残
文献 19）より引用

TDH 産生菌 RIMD2210633 株（野生株）とその *tdh* 遺伝子ノックアウト株（Δ*tdhA*，Δ *tdhS*，Δ *tdhAS*）の定着量を比較した[19]。その結果，野生株は 10^5 cfu/g レベルで定着したが，ノックアウト株の定着量は 10^2 ～ 10^3 cfu/g レベルにすぎなかった（図4）。この成績から，TDH はイシマキガイ稚貝の腸管への高濃度定着に関与していること，TDH 以外にもイシマキガイの腸管への低濃度定着にかかわる因子が存在することが明らかになった。

イシマキガイが生息する汽水域では，稚貝の腸管への TDH 産生菌の定着量が TDH 非産生菌の定着量よりも有意に多いために，水温が上昇する春から夏にかけて，貝から排泄されて泥に蓄積する腸炎ビブリオの中で TDH 産生菌の占める比率が徐々に高くなり，TDH 産生菌の濃縮が起きる。熱帯・亜熱帯地域や北日本の汽水域でも，一部の腹足類やゴカイなどの動物が TDH 産生菌を濃縮していると考えられる。一方，ヤマトシジミは TDH 産生菌と TDH 非産生菌の定着量に有意差がなく，TDH 産生菌の濃縮には関与していない。

4）汽水産貝類の血液細胞の性質

軟体動物の生体防御の主役は血液細胞（マクロファージ）と血漿アグルチニンである。腸炎ビブリオに対する血液細胞の反応を解析した結果，イシマキガイ稚貝の血液細胞はイシマキガイ成貝や海産近縁種のアマオブネの血液細胞に比べて，走化性[20,21]，付着能[22]，リソソーム酵素活性[23,24]，腸管内への血液細胞の遊出[25]からみて，腸炎ビブリオに対する異物認識・処理能力が弱いことが明らかになった。このことがイシマキガイ稚貝の腸管への腸炎ビブリオの定着を支えていると考えられる。

4．汽水域から沿岸海域への腸炎ビブリオの流出

腸炎ビブリオ食中毒の発生頻度は魚介類の種類によって大きな差がない[26]ことから，海産魚介類が TDH 産生株の汚染を受ける場所は特定の魚種の生息水域ではなく，多くの魚介類が集まる漁港や養殖場，あるいは汽水域に近い沿岸海域と推定される。しかし，汽水域で TDH 産生菌が増殖していても，通常の環境条件下では沿岸海域で検出される腸炎ビブリオの菌数は少なく，TDH 産生菌は検出されないことが多い。TDH はイシマキガイの腸管への定着因子であること（図4），橋津川汽水域のイシマキガイと泥から TDH 産生菌が高濃度に検出された時期に，同じ汽水域の水から検出された TDH 産生菌は微量であり，ヤマトシジミからは検出されなかったこと（表1）から，TDH 産生菌は汽水域の泥に強く吸着しており，底泥が強く撹拌された時にのみ河口から流出すると考えられる。

2004 年 7 月 12 日の夜から 18 日にかけて，日本海から東北地方南部に伸びる梅雨前線の活動が活発になって，新潟県と福島県で激しい雨が降り，各地で河川が氾濫して被害が発生した。この「平成 16 年 7 月新潟・福島豪雨」の前後に新潟港に水揚げしたアジを対象にして新潟市が行った腸炎ビブリオの検出成績と，豪雨の直後に新潟県北部地域で発生した腸炎ビブリオ食中毒事件について，豪雨との関係を解析した[27]。

表 3　新潟沖で捕獲し新潟港に水揚げしたアジからの腸炎ビブリオの検出（2004 年）

月　日	菌数（MPN/g）	分離株の血清型（株数）
6 月 15 日	＜ 3, ＜ 3, ＜ 3, ＜ 3, ＜ 3*	
6 月 29 日	＜ 3, ＜ 3, ＜ 3, ＜ 3, ＜ 3	
7 月 13 日	＜ 3, ＜ 3, ＜ 3, ＜ 3, ＜ 3	
7 月 27 日	240, 93, 75, 28, 23	O1:K32（1）, O1:KUT（1）, O2:K28（1）, O2:KUT（10）, O3:K20（1）, O3:KUT（4）, O4:K34（1）, O4:K42（1）, O4:KUT（1）, O5:K17（2）, O5:KUT（1）
8 月 10 日	11, 7.3, 3.6, 3, ＜ 3	O2:K28（3）, O3:KUT（2）, O4:KUT（1）, O10:KUT（1）
8 月 31 日	23, 15, 3, ＜ 3, ＜ 3	O1:K32（1）, O1:KUT（2）, O2:KUT（1）, O5:K17（4）
9 月 28 日	＜ 3, ＜ 3, ＜ 3, ＜ 3, ＜ 3	

＊：アジの個体ごとの菌数値
文献 27）より引用

1）新潟港に水揚げしたアジからの腸炎ビブリオの検出状況と河川の水位変動との関係

2004 年 6 月 15 日から 9 月 28 日までに新潟市沖で捕獲し新潟港に水揚げしたアジについて新潟市が行った腸炎ビブリオの検出成績を，表 3 と図 5 に示す。6 月 15 日から豪雨当日の 7 月 13 日までは腸炎ビブリオが検出されなかった。豪雨によって信濃川下流の帝石橋観測所と阿賀野川下流の胡桃山観測所における水位が急上昇した後，7 月 27 日には 5 検体のすべてから 23 ～ 240/g の腸炎ビブリオが検出された。その後，菌数も検出率も徐々に低下し，9 月 28 日にはすべての検体で陰性になった。検出された菌株はいずれも TDH 非産生株であり，K 型別不能株が多かった。2004 年 3 月から豪雨直前の 7 月 11 日までは汽水域の水位が安定していたので，この時期に腸炎ビブリオが泥に蓄積し，豪雨時に河口から流出して，アジを汚染したと考えられる。新潟市の気温や信濃川下流の水温の変動では，8 月 10 日以降に腸炎ビブリオの菌数が減少した理由が説明できない。

2）新潟県北部の河川の水位変動と腸炎ビブリオ食中毒事件との関係

新潟県北部の荒川下流の葛籠山観測所では，2004 年 7 月 10 日から 17 日ま

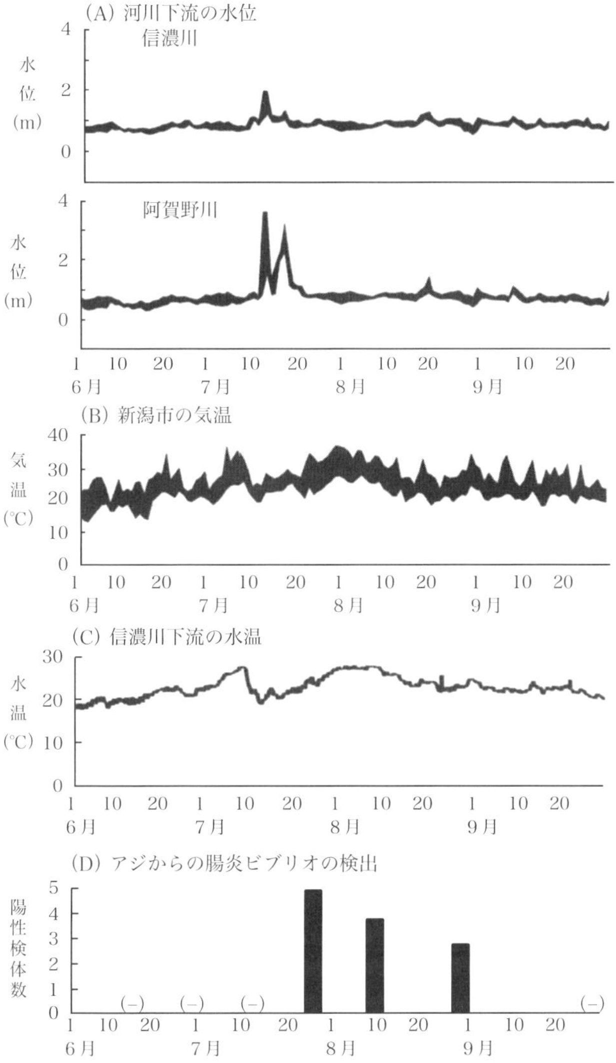

図5　信濃川下流の帝石橋観測所と阿賀野川下流の胡桃山観測所における水位の日周変動(A)，新潟市の気温（B)，信濃川下流の水温（C）と，アジからの腸炎ビブリオの検出成績（D）との関係（2004年6月1日～9月30日）
図A～Cの帯幅は水位，気温，水温の日周変動，図Dの（−）は腸炎ビブリオがアジから検出されなかったことを示す。
文献27）より引用

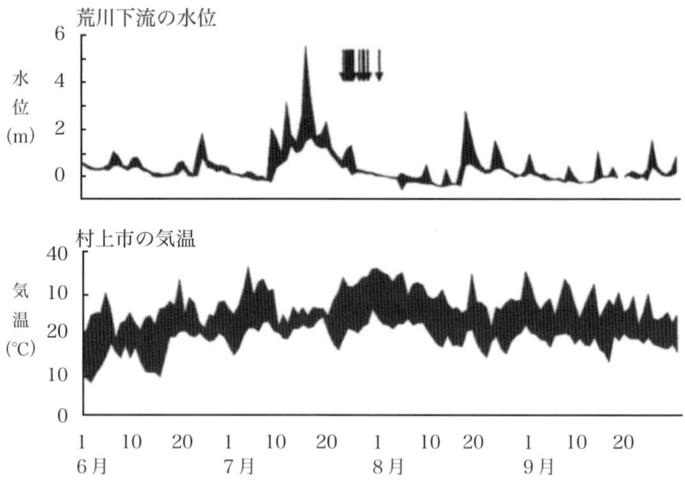

図６　荒川下流の葛籠山観測所における水位と村上市の気温の日周変動と腸炎ビブリオ食中毒事件との関係（2004年６月１日～９月30日）

矢印は村上市とその周辺地域における腸炎ビブリオ食中毒事件の発生日，帯幅は水位と気温の日周変動を示す。

文献27）より引用

表４　新潟県北部地域で発生した腸炎ビブリオ食中毒事件（2004年）

月日	事件数	原因食品	患者数	分離株の血清型
7月24日	1	イワガキ	1	O3:K6
7月25日	5	イワガキ	5	O3:K6
7月26日	4	イワガキ	12	O3:K6
7月28日	2	イワガキ	2	－
7月29日	3	イワガキ	4	O3:K6
7月30日	1	イワガキ	1	－
7月31日	1	イワガキ	1	O3:K6
8月 2日	1	イガイ	7	O3:K6

文献27）より引用

でに2.2m以上の水位上昇が３回観測された（図６）。その後，村上市以北の離岸堤と岩礁帯で地域住民が採取したイワガキを原因食品とする腸炎ビブリオ食中毒事件が，新潟県北部地域で７月24日から30日にかけて17件，イガイを原因食品とする食中毒事件が８月２日に１件発生した（表４）。分離株の血清型はO3:K6であった。2004年８月８日に岩船港に水揚げされたアジからTDH産生菌（O3:K6）が分離されていることから，この地域の荒川，三面川，石川などの汽水域に蓄積していたTDH産生菌(O3:K6)が豪雨によって流出し，イワガキやイガイを汚染したのであろう。2002年と2003年には荒川下流で水位の異常上昇はなく，この地域で発生した腸炎ビブリオ食中毒は2002年の１件だけであった。村上市の気温や荒川下流の水温の変動では，2004年のこの時期に食中毒が多発した理由が説明できない。

豪雨による汽水域の増水は新潟県中部の信濃川や阿賀野川でも起きたのに，食中毒が多発したのは県北部だけであった。新潟市沖で捕獲したアジから豪雨直後に検出された腸炎ビブリオがいずれもTDH非産生菌であったことから，この年には信濃川や阿賀野川にTDH産生菌が蓄積していなかったのであろう。

5．腸炎ビブリオの生態と食用魚介類への汚染

これまでの成績から，腸炎ビブリオの生態と食用魚介類への汚染過程を次のように要約することができる（図７）[28)]。

汽水域の泥で越冬した腸炎ビブリオは春から夏にかけて増殖し，一部が珪藻に付着する。これをイシマキガイやゴカイなどの底生動物が摂取すれば，腸炎ビブリオは腸管に定着して増殖する。TDH産生菌はTDH非産生菌に比べてこれらの汽水産動物の腸管に定着しうる量が多いので，動物の摂食活動が活発になる春から夏にかけてTDH産生菌の排泄量が多くなり，TDH非産生菌とともに泥の表層に蓄積する。この時期に降雨などで汽水域が撹拌されれば，腸炎ビブリオが河口から流出して沿岸海域や漁港・養殖場に流入し，魚介類を汚染する。TDH産生菌は汽水域の泥に強く吸着しているので，TDH産生菌の流出には大雨などによる汽水域の強い撹拌が必要であろう。

沿岸海域に流出した腸炎ビブリオは競合微生物などにより死滅するし，魚介類を汚染しても，汚染直後の魚介類を水揚げしないかぎり，免疫系に捕捉されて死滅する。しかし，陸に揚げた魚介類は免疫機能を備えた生き物ではなく，栄養価の高いタンパク質のかたまりでしかない。水揚げした魚介類を汚染海水で洗えば，腸炎ビブリオの汚染を受ける。最近，厚生労働省の通達（2001年６月７日付，食発第170号）により，全国の漁港に浄水器が設置された。こ

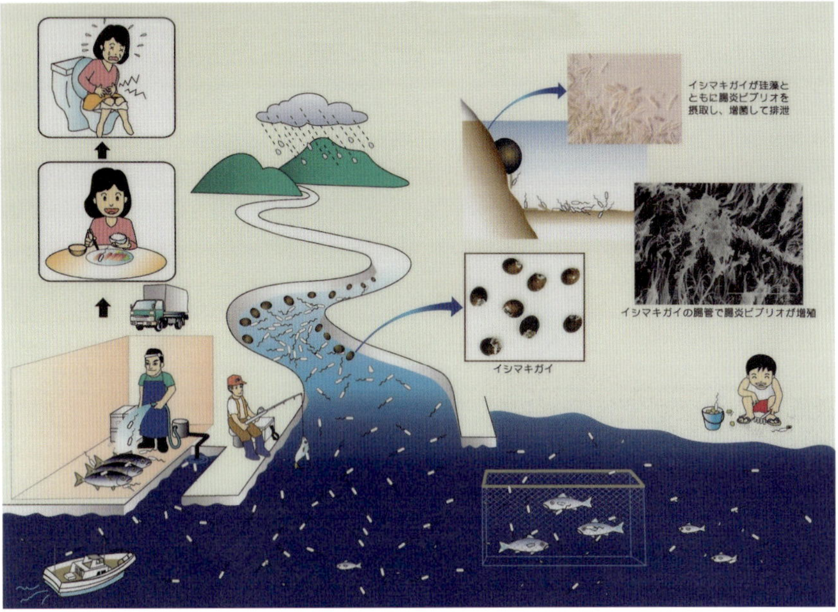
イシマキガイが珪藻と
ともに腸炎ビブリオを
摂取し、増菌して排泄
イシマキガイの腸管で腸炎ビブリオが増殖
イシマキガイ

図７　腸炎ビブリオの生態（まとめ）
文献 28）より引用

の頃から，腸炎ビブリオ食中毒事件が激減した。このことは，腸炎ビブリオの主な汚染の場が漁港であることを強く示唆している。

◆ 参考文献 ◆

1）Kaneko T, Colwell RR（1978）：The annual cycle of *Vibrio parahaemolyticus* in Chesapeake Bay. Microb Ecol **4**：135–155.

2）黒田正彦，町田吉彦（1976）：県下沿岸における腸炎ビブリオの生態.（1）潮間帯の小型貝類からの分離について. 長崎県衛生公害研究所報 **16**：181–187.

3）中村和人，町田吉彦，石崎修造（1977）：県下沿岸における腸炎ビブリオの生態.（2）地域差と季節変動. 長崎県衛生公害研究所報 **17**：124–130.

4）Ayres PA, Barrow GI（1978）：The distribution of *Vibrio parahaemolyticus* in British coastal waters：report of a collaborative study 1975-6．J Hyg 80：281–294．
5）El-Sahn MA, El-Banna AA, El-Tabey Shehata AM（1982）：Occurrence of *Vibrio parahaemolyticus* in selected marine invertebrates, sediment, and seawater around Alexandria, Egypt．Can J Microbiol 28：1261–1264．
6）Sakazaki R, Tamura K, Kato T, Obara Y, Yamai S, Hobo K（1968）：Studies on the enteropathogenic, facultatively halophilic bacteria, *Vibrio parahaemolyticus*．Ⅲ．Enteropathogenicity．Jpn J Med Sci Biol 21：325–331．
7）Venkateswaran K, Kim S-W, Nakano H, Onbe T, Hashimoto H（1989）：The association of *Vibrio parahaemolyticus* serotypes with zooplankton and its relationship with bacterial indicators of pollution．System Appl Microbiol 11：194–201．
8）Kumazawa NH, Kato E（1985）：Survival of Kanagawa-positive strains of *Vibrio parahaemolyticus* in a brackish-water area．J Hyg Camb 95：299–397．
9）Kumazawa NH, Ikura K, Kawasaki Y（1996）：Selective growth of thermostable direct hemolysin-producing *Vibrio parahaemolyticus* in the alimentary tract of a gastropod, *Clithon retropictus*, at a selected estuary in Japan．J Vet Med Sci 58：921–923．
10）Kumazawa NH, Hori K, Fujimori K, Iwade Y, Sugiyama A（1999）：Geographical features of estuaries for neritid gastropods including *Clithon retropictus* to preserve thermostable direct hemolysin-producing *Vibrio parahaemolyticus*．J Vet Med Sci 61：721–724．
11）熊澤教眞（2002）：腸炎ビブリオの生態と腸炎ビブリオ食中毒対策 1．モダンメディア 48：133–141．
12）Kumazawa NH, Fukuma N, Komoda Y（1991）：Attachment of *Vibrio parahaemolyticus* to estuarine algae．J Vet Med Sci 53：201–205．
13）Kumazawa NH, Kato E, Takaba T, Yokota T（1988）：Survival of *Vibrio parahaemolyticus* in two gastropod molluscs, *Clithon retropictus* and *Nerita albicilla*．Jpn J Vet Sci 50：918–924．
14）Kumazawa NH, Iwao K, Kato E（1991）：Survivals of *Vibrio parahaemolyticus* and *Escherichia coli* in a gastropod mollusc, *Heminerita japonica*．J Vet Med Sci 53：69–71．
15）Kumazawa NH, Kawasaki Y（1997）：Selective survival of a thermostable direct hemolysin-producing *Vibrio parahaemolyticus* in the alimentary tract of a juvenile estuarine gastropod（*Clithon retropictus*）．J Vet Med Sci 59：277–279．
16）Velammal A, Kato M, Miyagi S, Toyozato M, Kumazawa NH（2005）：An estuarine neritid gastropod, *Clithon corona*, a potential reservoir of thermostable direct hemolysin-producing *Vibrio parahaemolyticus*．J Vet Med Sci 67：833–835．
17）Ngunjiri JM, Toyozato M, Ishimine M, Kumazawa NH（2009）：Selective survival of a thermostable direct hemolysin-producing *Vibrio parahaemolyticus* in an estuarine Nereid, *Perinereis nuntia vallata*（Annelida：Nereidae）．Biol Mag Okinawa 47：11–18．
18）Kumazawa NH, Kato E, Nakagawa Y（1986）：Preliminary analyses on persistence of *Vibrio parahaemolyticus* in a brackish water clam, *Corbicula japonica*．Jpn J Vet Sci 48：267–271．
19）Tiba MT, Toyozato M, Iida T, Park K-S, Kumazawa NH（2010）：Role of thermostable

direct hemolysin in survival of *Vibrio parahaemolyticus* in the gut of an estuarine neritid gastropod, *Clithon retropictus*. Biol Mag Okinawa **48**：17–23.

20) Kumazawa NH, Iwao K, Morimoto N (1992)：Chemotactic activity of hemocytes derived from two marine neritid gastropod molluscs, *Nerita albicilla* and *Heminerita japonica*, to *Vibrio parahaemolyticus* and *Escherichia coli* strains. J Vet Med Sci **54**：243–247.

21) Kumazawa NH, Shimoji Y (1991)：Plasma-dependent chemotactic activity of hemocytes derived from a juvenile estuarine gastropod mollusc, *Clithon retropictus*, to *Vibrio parahaemolyticus* and *Escherichia coli* strains. J Vet Med Sci **53**：883–887.

22) Kumazawa NH, Tanigawa T, Tanaka Y, Osatake H, Tanaka K (1991)：*In vitro* attachment of *Vibrio parahaemolyticus* to hemocytes of two gastropod molluscs. J Vet Med Sci **53**：297–300.

23) Kumazawa NH, Tanigawa T, Kasagi N, Tanaka Y (1991)：Characterization of hemocytes of an estuarine gastropod mollusc, *Clithon retropictus*, based on lysosomal enzymes. J Vet Med Sci **53**：725–726.

24) Kumazawa NH, Morimoto N, Okamoto Y (1993)：Luminol-dependent chemiluminescence of hemocytes derived from marine and estuarine molluscs. J Vet Med Sci **55**：287–290.

25) Kumazawa NH, Minei A (2001)：Migratory responses of hemocytes to *Vibrio parahaemolyticus* in the alimentary tract of an estuarine neritid gastropod, *Clithon retropictus*. J Vet Med Sci **63**：1257–1261.

26) 熊澤教眞 (1989)：腸炎ビブリオ食中毒の推移と原因食品の解析．食品衛生研究 **39** (**11**)：27–33.

27) 熊澤教眞 (2006)：豪雨が腸炎ビブリオ食中毒の発生を誘発する可能性について．日本食品微生物学会雑誌 **23**：93–98.

28) 熊澤教眞 (2002)：腸炎ビブリオの生態と腸炎ビブリオ食中毒対策２．モダンメディア **48**：197–204.

Ⅳ．腸炎ビブリオ感染症の臨床，予防，制御

1．腸炎ビブリオ感染症の臨床
2．感染経路，原因食品
3．腸炎ビブリオ感染症の予防対策：国内・国際的視点から
4．腸炎ビブリオ食中毒の発生予測と防止対策に関する研究
―海水および魚介類における腸炎ビブリオ病原株汚染と
腸炎ビブリオ食中毒発生との関連―
5．腸炎ビブリオ食中毒予防発信の試み
6．養殖場における腸炎ビブリオ制御の試み

Ⅳ－１．腸炎ビブリオ感染症の臨床

本田 武司

１．はじめに

シラス食中毒事件（1950 年）を契機にわが国で発見された腸炎ビブリオは，約半世紀にわたり，わが国の主要な食中毒原因の１つとして注目されてきた。本稿では，腸炎ビブリオに関する臨床的事項について，これまでの知見を整理する。なお，臨床的事項で 1990 年（『腸炎ビブリオ〈第Ⅲ集〉』刊行）以降，大きな進展は認められないので，簡単な記述にとどめる。

２．診断に役立つ疫学情報

1）国内の腸炎ビブリオ感染症例は，夏季に多く冬季に少ない細菌性食中毒の典型的な流行パターンを示す。冬季の腸炎ビブリオ感染症の多くは，海外旅行者下痢症である（問診が重要）。

2）わが国の腸炎ビブリオ食中毒患者数は，それまで同様 1998 年に 12,318 人，1999 年は 9,396 人と多かったが，その後急減し，2006 年，2007 年にはそれぞれ 1,235 人，1,278 人と約 10 分の 1 になった[1)]。その理由については今後の検討が必要だが，おそらく複合的なもので，①生食用の魚介類の洗浄水の規制，② 10℃以下の低温保存・管理，③汚染菌数の規制，などの施策の効果が大きいと思われる。

3）腸炎ビブリオによる胃腸炎の１つの特徴は，成人（特に男性）に多く，小児には少ない疾患である点である[2)]。これらはおそらく，学校給食などでは生の魚介類の摂食の機会が少ないためであろう。

4）腸炎ビブリオは，陸地からの有機物汚染を受ける沿岸海水域に多い。したがって，近海産の魚介類による腸炎ビブリオ汚染が食中毒の原因となっている場合が多い。海水温が高くなる夏季に特に注意したい。一般に神奈川現象陽性（具体的には TDH/TRH 産生性）の腸炎ビブリオが病気を起こす（陰性菌は非病原性）が，発症にはかなりの菌数（10^5以上）を要する[3)]。

表1　米国の腸炎ビブリオ感染症の種類と症状・頻度・予後
：1988～1997年，337例の解析

特　性	胃腸炎（202例）	創傷感染（118例）	敗血症(17例)
男　性	109例(56%)	97例(84%)	9例(53%)
発　熱	79　(52%)	46　(49%)	14　(93%)
下　痢	180　(98%)	6　(7%)	11　(65%)
腹　痛	148　(89%)	6　(8%)	12　(71%)
嘔　気	133　(76%)	16　(20%)	12　(75%)
嘔　吐	97　(55%)	5　(6%)	10　(63%)
血　便	43　(29%)	1　(<1%)	6　(40%)
入　院	72　(38%)	68　(61%)	14　(82%)
死　亡	4　(2%)	3　(3%)	5　(29%)
年　齢	36歳(<1～93)	37歳(4～83)	46歳(3～77)
病悩期	6日(1～30)	7日(1～215)	5日(1～30)
基礎疾患あり	58人(29%)	48人(41%)	12人(71%)
胃潰瘍	12	–	–
糖尿病	10	13	2
アルコール中毒	6	7	2
肝疾患	5	5	8

文献7）を改変引用

5）本菌はわが国で発見されたが，わが国固有の食中毒菌ではない。アメリカ大陸，アフリカ，ヨーロッパといった，これまで腸炎ビブリオ感染症の報告が少なかった地域においても本菌による食中毒症例報告が近年増加している。ちなみに米国では年間4,500人の腸炎ビブリオ感染患者がいると推定されている[4)]。1996年以降はO3:K6の血清型菌の分離例が，わが国はもとより世界各地で著増している[5)]。1998年以降には，これに加えO4:K68，O1:KUT血清型菌も増えているが，これらの血清型菌は，きわめて系統学的に近いものである。しかし，この菌型が世界流行する理由は，感染源・感染経路を含めてまだ解明できていない。米国の解析では，生ガキや貝の摂取が原因となっている場合が多い[5, 6)]。

6）わが国での腸炎ビブリオの分離例のほとんどは食中毒・胃腸炎患者からであるが，少なくとも米国からの報告では胃腸炎由来は60%程度で，それ以外に，肝硬変や糖尿病のような基礎疾患をもつ者からの分離が多いが，創傷感染から35%，敗血症患者から5%などの分離例の報告（表1：一部省略）

がある[7]ことから，わが国でも腸炎ビブリオが腸管外感染症の原因となる可能性があるので注意したい。一部の菌株に細胞侵入性が認められる[8]のと関係するのかもしれない。

3．診　断

魚介類の生食，またはその加工品（たとえば，２次汚染した漬物といった，食塩の添加された食品など）を摂食した後，5～24時間位の潜伏時間をおいて，下痢・腹痛・嘔吐・悪心・発熱などの，いわゆる急性胃腸炎症状を主として発症する。成人で夏季の胃腸炎患者にはまず本菌感染症を疑う。そのほか，下記の点に注意する。

1）潜伏期が数時間と感染性下痢症にしては短すぎる事例があり，食品中に摂食前に作られた何らかの（たとえばTDH）毒素がかかわっているのかもしれない。また，一般に潜伏期が短いほうが，症状が重篤なことが多い。

2）腹痛は上腹部の激痛を訴えることが多い。下痢便の性状は，大半が水様・粘液様であるが，血便を認めることもある。下痢の回数は，１日数回から十数回におよぶことがある。下痢のほか，発熱や嘔吐による脱水症が予想されるので，見落とさないように注意する。

3）発熱を伴うこともあるが，38℃を超えることは少ない。

4）まれではあるが，チアノーゼ・血圧低下・不整脈などの循環器障害を引き起こし，死亡することもあるので注意を要する。細菌性食中毒による死亡者の約30%（ここ10年ほどは10数%）は本菌によるもので，これらは，TDH/TRHによる心臓毒性によると考えられている[9]。米国では胃腸炎での死亡率は2%，創傷感染では3%，敗血症では29%（表１）と報告されている[7]。腸炎ビブリオ食中毒患者の病悩期には心電図に異常（P波の２相化および延長，QTc延長など，電解質異常などでは説明できない異常）が認められている[2]。

5）その他の検査

① 白血球増多，CRP中等度増加，腹部の超音波検査で腸管壁の浮腫を認める。

② 確定診断は，菌の分離培養による。

③ 合併症として心電図異常（P波の２相化および延長，QTcの延長など）を病悩期に認めることがある[2,9]。

6）鑑別診断

以下の腸炎と鑑別を要する。

① サルモネラ，下痢原性大腸菌，カンピロバクターなど細菌性食中毒

② ロタ，ノロウイルス（夏場には少ないが）などウイルス性胃腸炎

③ アニサキス症，赤痢アメーバなど原虫性胃腸疾患

4．治療と予後

対症療法が中心となる。下痢に対する薬剤（止痢剤）は一般に用いないほうがよい。乳酸菌やビフィズス菌投与で経過をみることが多い。しばしば訴える強い腹痛には，ペンタゾシン投与が必要な場合がある。脱水症状を認めた場合は，補液療法を行う。抗菌薬の投与の有効性については確かな情報はないが，病悩期間・排菌期間を短縮する効果が期待される。また，敗血症への移行を阻止するためにも，血便を呈する例や基礎疾患（肝硬変，糖尿病，HIV など）をもつ重症例には投与を考慮する。腸炎ビブリオの抗菌薬耐性はあまり進んでいないが，β-ラクタマーゼを産生し耐性なのでアミノベンジルペニシリンなどは用いない。ニューキノロン剤が一般的に用いられ，副作用を避けるためテトラサイクリンを用いることもある。小児にはホスホマイシンがよく用いられる。多くは，発症後 20 時間あまりから急速に改善傾向に向かい，大部分の例では２～５日で回復する。なお，腸炎ビブリオ感染症，とくに海外旅行者下痢症の場合には，ほかの菌（*Vibrio fluvialis*, *V. mimicus*, *Aeromonas hydrophila* など）との複合感染の可能性も考え診断・治療する。

米国（CDC）では，“胃腸炎型の患者には抗菌薬を含めて特別な治療は必要ない。しかし，重症例，創傷感染，あるいは敗血症の場合は抗菌薬を投与する。この際，テトラサイクリン，フルオロキノロン，第３世代セファロスポリンなどを用いる”としている。

5．届け出

腸炎ビブリオ食中毒患者と診断した医師は，食品衛生法に基づき，食品が原因の場合はもちろん，食品が原因と疑われる場合も食中毒（疑い）として最寄りの保健所長に直ちに届け出ること。また，感染症法では５類の小児科定点把握対象疾患である感染性胃腸炎（一般にはノロ，ロタ，アデノ，エンテロの各

ウイルスのことが多い）に該当するので，集団発生を認めた場合には，指定医療機関の管理者の責任で診断後１週間以内に届け出ること。

◆ 参考文献 ◆

1）(2008)：<特集>細菌性食中毒　1998-2007 年．病原微生物検出情報 **29**：213–215.
2）相楽裕子，松原義雄（1990）:第８章　臨床．腸炎ビブリオ第３集（三輪谷俊夫，大橋誠　監修），pp72-79，近代出版.
3）本田武司（1998）:腸炎ビブリオ．食中毒予防必携（厚生省生活衛生局　監修），pp104-116，(財)日本食品衛生協会.
4）CDC ホームページ（*Vibrio parahaemolyticus*）
5）Daniels NA, Ray B, Easton A, Marano N, Kahn E, McShan AL 2nd, Del Rosario L, Baldwin T, Kingsley MA, Puhr ND, Wells JG, Angulo FJ（2000）：Emergence of a new *Vibrio parahaemolyticus* serotype in raw oysters．JAMA **284**：1541–1545.
6）CDC（2006）：*Vibrio parahaemolyticus* infections associated with consumption of raw shellfish – three states．MMWR **55**：854–856.
7）Daniels NA，MacKinnon L，Bishop R，Altekruse S，Ray B，Hammond RM，Thompson S，Wilson S，Bean NH，Griffin PM，Slutsker L（2000）：*Vibrio parahaemolyticus* infections in the United States，1973-1998．J Infect Dis **181**：1661–1668.
8）Akeda Y，Nagayama K，Yamamoto K，Honda T（1997）：Invasive phenotype of *Vibrio parahaemolyticus*．J Infect Dis **176**：822–824.
9）本田武司（1983）：腸炎ビブリオ感染症とショック．臨床と細菌 **10**：290–300.

Ⅳ－２．感染経路，原因食品

尾畑 浩魅

１．はじめに

腸炎ビブリオは，生息環境が海水（汽水域）であるため，そこに生息している魚介類は本菌に汚染されている可能性が高く，食中毒の主な原因食品となる。このほか，魚介類以外でも調理器具や手指などを介して二次汚染された食品が原因となることも多い。

腸炎ビブリオは感染型食中毒の起因菌の１つであり，食品中で本菌が 10^6 個以上に増殖し，その食品を喫食することにより感染が成立するといわれている。

以下，日本で代表的な腸炎ビブリオ食中毒の原因食品について述べる。

２．原因食品

1989～2009年に発生した全国の腸炎ビブリオ食中毒5,499件のうち，原因食品が報告された3,156事例について，図1にまとめた[1,2]。残りの2,343

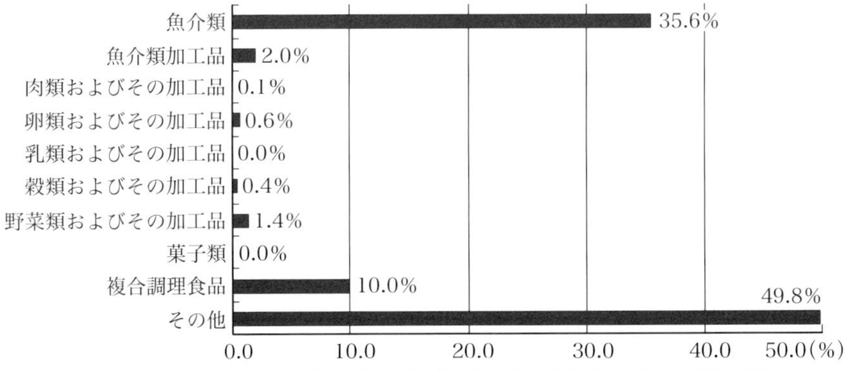

図1　腸炎ビブリオ食中毒の原因食品（全国：食中毒統計 1989～2009年）
対象：3,156事例

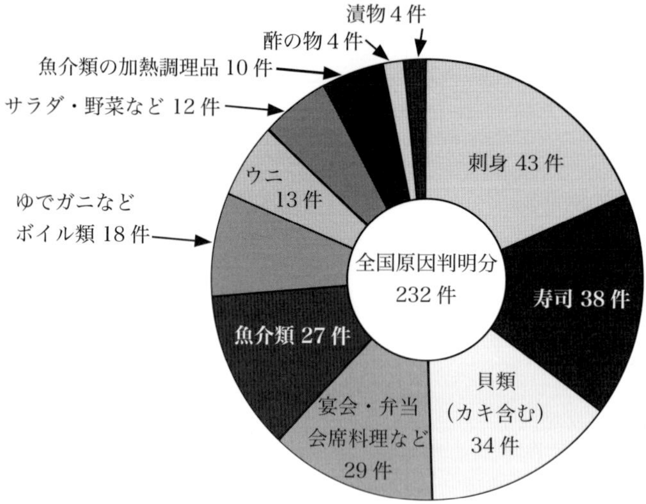

図 2　腸炎ビブリオ食中毒の原因食品　(平成 10 年，全国食中毒事件録)

件(42.6%)は原因不明であった。原因食品が判明した 3,156 件の内訳をみると，最も多いのは「その他」で 49.8% と約半数を占め，次いで「魚介類」35.6%,「複合調理食品」10.0%,「魚介類加工品」2.0%,「野菜類およびその加工品」が 1.4% の順となっている。1960 年代半ば～ 1980 年代後半では「魚介類およびその加工品」の割合が原因判明事例の 75% 強を占めていたが[3)]，現在では減少傾向にあり，「その他」の割合が増加傾向にある。食中毒統計作成要領によると，原因食品で「不明（学校給食)」「不明（会席料理)」「不明（仕出し弁当)」などの記入がある場合は，「その他」に種別される。したがって，原因食品が会席料理のなかの刺身（魚介類）であったとしても，特定ができない場合には「その他」として処理される。「その他」と表記されていても，おそらくその多くは刺身などの魚介類が原因食品であると推測される。

腸炎ビブリオによる食中毒事件数が最も多かった 1998 年（平成 10 年）の 839 事例中，具体的な原因食品が報告されていた 232 事例を図 2 に示した。主な原因食品は，刺身 43 件（18.5%)，寿司 38 件（16.4%)，カキを含む貝類 34 件 (14.7%) の順でほぼ同数であり，多くは魚介類に関する食品であった。

一方，魚介類以外の食品では，サラダ・野菜などによる事例が 12 件，漬物

表1　腸炎ビブリオ食中毒の大規模集団発生例（全国：1976～2010年）

No.	発生年月	原因施設所在地	患者数（死者数）	原因食品	原因施設（発生場所）
1	1976. 8	長崎県	720	弁当	飲食店（弁当屋）
2	1977. 8	北海道	1,604	鮮魚介類（ホタテ）	家庭
3	1978. 8	千葉県	545	弁当	飲食店（弁当屋）
4	1979. 8	千葉県	677	紫イカのわさび和え	給食施設（自衛隊）
5	1979. 8	大阪府	773（1）	弁当	飲食店（仕出屋）
6	1979. 9	神戸市	1,114	弁当	飲食店（仕出屋）
7	1980. 8	大阪市	511	弁当	飲食店（弁当屋）
8	1980.10	福岡県	950	タイラギ貝柱・わた	タイラギ集出荷営業者
9	1980. 4	福岡県	619	折詰弁当（バイガイ）	弁当屋
10	1984. 9	岐阜県	3,045	キュウリと竹輪の中華和え	飲食店（弁当屋）
11	1986. 6	東京都	636	カニチャーハン	飲食店
12	1986. 9	神奈川県	1,328	弁当（キュウリの南蛮漬）	飲食店（仕出屋）
13	1996. 8	新潟県	703	ゆでベニズワイガニ	販売店
14	1997. 5	岡山県	527	弁当	飲食店（弁当屋）
15	1998. 7	滋賀県	1,167	不明(給食弁当および給食)	飲食店
16	1998. 9	宇都宮市	742	弁当	その他
17	1999. 8	山形県	674	生寿司	製造所
18	1999. 8	北海道	509	煮カニ（タラバガニ）	製造所
19	2007. 9	宮城県	620	イカの塩辛	製造所

1事件当たりの患者数が500人以上の事件：食中毒統計

が4件あった。その内訳は，マカロニサラダ，ワカメサラダ，ブロッコリースープ，煮物，キャベツ・キュウリ・ニンジンの一夜漬け，キュウリの塩もみなどであった。これらの事例の発生要因は二次汚染によるものが多く，魚介類を調理した器具（ザル，まな板）の洗浄が不十分であった事例，海水を流したシンクを介して野菜を汚染した事例，あるいはアサリの砂出し水による汚染もあった[4)]。

3．大規模食中毒事例の原因食品

1976年以降に全国で発生した患者数500名以上の大規模集団事例について表1にまとめた。1987年以降，500名以上の大規模な事例はしばらく認められなかったが，1996～1999年の4年間に6事例が次々と発生した。その後は2007年に1事例認められた後，2010年までは報告されていない。

これらの事例の原因食品（推定も含む）としては，ゆでベニズワイガニ（1996

年，新潟県，患者数 703 名)，生寿司（1999 年，山形県，患者数 674 名)，煮カニ（1999 年，北海道，患者数 509 名)，イカの塩辛（2007 年，宮城県など東日本を中心とした 9 都県の 12 自治体，患者数 620 名）などが報告されている。

広域的食中毒発生の原因となったイカの塩辛は，伝統的な高塩分熟成塩辛(塩分濃度 10% 以上）とは異なり，塩分濃度が低い（4 %前後）ものであった。このような製法の塩辛は腸炎ビブリオなどの食中毒菌の増殖抑制効果が期待できないことから，製造から消費にいたるまでの一貫した低温管理が必要であったにもかかわらず，原材料の衛生管理および製造施設における低温管理が不適切であったことが食中毒発生の主要因であると推定された。

厚生労働省は，平成 19 年 12 月 10 日に「低塩分塩辛の取り扱いについて」を通達し，同種の食品について製造，流通，販売等において，一貫した低温管理（10℃以下）が行われるよう注意喚起・行政指導がなされた。

4. 輸入食品

輸入魚介類が原因食品と推測された食中毒事例の発生もある[5)]。1999 年には大阪府，大阪市，兵庫県，神戸市，奈良県，広島県の広範な地域で同時期（8 月 14 ～ 17 日の 4 日間）に食中毒が多発した。本事例は，生食用むき身貝（輸入タイラギガイ）が原因と考えられ，患者 310 名の大規模な食中毒となった。輸入業者に対する回収命令などの行政措置がなされた結果，8 月 18 日以降の発生はみられなかった[6)]。

同年に，東京都ではサザエの醤油漬（浅漬け）を原因とする患者 8 名の食中毒事件が発生した。本食中毒の原因食品は，南米から輸入した冷凍サザエ（ボイル済み製品）を国内で解凍・調理後出荷したもので，東京都のほか，山形県や神奈川県でも患者が認められた。

このように，輸入食品が原因と考えられる食中毒も発生しているが，2001 年（平成 13 年）に「食品衛生法施行規則および食品，添加物等の規格基準の一部改正」によって，食品の輸入監視業務において検査がなされ，腸炎ビブリオ菌数が基準値（1 g 当たり 100 個）を超えた場合は廃棄や積戻し，回収命令などの措置がとられるようになった。

5．原因食品からの TDH/TRH 産生菌の検出

一般的に食中毒患者から検出される腸炎ビブリオの大多数が本菌の病原因子である毒素（TDH あるいは TRH）を産生するのに対し，食品や環境から検出される腸炎ビブリオは，その数％程度しか毒素を産生しない[3)]。したがって，食中毒事件において患者と食品から検出される菌は血清型や毒素の産生性が一致しないことが多く，食品中から患者と同じ菌株が検出されることはまれであり，大きな問題であった。小川ら[7)]は，腸炎ビブリオ食中毒の原因食品から通常の方法では検出できなかった神奈川現象陽性菌（KP+）を「10–3–100 法」により検出したと報告している。

1990 年代以降，PCR 法や免疫磁気ビーズ法[8)]などの新たな手法や酵素基質培地などが開発され，これらを使用した検査法を組み合わせることにより，患者と同じ血清型の TDH/TRH 産生菌を食品から検出することが以前よりも効率的に行われるようになった（「V－1．培養・検出法の進歩」参照）。

患者と同じ TDH 産生腸炎ビブリオが食品から検出された事例を表 2 にまとめた。1998 ～ 1999 年の腸炎ビブリオ食中毒が多発した年の報告が多いが，全国的に報告されている。TDH 産生菌が検出された食品は，ボイルホタテ残品，ボイルバカガイ，加熱したサザエの醤油煮，ゆでタコ，寿司ねた（シャコ）残品，タコ，マグロ（検食），イカ塩辛であった。血清型はタコから検出された O1:K25 以外はすべて O3:K6 であった。

東京都においても，2000 ～ 2004 年の 5 年間に腸炎ビブリオ食中毒で検査した食品 23 検体（11 事例）から患者と同じ TDH 産生菌を分離している[9)]（表 3）。さらに，2007 年に発生したイカの塩辛による食中毒事件では，多くの食品検体（イカの塩辛の検食，参考品，残品）から，患者由来株と同じ TDH（+）の血清型 O3:K6 菌が検出された。これらの菌数は，MPN-PCR 法で測定した結果，10^2 ～ 10^3/g であった[10)]（表 4）。

表２　患者と同じ TDH 産生腸炎ビブリオが食品から検出された事例

発生年月	原因施設所在地	患者数	原因食品	TDH（+）検出食品	血清型
1998 年 8 月	秋田県	7	ボイルホタテ	ボイルホタテ残品	O3:K6
1998 年 8 月	秋田県	21	法要料理	宴会料理	O3:K6
1998 年 7 月	三重県	24	ボイルバカガイ	ボイルバカガイ（K 水産） ボイルバカガイ（患者宅残品）	O3:K6 O3:K6
1998 年 8 月	三重県	176	煮サザエ（仕出料理）	加熱したサザエの醤油煮出し巻き卵，煮エビ，カボチャ，ダイコンの剣，はじかみ，メロン	O3:K6
1999 年 9 月	広島県	69	仕出し屋の弁当（幕の内弁当）	ゆでタコ	O3:K6
1999 年 9 月	大分県	17	にぎり寿司（9/25 仕出し）	寿司ねた（シャコ）残品	O3:K6
1999 年 8 月	埼玉県	48	寿司	タコ	O1:K25
1999 年 9 月	埼玉県	20	マグロ（マグロ納豆丼）	マグロ（検食）	O3:K6
2007 年 9 月	横須賀市	11	イカ塩辛	イカ塩辛	O3:K6
2007 年 9 月	横須賀市	33	イカ塩辛	イカ塩辛	O3:K6

病原微生物検出情報（IASR）より集計

表3　食品からTDH産生腸炎ビブリオを分離した食中毒事例の概要

(2000～2004年，東京)

事例No.	発生年月	発症者数／喫食者数	発生場所	患者血清型(検出数)	腸炎ビブリオ検出食品	血清型
1	2000年6月	102/不明	飲食店(そば屋)	O3:K6（3）	ワカメ かまぼこ	O3:K6 O3:K6
2	7月	2/2	飲食店(居酒屋)	O3:K6（1）	ツブガイボイル	O3:K6
3	8月	20/60	飲食店(仕出し)	O3:K6（13）	アオヤギ	O3:K6
4	2001年7月	63/101	飲食店(仕出し)	O1:K25（6） O3:K6（4） O4:K8（4） O4:K11（5）	煮物 〃 オードブル	O1:K25 O4:K11 O4:K8
5	7月	24/31	飲食店(一般)	O3:K6（15）	毛ガニ にぎり寿司（エビ） 〃（玉子） 〃（イシガキガイ）	O3:K6 O3:K6 O3:K6 O3:K6
6	2002年7月	30/37	飲食店(一般)	O3:K6（4） O3:K29（12） O4:K8（4）	生ハマグリ	O3:K29
7	7月	17/25	飲食店(一般)	O3:K29（7）	弁当残品	O3:K29
8	2003年6月	29/1,174	飲食店(寿司)	O3:K5（14）	マグロ中トロ マグロ赤身 玉子焼き ネギトロ ヒラメ カンパチ	O3:K5 O3:K5 O3:K5 O3:K5 O3:K5 O3:K5
9	2004年7月	99/202	飲食店(一般)	O3:K6（9）	ニンジン（ナムル） モヤシ（ナムル）	O3:K6 O1:K25
10	8月	6/22	集団給食(届出)	O1:K25（2） O3:K6（1）	玉子焼き	O1:K25
11	8月	93/128	飲食店(仕出し)	O3:K6（13） O3:K54（1） O8:K41（1）	鶏ヤマゴボウ巻 酢の物B	O3:K6 O1:K25

表４　イカの塩辛の検査成績

	検体名		賞味期限	PCR		Vp 血清型		検出菌数(個/g)＊1		塩分濃度＊2
				*tox*R	*tdh*	TDH (＋)	TDH (−) TRH (−)	*tox*R	*tdh*	
1	検食	9/20 塩辛 (塩辛 250g)	07.10.05	+++	+	O3:K6	O2:KUT	1.2×10^{3}	4.7×10^{2}	NT
2	参考品	塩辛 250g	07.10.05	+++	±	O3:K6	O1:KUT O3:KUT	2.3×10^{3}	1.2×10^{1}	1.6%
3	参考品	塩辛 250g	07.10.05	++	++	O3:K6	O2:KUT	1.2×10^{2}	1.8×10^{0}	2.4%
4	残品	塩辛 250g	07.10.05	++	+	O3:K6	O3:K6	3.8×10^{2}	7.0×10^{-1}	NT
5	残品	塩辛 250g	07.10.05	+++	+	O3:K6	(−)	1.2×10^{2}	3.5×10^{-1}	NT
6	残品	塩辛 250g	07.10.05	+++	+	O3:K6	O2:KUT	1.9×10^{2}	1.2×10^{0}	NT
7	残品	塩辛 250g	07.10.05	+++	+	O3:K6	O2:KUT O3:K6	7.5×10^{2}	1.2×10^{0}	NT
8	残品	塩辛 250g	07.10.05	++	+	O3:K6	O2:KUT O3:K6	4.7×10^{2}	4.5×10^{-1}	NT
9	残品	塩辛 250g	?	++	+	O3:K6	O2:KUT	4.7×10^{2}	1.2×10^{-1}	NT
10	参考品	塩辛 220g（瓶詰め）	07.10.04	++	(−)	(−)	(−)	NT	NT	1.8%
11	残品	塩辛 220g（瓶詰め）	07.09.30	±	(−)	(−)	(−)	NT	NT	NT
12	参考品	塩辛 220g（瓶詰め）	07.09.30	+	(−)	(−)	(−)	NT	NT	NT

＊１：MPN-PCR 法による測定値

＊２：Na イオン電極法（Compact Salt Meter C-121，HORIBA）

No.11 と 12 は，患者から ETEC O169（ST 産生）が検出された。

6．市場における腸炎ビブリオ検出状況

腸炎ビブリオ食中毒は，全国的にも1998年をピークに減少しているが，その背景として市場の流通食品に注目し，調べてみた。東京都市場衛生検査所では，毎年，生食用に供される鮮魚介類などを中心に，食品や調理器具などの腸炎ビブリオ検査を実施している[11)]。1996～2010年（特に，腸炎ビブリオ食中毒が多発する5～10月）に調べた食品別の腸炎ビブリオ検出率は，加熱調理用カキ（むき身）が最も高く約30%，生食用貝類（カキを除く）が約19%，生食用カキ（殻付）（パック入）どちらも約14%の順となっている。生食用鮮魚介類（エビ類，ムキシャコ等）やボイル貝類，マグロ類，タコ，生ウニなどの腸炎ビブリオ検出率は5%以下であった（図3）。

一方，5～10月までの年次別の検出状況を表5にまとめた。1996～2010年の間で最も検出率が高かったのは2000年(平成12年)の7.3%で,以降,年々減少傾向にあり，2010年（平成22年）には1.0%まで減少している。この

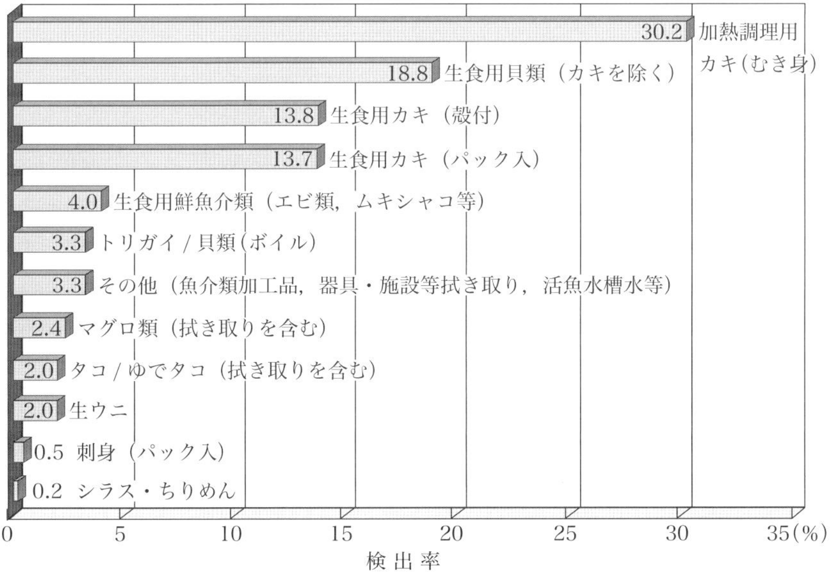

図3　生食用鮮魚介類などからの腸炎ビブリオ検出状況（5～10月，1996～2010年）
東京都市場衛生検査所　事業概要より集計

表５　生食用鮮魚介類の腸炎ビブリオ検出状況（５～10月，東京都市場衛生検査所）

年	検査検体数	腸炎ビブリオ検出数	陽性率（%）
1996	868	59	6.8
1997	1,151	60	5.2
1998	1,274	73	5.7
1999	1,332	69	5.2
2000	1,162	85	7.3
2001	1,211	77	6.4
2002	1,817	12	6.2
2003	1,511	87	5.8
2004	1,119	46	4.1
2005	1,743	49	2.8
2006	2,372	73	3.1
2007	2,002	45	2.2
2008	1,835	68	3.7
2009	2,184	36	1.6
2010	2,025	20	1.0

東京都市場衛生検査所　事業概要より集計

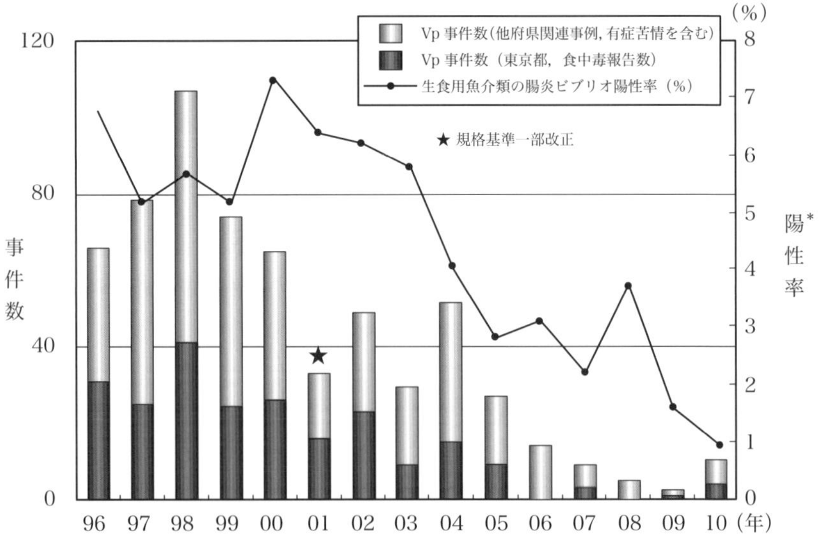

図４　腸炎ビブリオ食中毒事件数と生食用鮮魚介類からの腸炎ビブリオ検出状況（東京都）

＊ 5～10月：東京都市場衛生検査所　事業概要より集計

検出率を東京都の腸炎ビブリオ食中毒事件数と重ねてみると，同じような減少の推移をたどっている（図4）。このように腸炎ビブリオ食中毒が減少傾向にある要因としては，2001 年（平成 13 年）に「食品衛生法施行規則および食品，添加物等の規格基準の一部改正」によって規格，調理，加工，保存の各基準が新設され，衛生管理の徹底が図られた結果，食品からの検出率すなわち汚染率や汚染菌量が減少していることが，大きく寄与しているものと考えられる。

◆ 参考文献 ◆

1）厚生労働省医薬食品局食品安全部監視安全課：食中毒統計（平成元年～平成 20 年）.
2）厚生労働省医薬食品局食品安全部監視安全課（2010）：平成 21 年食中毒発生状況．食品衛生研究 **60**：89–176.
3）工藤泰雄，大橋誠（1990）：腸炎ビブリオ食中毒の疫学．腸炎ビブリオ第Ⅲ集（三輪谷俊夫，大橋誠 監修），pp26-36，近代出版.
4）厚生省生活衛生局食品保健課：平成 10 年全国食中毒事件録.
5）甲斐明美，尾畑浩魅，工藤泰雄（2000）：Ⅱ水産物の危害因子　2．腸炎ビブリオ．水産学シリーズ 125　HACCP と水産食品（藤井建夫，山中英明 編）（日本水産学会 監修），pp25-36，恒星社厚生閣.
6）石橋正憲，塚本定三，浅尾　努，濱野米一，久米田裕子，依田知子，河合高生，川津健太郎，神古政史，柴田忠良（1999）：大阪府下で発生したタイラギの貝柱が原因と考えられる腸炎ビブリオ食中毒について．病原微生物検出情報（IASR）**20**：272.
7）小川洋美，福田信治，佐々木実己子，門田達尚（1992）：腸炎ビブリオ食中毒における原因食品からの神奈川現象陽性株回収法の検討（10-3-100 法）．食品と微生物 **8**：189–195.
8）Tomoyasu T（1992）：Development of the immunomagnetic enrichment method selective for *Vibrio parahaemolyticus* serotype K and its application to food poisoning study. Appl Environ Microbiol **58**：2679–2682.
9）尾畑浩魅，下島優香子，小西典子，門間千枝，矢野一好，甲斐明美，諸角聖，福山正文（2006）：腸炎ビブリオ食中毒事例における PCR 法を用いた食品からの耐熱性溶血毒（TDH）産生菌の分離．感染症学雑誌 **80**：383–390.
10）尾畑浩魅，下島優香子，小西典子，上原さとみ，門間千枝，仲真晶子，甲斐明美，矢野一好（2008）：「いかの塩辛」を原因とした腸炎ビブリオ食中毒事例．第 29 回食品微生物学会学術総会（広島）：117.
11）東京都市場衛生検査所：事業概要（平成 9 ～ 23 年）.

Ⅳ－3．腸炎ビブリオ感染症の予防対策：国内・国際的視点から

豊福　肇，西渕 光昭

1．はじめに

藤野恒三郎博士が腸炎ビブリオを発見したきっかけは，1950 年に発生して死者が 20 名に達したシラス食中毒事件の研究であった[1)]。この発見の報告によって本菌が世界的に知られて以来，数々の感染症事例が報告されると同時に，この細菌に関するさまざまな角度からの基礎研究の成果が報告された。本菌は海洋細菌であり，海水温の高い夏場を中心として，栄養分の多い沿岸域に高濃度に検出される[2)]。菌はプランクトンの繁殖などに伴って海水・汽水環境を循環し[3)]，魚類の体表部に付着したり，二枚貝の消化管中に濃縮されたりする[2,4)]。ごくまれに，菌を含む海水と創傷部や耳などの体表開口部との接触を介した体表感染症や菌血症の報告[5,6)]があるが，それらの頻度は低く，正確な病原性メカニズムは明らかになっていない。したがって，本稿ではこれらの感染症については，感染予防法の検討の対象から除外し，本菌に汚染した魚介類またはそれらに由来する二次汚染食品を主たる感染源とし，急性胃腸炎を主症状とする腸管感染症，すなわち食中毒のみを対象として，その予防法に関連した情報を以下にまとめる。

2．腸炎ビブリオの殺菌に関係する菌の性状と本菌による食中毒予防法の原則

腸炎ビブリオ研究によって得られた殺菌に関係する情報のなかで，①多くの感染型食中毒原因細菌と同様に，十分な加熱調理で死滅し，一般的な殺菌処理（次亜塩素酸，アルコールなど）で菌数レベルが低下する[7)]という性状と，②多くの食中毒原因細菌とは異なり，酸に弱いので健康な人は多数の生菌（病原性株 2×10^5 個以上）[7,8)]を摂取しなければ感染しないこと，③海洋細菌であ

るので淡水環境では生残できない[7]こと，および④冷蔵温度（4℃以下）および凍結で死滅しやすいこと，が重要である[9,10]。以上の特徴から明らかなように，一般的な食中毒防止の3原則（菌をつけない，増やさない，殺す）が腸炎ビブリオによる食中毒防止に十分役に立つといえる。さらに④の性質は本菌の弱点であり，魚介類の喫食による腸炎ビブリオ食中毒の防止対策において中心的な役割を果たしてきた。すなわち，漁獲物を漁獲直後あるいは水揚げ直後から（後者は，生け簀で活魚などを維持する場合）販売する時点まで冷蔵状態で維持し（氷または冷蔵装置の使用），さらに販売時も適切に温度管理された冷蔵ショーケースなどを用いた販売法を併用する，低温・短時間のコールドチェーンシステムにより，腸炎ビブリオ感染症のリスクの低い新鮮な魚介類の小売りが可能となった。ただし，魚介類の喫食方法には，生食以外の伝統的な喫食法もあり，また生活の近代化に伴って，魚介類の保存・加工・調理法も多様化してきているので，それぞれに対応する（冷蔵法以外の）食中毒予防法も用いられている。伝統的な保存・喫食法の代表が塩蔵（いわゆる「塩辛」）で，近年消費者の「甘塩」嗜好に応えて販売されていた「イカの塩辛」中で，本来増殖できない腸炎ビブリオが，低塩分化のために増殖し，食中毒事件が発生した。わが国では腸炎ビブリオ食中毒の原因食品は刺身や貝類が多いものの，加熱不十分な魚介類中〔例：東南アジアのハイガイ（次項「3．腸炎ビブリオによる食中毒件数の変化と対策」参照）〕にも腸炎ビブリオが生残する可能性があるので注意を要する。生または活（いき）状態の魚介類（寿司，刺身，活魚，生ガキなど）は注意深く輸送・販売・調理されても，腸炎ビブリオの生菌がある程度含まれている可能性は十分ある。このように提供された食品中の生残菌の菌数は少ないであろうが，高温環境下で長時間放置しないように注意しないと，感染を成立させることが可能なレベルまで増殖して，食中毒を起こすことが多々ある。

3．腸炎ビブリオによる食中毒件数の変化と対策

わが国では，1995年頃まで前述のような感染予防対策の効果が得られていた。しかし，1996年にはじまったO3:K6新型クローンによるパンデミック（「II－2．世界における腸炎ビブリオ感染症」参照）の影響により，それ以後患者数は急増した。著者のひとり（西渕）は，この新型クローンには，染色

体中にO3:K6新型クローンに特有の23kb挿入配列があり，そこに菌の低温抵抗性に関する情報がコードされていることが示唆されている（Muhammad Kamruzzaman，西渕私信）ので，魚介類の低温輸送を行ってもO3:K6新型クローンは従来の菌のように容易に死滅せず，魚介類の貿易によって世界的な感染症の流行が起こったのではないかと推察している。新型クローン出現後の患者の急増に対して，わが国では当時の厚生省が以前より厳しい規格基準を素早く作成・施行した[11, 12]ところ，患者数は1998年をピークとして減少し続けて今日に至っている[10]。これらのことは，規格基準を厳しくすることで，感染症伝播能力が強い新型クローンであっても，それによる食中毒は予防可能であるということを示唆している。わが国におけるこの新しい規格基準の内容について，次項「４．魚介類中の腸炎ビブリオに関する衛生規範等の例」に詳しく紹介する。同項では，米国の衛生規範の内容も併せて紹介するので，対比すると，わが国の新しい規格基準の特徴がわかる。これらは，それぞれの国内で販売される食品（国産および輸入食品）に対して適用される。ただし，輸入される魚介類中の腸炎ビブリオによる食中毒予防策において注意しなければならない点がある。その背景には，わが国では近代化にともなって食料の輸入が増加しており，現在輸入食品依存度が非常に高いこと（カロリーベースでみると，現在わが国で食品として扱われている商品の６割以上が輸入食品），および食品の国際規格は政府間組織であるCodex Alimentarius Commission〔(食品規格という意味をもつラテン語からきた言葉) コーデックス食品規格委員会，以下「Codex委員会」と略す〕で策定されており，国際規格等が制定されている場合，加盟国は原則それと調和させること，またそれ以上厳しい規格を用いる場合にはCodex委員会が策定したガイドラインに基づき行われたリスク評価に基づかなければならない状況になっている。Codex委員会は，国際連合食料農業機関（FAO）と世界保健機関（WHO）の両者の傘下に設置され，186以上の国が参加し，食品の国際規格（コーデックス規格）を作ることを活動目的とする政府間組織である。そこで「４．３）Codex委員会」に，衛生規範の例として，Codex委員会で審議・承認された腸炎ビブリオ（あるいはビブリオ属菌）による食中毒防止のための魚介類の衛生規範の現状を紹介する。

これらの最近の基準の施行にあたって重要な２つの基本方針がある。①科学者が科学的証拠に基づいて知見を系統的に整理してリスク評価（リスクアセスメント risk assessment）を実施し，政策担当者と意見交換（リスクコミュニケーション）をして，リスク分析（risk analysis）を完成させて，リスク管理措置として衛生規範の原案をまとめ，さらにすべての利害関係者（業界代表，消費者代表等）の意見も反映させて最終的な衛生規範を決定すること，および②安全性確保のための監視対象を消費者に販売される食品のみならず，一次生産者にまでさかのぼって，この間に含まれるフードチェーンすべて（“from farm to table”または“from farm to fork”と呼ばれる）を監視対象にすることである。これらの基本方針は，現在のCodex委員会の策定する衛生規範に組み込まれている。わが国でもリスク分析の重要性が認識され，このような方針で安全安心な食品の提供をすることを目標に食品安全基本法が制定され（2003年）[13)]，内閣府に食品安全委員会が設置された。

リスクアセスメントには，リスクを数字で示さずリスク評価の構成要素を記述して整理し，ハイリスク，中等度リスク，無視できるリスクなどの表現で示す「定性的リスクアセスメント」と，危害原因物質（ここでは腸炎ビブリオ）による暴露量と菌の発症確率から，健康被害の発症確率を問題にする「定量的リスクアセスメント」があり，データがある場合には後者が重視されている。その理由の1つは，消費者の保護のために必要以上に厳しい衛生基準を設定すると，対象が輸出入食品の場合は，輸出国が不服を表明し，貿易摩擦の問題が起こるおそれがあるからである。世界貿易機関（WTO）は，衛生および植物衛生に関する協定（SPS協定）のなかで，「加盟国の国民，動物あるいは植物の生命あるいは健康を守るための衛生あるいは動植物衛生対策により達成され，その国により適正であると認められる保護レベル（経済産業省訳）」が重要であると指摘している。さらに衛生基準が厳しすぎる場合には，必要な量の食品の供給(food security)に支障をきたし，1994年から国連開発計画(UNDP)が取り組んでいる人間の安全保障の問題にまで発展しかねない[14)]。そのために，それぞれの食品の安全性を検討する委員会では，ALOP（appropriate level of protection：適切な衛生健康保護水準）と呼ばれる概念に基づいて科学的な評価を実施し，食品の安全性に関する基準値（食品中にそれ以上含まれてはいけない病原体の濃度または汚染頻度）を決定・公表している。Codex委員会の場合，この値が食品の輸出国と輸入国がよりどころにする共通の基準値となる。わが国の内閣府食品安全委員会もこの概念に基づいて，科学的な評価に基づく安全な食品の提供を目ざすことを2007年に明示した[15)]。FAOとWHOはこれまで，専門家に依頼して，代表的な3種の魚介類〔米国の生ガキ，日本のアジ，およびタイ国のハイガイ（アカガイの近縁種)〕に含まれる腸炎ビブリオのリスクアセスメントを実施した[16]。特にハイガイは，東南アジアと周辺地域で人気があり，習慣的にあまり加熱しない状態で喫食されるので，腸炎ビブリオ感染症の重要な原因食品となっている。O3:K6 新型クローンが世界で初めて魚介類から分離されたサンプルでもある[17]。ハイガイにおけるリスクアセスメントは，日本とタイ国チームが共同で実施した。比較的簡単な方法で病原性菌株の定量データを収集して，しかもフードチェーン全体を監視対象にしており，発展途上国で実施可能な定量的リスクアセスメントのモデルとなりうる[18]。

4．魚介類中の腸炎ビブリオに関する衛生規範等の例

以上のような観点から，魚介類の腸炎ビブリオによる汚染を防止するための衛生規範等の 3 例〔日本，米国，Codex 委員会が採択した規範（国際レベルで世界共通)〕を取り上げて詳しく紹介する。

1）日　本

現時点では，日本国内で販売される食品の安全性は，輸入食品も含めて，食品衛生法の規制下にある。同法第 11 条に規定されている規格基準〔「食品，添加物等の規格基準」昭和 34 年（1959 年）12 月 28 日 厚生省告示第三百七十号[19]，2003 年大改正，2012 年最終改正〕により，特定の食品に対して細菌学的成分規格〔検査すべき細菌（群)〕が決められている。これらの細菌（群）は，細菌，大腸菌群，*Escherichia coli* などの衛生指標菌と特定の食中毒原因菌（群）の組み合わせからなる。特定の食中毒原因菌として，腸炎ビブリオが細菌学的成分規格に含まれているのは，生食用鮮魚介類，生食用カキ，ゆでがに，ゆでだこ，および冷凍食品の生食用冷凍鮮魚介類である。以下に，これらのうちの代表的な 4 種の食品について示されている規定について説明する。規定は成分規格(必要な細菌学的検査)，加工基準(加工時に注意すべき点)，および保存基準（保存時に注意すべき点）に大別される。生食用カキには保存基準が示されていない。

なお，腸炎ビブリオ感染症例数が現在のように激減した原因として，2001 年に厚生労働省が施行した腸炎ビブリオに特化した規格基準の一部の改正等[11]

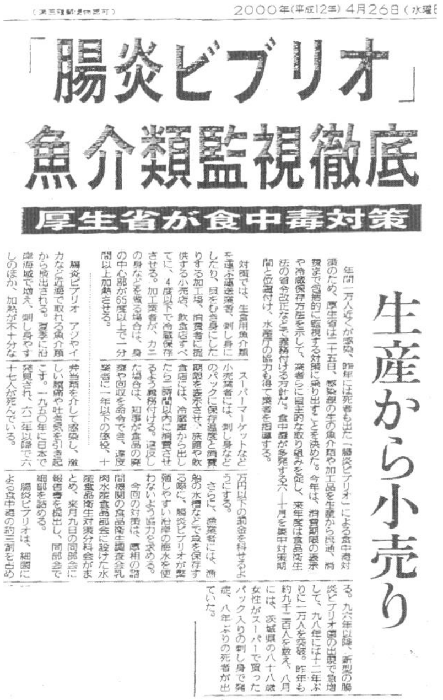

（第三種郵便物認可）　2000年(平成12年)4月26日(水曜日)

「腸炎ビブリオ」魚介類監視徹底

厚生省が食中毒対策

生産から小売り

年間一万人近くが感染、昨年には死者も出た「腸炎ビブリオ」による食中毒対策のため、厚生省は二十五日、感染源の生の魚介類や加工品を生産から流通、消費まで包括的に監視する対策に乗り出すことを決めた。今年は、消費期限の表示や冷蔵保存方法を示して、業者らに自主的な取り組みを促し、来年度は食品衛生法の省令改正などで義務付ける方針だ。食中毒が多発する六―十月を集中対策期間と位置付け、水産庁の協力も得て業者を指導する。

対策では、生食用魚介類を運ぶ運送業者、刺し身にしたり、貝をむき身にしたりする加工場、消費者に提供する小売店、飲食店すべてに、4度以下で冷蔵保存させる。加工業者が、カニの身などを搾る場合は、身の中心部が65度以上で一分間以上加熱させる。

スーパーマーケットなど小売業者には、刺し身などのパックに保存温度と消費期限を表示させ、旅館や飲食店には、冷蔵庫から出したら二時間以内に消費させるよう義務付ける。違反した場合は、知事が食品の廃棄や回収を命令でき、違反業者に一年以下の懲役、十万円以下の罰金を科せるようにする。

さらに、漁業者には、漁船の水槽などで魚を保存する際に、腸炎ビブリオが繁殖しやすい沿岸の海水を使わないよう協力を求める。

今回の対策は、厚相の諮問機関の食品衛生調査会乳肉水産食品部会に設けた水産食品衛生対策分科会がまとめ、来月九日の同部会に報告書を提出し、同部会で細部を詰める。

腸炎ビブリオは、細菌による食中毒の約三割を占める。九六年以降、新型の腸炎ビブリオ菌の出現で急増して、九八年には十二年ぶりに一万人を突破。昨年も約九千二百人を数え、八月には、茨城県の八十八歳女性がスーパーで買ったパック入りの刺し身で発症、八年ぶりの死者が出ていた。

腸炎ビブリオ　アジやイカなど近海で取れる魚介類から検出される。夏季に沿岸海域で増え、刺し身やすしのほか、加熱が不十分な弁当類を介して感染し、激しい腹痛や吐き気を引き起こす。一九五〇年に日本で発見され、六二年以降で六十七人が死んでいる。

図1　世界的大流行を起こした腸炎ビブリオの新型 O3:K6 クローンによる感染者数の急増に対して厚生労働省（当時の厚生省）が対処したことを報道した新聞記事（2000 年 4 月 26 日読売新聞朝刊）

が大きく貢献していると思われる。これは，世界的大流行を起こした新型 O3:K6 クローンによるわが国での患者数の急増に対して，当時の厚生省が対応し，生食用鮮魚貝類による食中毒防止の観点から適切な対応策を検討・施行した結果であり（図 1），新たに生食用鮮魚介類等について表示基準，成分規格，加工基準および保存基準を設けるなど所要の措置を講じることで，腸炎ビブリオによる食中毒を予防できることを世界に示したことになる。この対応策の重要なポイント（「活の海産食品や製品を洗浄する必要があるとき，船上でも港でも，清浄な水を使用すること」「二枚貝を，活および生の二枚貝と，部分的に加熱した二枚貝に分けて対処すること」など）は，後にわが国が議長国を務めて（西渕が作業部会議長，豊福が日本代表委員）原案を作成し，2010 年に

表1　2001年に施行された腸炎ビブリオに関する食品衛生法の一部改正の内容で，

項　目	細　目	内　　容
食品の規格基準等	生食用魚介類	・魚介類を生食用に調理する場合は，魚体を飲用適の水で十分に洗浄し，製品を汚染するおそれのあるもの（えらやうろこ等）を除去しなければならない。 ・冷凍ゆでがにについては，引き続き細菌数および大腸菌群を成分規格とする。 ・殺菌海水とは，紫外線等の処理により殺菌された海水をいい，少なくとも腸炎ビブリオ陰性である。 ・生食用である旨の表示は，「生食用」，「刺身用」，「そのままお召し上がりになれます。」等のように記載し，飲食に供する際に加熱を要するかどうかの別の表示は，「加熱の必要はありません。」，「加熱用」，「加熱してお召し上がり下さい。」等のように記載する。 ・鮮魚介類には長期間の保存を目的とした塩蔵，調味液に漬け込んだものは含まれないが，細切，軽度の撤塩，生干し，調味等簡単な加工を施したものを含む。 ・湯通しした生食用の貝類やかにについても，「生食用鮮魚介類」の規格基準が適用になる。
地方行政関係者に対する指導	試験方法	・新たに腸炎ビブリオの試験法を定めるとともに，同等以上の性能（特異性および検出感度等）を有すると認められる試験法を認める。
	生産者の監視・指導	・食品衛生担当部局と水産担当部局との連携を密にし，生産段階における衛生対策のより一層の推進が必要。 ・水産加工施設の把握を行い，今回設けた規格基準等の遵守に関する監視指導を実施。

Codex 委員会で採択された「海産食品中の病原性ビブリオ属の制御のために食品衛生の一般原則を適用するための指針」にかなり反映されている。以下の説明文中で，2001年の規格基準の一部の改正等[11]が反映されている部分をアンダーラインで示す。さらに，2001年の改正では，これらの食品の規格等以外に，試験（検査）方法および運用上の注意（営業関係者に対する指導や消費者に対する啓発など）に関する詳細な指針が示されているので，それらの骨子を表1にまとめた。

① 生食用鮮魚介類：切り身またはむき身にした鮮魚介類（生カキを除く）であって，生食用のもの（凍結させたものを除く）に限る（以下この項において同じ。）

本文中のアンダーライン部分以外の要点

項　目	細　目	内　容
関係営業者に対する指導	漁獲後の魚介類および活魚の取り扱い	・漁獲後の魚介類を輸送する場合や水槽で活かす場合には，殺菌した海水または腸炎ビブリオの汚染がない海水を利用するよう努める。 ・処理する場合にはほかの食品等を汚染しない。
	未加工品の魚介類および殻付きの貝の取り扱い	・洗浄等に海水を使用する場合には殺菌海水等の使用に努める。 ・品質上問題がある場合を除き，4℃以下で保存するよう努める。 ・処理する場合には，他の食品等と十分な距離を置く等により他の食品等を汚染しない。
	加工時等に使用する海水等	・使用に際し用時調整し，使用水の汚れに応じて適時交換し，再利用は避ける。
	生食用鮮魚介類等の保存	・品質上問題がある場合を除き，4℃以下で保存するよう努める。
	容器包装に入れて販売する寿司	・10℃以上で保存され販売される寿司については，消費期限等を設定した科学的根拠を確認する。
	寿司および刺身等の魚介類調理品	・調理基準を遵守するとともに，品質上問題がある場合を除き，4℃以下で保存するよう努める。 ・器具，容器包装等を介した二次汚染を防止する。 ・調理後は可能な限り速やかに提供すること（冷蔵保存の状態を出てから2時間以内に消費）。
消費者に対する普及啓発	生食用である旨の表示がない切り身またはむき身の鮮魚介類	・生食しない。 ・殻付きの貝類を生食する場合は，むき身処理の際に飲用適の水で十分洗浄する。
	飲食店・家庭等において提供される生鮮魚介類	・寿司および刺身等は，冷蔵保存下（4℃以下）を出てから速やかに（2時間以内）消費する。

a．成分規格

・腸炎ビブリオの最確数は，検体1gにつき100以下でなければならない。

b．加工基準

・加工に使用する水は，飲用適の水，殺菌した海水または飲用適の水を使用した人工海水を使用しなければならない。

・原料用鮮魚介類は，鮮度が良好なものでなければならない。

・原料用鮮魚介類が凍結されたものである場合は，その解凍は，衛生的な場所で行うか，または清潔な水槽中で飲用適の水，殺菌した海水または飲用適の水を使用した人工海水を用い，十分に換水しながら行わなければならない。
・原料用鮮魚介類は，飲用適の水，殺菌した海水または飲用適の水を使用した人工海水で十分に洗浄し，製品を汚染するおそれのあるものを除去しなければならない。
・上記の洗浄処理を行った鮮魚介類の加工は，その処理を行った場所以外の衛生的な場所で行わなければならない。また，その加工にあたっては，化学的合成品たる添加物(次亜塩素酸ナトリウムを除く。)を使用してはならない。
・加工に使用する器具は，洗浄および消毒が容易なものでなければならない。また，その使用にあたっては，洗浄したうえ，消毒しなければならない。

c. 保存基準
・生食用鮮魚介類は，清潔で衛生的な容器包装に入れ，10℃以下で保存しなければならない。

② 生食用カキ

a. 成分規格
・細菌数は，検体 1 g につき 50,000 以下でなければならない。
・*E. coli* 最確数は，検体 100g につき 230 以下でなければならない。
・むき身にした生食用カキの腸炎ビブリオ最確数は，検体 1 g につき 100 以下でなければならない。

b. 加工基準
・原料用カキは，海水 100mL 当たり大腸菌群最確数が 70 以下の海域で採取されたものであるか，またはそれ以外の海域で採取されたものであって 100mL 当たり大腸菌群最確数が 70 以下の海水または塩分濃度 3 %の人工塩水を用い，かつ，当該海水もしくは人工塩水を随時換え，または殺菌しながら浄化したものでなければならない。
・原料用カキを一時水中で貯蔵する場合は，100mL 当たり大腸菌群最確数が 70 以下の海水または塩分濃度 3 %の人工塩水を用い，かつ，当該海水もしくは人工塩水を随時換え，または殺菌しながら貯蔵しなければならない。
・原料用カキは，水揚げ後速やかに衛生的な水で十分洗浄しなければならない。
・生食用カキの加工は，衛生的な場所で行わなければならない。また，その工にあたっては，化学的合成品たる添加物（次亜塩素酸ナトリウムを除く）を使用してはならない。

・むき身作業に使用する水は，飲用適の水，殺菌した海水または飲用適の水を使用した人工海水を使用しなければならない。
・むき身作業に使用する器具は，洗浄および殺菌が容易なものでなければならない。またその使用にあたっては洗浄した上殺菌しなければならない。
・むき身容器は，洗浄および殺菌が容易な金属，合成樹脂等でできた不滲透性のものでなければならない。またその使用にあたっては，専用とし，かつ，洗浄したうえ殺菌しなければならない。
・むき身は，飲用適の水，殺菌した海水または飲用適の水を使用した人工海水で十分洗浄しなければならない。
・生食用冷凍カキにあっては，加工後速やかに凍結させなければならない。
・生食用カキの加工中に生じたカキ殻については，当該加工を行う場所の衛生を保つため速やかにほかの場所に搬出する等の処理を行わなければならない。

③ ゆでがに

a. 成分規格

・腸炎ビブリオが陰性であること。

b. 加工基準

・加工に使用するかには鮮度が良好なものでなければならない。
・加工に使用する水は，飲用適の水，殺菌海水または飲用適の水を使用した人工海水を使用しなければならない。
・加工の際に行う加熱は，中心部の温度を 70℃で 1 分間以上行う方法またはこれと同等以上の効力を有する方法で行わなければならない。
・加熱後は，速やかに飲用適な水，殺菌海水または飲用適の水を使用した人工海水で十分冷却するとともに，二次汚染防止措置を講じなければならない。
・ゆでがには，冷却後，清潔な洗浄しやすい不浸透性の容器に納める方法又はこれと同等以上の効力を有する方法で二次汚染防止措置を講じなければならない。

c. 保存基準

・ゆでがには，10℃以下で保存しなければならない。ただし，冷凍ゆでがににあっては，−15℃以下で保存しなければならない。

④ ゆでだこ

a．成分規格

・腸炎ビブリオが陰性であること。

b．加工基準

・加工に使用するたこは，鮮度が良好なものでなければならない。

・加工に使用する水は，飲用適の水，殺菌した海水または飲用適の水を使用した人工海水を使用しなければならない。

・たこは，ゆでた後，速やかに飲用適の水，殺菌した海水または飲用適の水を使用した人工海水で十分冷却しなければならない。

・ゆでだこは冷却後，清潔な洗浄しやすい金属または合成樹脂などでできた不浸透性の有蓋の容器に納めなければならない。

c．保存基準

・ゆでだこは10℃以下で保存しなければならない。ただし，冷凍ゆでだこにあっては，これを−15℃以下で保存しなければならない。

・ゆでだこは清潔で衛生的な有蓋の容器に納めるか，または清潔で衛生的な合成樹脂フイルム，合成樹脂加工紙，硫酸紙もしくはパラフイン紙で包装して運搬しなければならない。

2）米　国

欧米のシーフード関係産業のなかで非常に重要な産業は，生ガキの養殖・販売である。米国で腸炎ビブリオ対策の対象と考えているのは，活および生食用二枚貝（カキ，ハマグリ，イガイおよびホタテガイ）である。二枚貝は，フィルターフィーダーであるため，環境水中のビブリオを濃縮して蓄積する[20, 21]ので，ほかの魚介類より微生物学的に危険な食品である。FDAは，二枚貝が病原微生物による感染症を媒介する食品であるという前提で，一次生産から消費者に喫食されるまでのフードチェーンのなかの重要なステップについて感染症のリスクを軽減させるための方策を2つの指針（「Fish and Fishery Products Hazards and Controls Guidance 第4版」[22]，「National Shellfish Sanitation Program Guide for the Control of Molluscan Shellfish 2009年版」[23]）にまとめて発表している。以下に，そのなかから一次生産およびその製品（採補した貝）の安全性基準値に関する重要なポイントを中心に抜粋した。

① Fish and Fishery Products Hazards and Controls Guidance 第4版（2011）

・腸炎ビブリオは自然発生病原体（naturally occurring pathogen）と分類され，採捕時には菌数は低いが，その後温度と時間の管理が不適切な場合，健康被害を起こすレベルまで増殖する可能性があるとしている。増殖のリスクを最小限にするため，貝類の安全を管理する機関(shellfish control authority)は，採捕後の貝が大気温へ暴露される時間を制限することを求めている。この時間は採捕場所の最高気温の月平均値または最高海水温の月平均値によって決まってくる。

・採捕場所の日中の海水温の月平均値が60ºF（15.5℃）（太平洋），81ºF（27.2℃）〔メキシコ湾および大西洋南部（ニュージャージー以南）〕を超えた場合には，貝類の安全を管理する機関は腸炎ビブリオ予防対策計画を作成し，実施しなければならない。その計画の一部として，①カキの採捕海域の一時閉鎖，②大気温への暴露時間の制限，③加熱調理専用と表示することを条件に海域の採捕を認める，④Post harvest treatment＊（PHT）専用として採捕を認めるなどが含まれる。

＊：本稿では，以下にpost harvest processingとも表示する。採捕後の貝に瞬間凍結処理，瞬間高熱処理，または超高圧処理を施し，生菌数をログオーダーで低下させることができるが，貝の食感はあまり変化しない殺菌処理。

・FDAの示す腸炎ビブリオの安全性に関する基準値を表2に示す。

表2　魚介類に関する腸炎ビブリオの安全性基準（この表に示したレベルを超えた場合，FDAは当該製品を市場から排除する等の行政的なアクションをとるというレベルである）

製　品	レベル（基準値）
そのまま喫食できる（ready to eat）魚介類（必要最低限の加熱調理を施すもの）	腸炎ビブリオ総菌数（神奈川現象陽性・陰性に無関係）が 1×10^4/g以上あれば回収等対象
Post-harvest 処理（腸炎ビブリオを減少させるための採捕後除菌処理）を施したハマグリ，イガイ，カキ，および子持ちホタテガイ（いずれも新鮮品または冷凍品）であって，腸炎ビブリオが検出限界以下になるように処理済みという表示のあるもの	腸炎ビブリオ最確数が30/g未満でなければならない

Hazards and Controls Guidance 第4版別添表5から抜粋

② National Shellfish Sanitation Program Guide for the Control of Molluscan Shellfish 2009 年版

貝の養殖地域に関する部分では，腸炎ビブリオ予防対策の対象となる月または期間と，その対策を次のように示している。

・対象となる月または期間：①３年間に腸炎ビブリオによる患者数が２人以上である。②過去５年間に採捕海域と本菌による集団感染事例との疫学的関連性が示され，集団感染事例が記録された最初の日から 30 日前，また最後の日から 30 日後までを予防対策の対象期間として対策を実施する。③採捕場所の日中の海水温の月平均値が，太平洋側で 60ºF（15.5℃），メキシコ湾および大西洋南部（ニュージャージー以南）で 81ºF（27.2℃）を超えた場合

・対策：① Post harvest processing, ②採捕海域でのカキの採捕の閉鎖，③カキの採捕を加熱調理用と表示する製品，またはその他の方法でハザードに対処する製品に限り認める，④採捕から冷蔵までの時間を５時間以内またはFDA と協議したモデリングおよびサンプリングに基づくその他の時間に制限する，⑤腸炎ビブリオ総菌数が，採捕時のレベルから 60ºF（15.5℃）まで冷却するまでの間に，0.75log 以上増加しないように採捕から冷蔵までの時間を制限する。なお，採捕から５時間以内に冷却を完了できなかった場合には，加熱調理用と表示して販売されることになる。

以上は FDA が全米の州に示したモデル（指針）である。それぞれの州では，これに基づいて現地の状況に即応した，より具体的な規則が作成･施行される。実際の例として，アラスカ州で作成された腸炎ビブリオ予防対策[24]を紹介する。このような規則が各州において規定され，実施されている。

③ *Vibrio parahaemolyticus* General Control Plan，The Alaska Department of Environmental Conservation's(ADEC)，Anchorage, AK, 2011.（2011）

・採捕地域および養殖場ごとに，６月 15 日から９月 15 日まで海水温は毎週測定し，記録する。海水温が 15.6℃を超えた場合，測定は毎日となり，当局に連絡する必要がある。温度の測定は１日のなかで通常最も高くなる午後５時ごろとする。海水温が１週間続けて 14.4℃を超えた場合または海水温が 15.6℃を超えた場合, カキの腸炎ビブリオの検査のため, 検体は毎月１度,

1ロット（12個のカキ）を州の環境衛生試験所に送付する。また，同時に採捕場所の海水も採取して検査ラボに送付する。

・6月15日から9月15日まで，貝は採捕してから5時間以内に冷蔵状態（氷などにより貝の温度を10℃以下にすること）にしなければならない。

・腸炎ビブリオの集団感染事例が発生した地域に関係した海域は閉鎖される。この閉鎖は代表検体が2回（検体採取の間隔は最低4日間）続けて，貝サンプル0.1g中に病原性腸炎ビブリオ（*tdh*+）が検出されないこと，かつ1g中に腸炎ビブリオ総菌数（*tlh*+）が5,000cfuを超えないことが確認されれば解除される。もし，閉鎖解除から2週間以内に腸炎ビブリオの集団感染事例が再び起きた場合，集団感染事例は継続していると考え，再び閉鎖を解除するためには，腸炎ビブリオの増殖が起こらない条件が必要になり，再びサンプリング計画が作成され実施された後にのみ可能となる。

3）Codex委員会

国際レベルの食品安全リスクの管理責任を担うCodex委員会は，2010年に「海産食品中の病原性ビブリオ属の制御のために食品衛生の一般原則を適用するための指針」"Guidelines on the Application of General Principles of Food Hygiene to the Control of Pathogenic *Vibrio* species in Seafood" (CAC/GL 73-2010)[25]を作成した。

この指針は，主文（タイトルは上記のとおり）およびアネックス（Annex付属文書：「二枚貝中の腸炎ビブリオおよびビブリオ・バルニフィカスの制御法に関する補遺」）の2部からなっており，補遺は特に危険度が高い二枚貝に関する具体的で詳細な指針として作成され，主文の指針を補足する付属文書として扱うことになっている。いずれも，Codex委員会の食品衛生の一般原則[26]のスタイルになっており，イントロダクションに続く次の10章からなる：I 目的，II スコープ・利用法・定義，III 一次生産，IV 施設の設計・設備，V 各種作業の制御，VI 施設の維持・衛生，VII 施設内の個人衛生，VIII 輸送，IX 製品情報および消費者の注意喚起，X トレーニング。

本指針は，消費者の健康を守り，かつ食品貿易における公正な取引を保証しながら，海産食品中の病原性ビブリオ属菌種を制御するためのガイダンスを提供するものであり，イントロダクションでは，病原性ビブリオの性状に関する概説が記載され，続いて「第一義的な目的は，海産食品中の病原性ビブリオ属の存在によって起きる疾病の可能性を最小限にするために，用いることができる鍵となる制御措置を強調することであり，また，業界，消費者，および関係者が関心をもつ情報を提供することである」としている。本指針が対象とする病原体は腸炎ビブリオ病原性株，ビブリオ・バルニフィカス，およびコレラ菌（ただし，コレラ症を起こす能力のある菌株）であるが，そのほかの病原性のビブリオ属菌種の制御にも応用できる。また，本指針は活，生，冷蔵（チルド），冷凍，あるいは何らかの加熱処理（部分的または十分に加熱）した状態の海産食品を対象とし，一次生産から消費までのフードチェーン全体に適用できる。また，アネックスでは，第Ⅲ章以後は，対象を活および生の二枚貝と，部分的に加熱した二枚貝に分けてそれぞれの章立てがなされているところに工夫の跡が表れている。

なお，本指針は，Codex 委員会が 1969 年に発表（最終改訂は 2004 年）した「食品衛生の一般原則」[26] と併せて読まないと理解が難しい。つまり「食品衛生の一般原則」[26] に規定されている各項目において，一般原則の記載内容が病原性ビブリオ属菌種の制御において，十分である場合には一般原則を引用するだけで，改めて病原性ビブリオ属菌種の指針には全文を記載していないが，病原性ビブリオ属菌種の制御に必要な追加の指針がある場合には，記述している。以下，主文およびアネックスのなかで，注意すべき箇所を抜粋し，簡単に説明する。

①主　文

生産段階における腸炎ビブリオ制御については，第Ⅲ章「一次生産」に規定されている。

a. 環境衛生に関する指針は次のとおりである。

採捕前の制御はほかの魚介類（たとえば魚）よりも二枚貝に（とって重要であるので）適用されるとしたうえで，温度と塩分濃度を海産食品中の病原性ビブリオ属の制御のために考慮すべきであり，その際には，疫学および暴露の研究ならびに採捕前の病原性ビブリオ属のレベルに基づき，防御措置として用いる特定の温度または塩分濃度レベルを設定しておくべきであるとしている。

b. 一次生産における取り扱い，保管および輸送としては，次のようなガイドラインが示されている。

① 船上での海産食品の保管および取り扱いにあたっては，生食用の海産食品取り扱いのために使用する水および氷を製造するための水には清浄な水を使用しなければならない。また岸壁から採水した海水，排水口付近，または汚水で汚染した川が流れ込んだ場所から採取した海水は使用しないこと。
② 海産食品は船上または採捕場所において採捕した後に，病原性ビブリオ属菌の増殖を最小限にするか停止させる温度で保管すること（たとえば氷入り水，冷蔵庫の使用）。
③ 船上で海産食品を加熱（ボイル，ブランチング）するときには，迅速な冷却を促進するため氷または冷蔵庫を使用すること。
④ 活の海産食品を保管するときには，水からの交差汚染を最小限にするため清浄な水を使用すること。
⑤ 製品を洗浄する必要があるとき，船上でも港でも，清浄な水を使用すること。
⑥ 漁港から陸上の市場または加工施設に海産食品を輸送する間，病原性ビブリオ属菌の増殖を最小限にするか停止させるために，採捕から冷蔵または冷凍までに費やす時間は非常に重要であり，最短にすべきである。輸送および販売中に冷蔵下の海産食品を効果的に維持するために氷を用いることができる。活の魚介類は当該種が耐えられる最低の温度で輸送すること。汚染を防ぐためにふたのついた容器を用いること。

② 二枚貝の付属文書

二枚貝の付属文書ではさらに詳細な指針が示されている。

第Ⅲ章「一次生産」のなかでは，とりわけ以下の点が重要である。

a．環境衛生のセクションでは，効果的な対策を確立するためには採捕地域の環境因子および採捕の手順に関連し，疫学的および環境条件（海水温，気温，塩分濃度）に基づくリスク評価が必要であることを強調している。

そのほかの因子としては液体力学的効果（hydrodynamic effects），たとえば高潮の発生，降水量および日照量が考えられるとしている。地域的および季節的な変動を決定するため，採捕時の二枚貝中の腸炎ビブリオの総菌数または病原性菌株数のモニタリングをすべきである。病原性株の汚染率および疫学的データ（感受性集団の割合を含む）を検討すべきである。

さらに，腸炎ビブリオを含むビブリオ属の菌がバラスト水の排出によって持ち込まれることが示唆されているので，国際的な船の航行ラインと近い採捕エリアにおいては，腸炎ビブリオの存在に関して，採捕地域内および周辺におけるバラスト水の排出の影響を制御すべきである。

また，採捕地域において制御が必要であるか否かを判断する要因としては，①採捕地域で採捕された二枚貝による腸炎ビブリオの食中毒または散発事例の数，②通常みられないような腸炎ビブリオ患者の年間報告数の増加，③海水温（たとえば15℃以上），④採捕されてから冷蔵されるまでの時間，採捕後の気温（10℃以上の場合），⑤太陽の熱により，二枚貝の温度が気温より上昇してしまうような採捕の方法およびそのような温度への暴露時間，⑥塩分濃度〔35ppt（g/L）〕を超えた場合，腸炎ビブリオの感染者数は少なくなることをあげている。

以下のような場合，規制当局は食品事業者に対し，対策を実施する旨を伝えるべきである：

・腸炎ビブリオのレベルが規格を超えた場合
・環境のパラメータがリスク評価に基づき設定した規格を超えた場合
・報告年間患者数が通常より増加した場合

b．捕獲地域は，食品の供給源として，衛生的な生産環境が必要であり，採捕前および採捕時の対策として，次の例があげられている。

・採捕の制限または生食用に製品を使用することを避ける（採捕海域の閉鎖または製品を加熱加工用に限って採捕を認める）。
・腸炎ビブリオの増殖が起きない温度水域まで二枚貝を沈める（可能な場合に限る）。
・リスクが十分減少する海域に二枚貝を移動させる。

c．一次生産における取り扱い，保管および輸送としては，次のような指針が示されている。

① 交差汚染を防ぐため採捕後の生の状態を維持しつつ，腸炎ビブリオを死滅または低減させるためのPHT処理またはその他の処理をする二枚貝と，生または活で喫食する二枚貝は分別すること。

② 採捕された二枚貝を取り扱い，保管および輸送する際には，必要に応じて，次のような対策を講じること。

・増殖予測モデルに基づき，採捕してから冷蔵されるまでの時間を制限する。
・二枚貝が濡れた状態での保管中に，腸炎ビブリオの増殖を最小限に抑えるよう，時間と温度の条件を最小限にする。
・二枚貝は，腸炎ビブリオの増殖を最小限に抑える最低の温度で輸送すること。また，貝の温度が腸炎ビブリオの増殖温度を超えている場合には，冷蔵庫に入れてから，貝の温度が腸炎ビブリオの増殖できない温度にまで達する時間を最小限にすること。また採捕してから生で喫食するまでの時間を制限するか，腸炎ビブリオの菌数を減少させるための措置を講じること。

なお，Codexの「海産食品中の病原性ビブリオ属の制御のために食品衛生の一般原則を適用するための指針」には，本文および付属文書にも，腸炎ビブリオ等の微生物規格は規定されていない。これは，FAO/WHOが行ったリスク評価の結果，ある1つの基準値を用いたと仮定した場合，地域により，その微生物規格を超える魚介類を市場から排除することによる公衆衛生上の保護のレベルと市場から排除される魚貝類の割合に大きなばらつきがあり，国際的に統一的な微生物規格を推奨することはできないとされたからである。

5．おわりに

腸炎ビブリオは，熱帯・温帯の海洋・沿岸域の環境水中に自然に分布する細菌であるので，特に水温が高くなる時期は，魚介類は本菌にある程度自然に汚染するという前提で魚介類の喫食を考えるべきである。ただし二枚貝を除いて，魚介類を汚染している腸炎ビブリオの病原性菌株の濃度はかなり低い。また本菌は感染型食中毒菌であるので，混入している菌が食品中で感染を成立させるために必要な菌量まで増殖した場合に真に危害原因物質となる。

腸炎ビブリオのリスク管理としては，いかに増殖を最小限にし，また交差汚染を最小限に抑えることができるかが重要である。増殖を制御するためには，海水から採捕してから冷蔵に達するまでの時間を最小限にすることが最も効果的なリスク管理措置であり，汚染防止のためには，汚染源となりうる媒介物（たとえば，港からくみ上げた海水）から可能な限り魚介類を保護することが重要であり，そのなかで，増殖モデル等の科学に基づく情報が活用されている。

今後はALOPの概念に即して，適切な保護レベルでの魚介類中の腸炎ビブリオのリスクアセスメントに基づく基準値が決定されれば，貿易における安全性規準値の主張の違いによるトラブルもなくなるであろう。この点はFAO/WHOやEUなどに活発な動きを期待したい。いずれにしても，そのためには，発展途上国も含めて，世界各地で実施可能な腸炎ビブリオの高感度・簡易検査法とそれを用いて病原性菌株の定量データを収集・蓄積できるシステムの開発および実施が重要である。これによって定量リスク評価が可能となり，よりリスクアセスメントに基づく食中毒の制御を目ざすことができる。現在，病原性菌株の２種類のマーカー遺伝子（*tdh*，*trh*）のうち，*trh* 遺伝子の塩基配列に菌株（特に環境株）間のばらつきがあることが示唆されている。これはDNA塩基配列をベースにした菌の検出法に影響するので，筆者（西渕）らのグループがこの問題に取り組んでいる。

◆ 参考文献 ◆

1）Fujino T，Okuno Y，Nakada D，Aoyama A，Fukai K，Mukai T，Ueho T（1953）：On the bacteriological examination of shirasu-food poisoning．Med J Osaka Univ **4**：299–304．

2）DePaola A，Hopkins LH，Peeler JT，Wentz B，McPhearson RM（1990）：Incidence of *Vibrio parahaemolyticus* in U.S. coastal waters and oysters．Appl Environ Microbiol **56**：2299–2302．

3）Kaneko T，Colwell RR（1978）：The annual cycle of *Vibrio parahaemolyticus* in Chesapeake Bay．Microb Ecol **4**：135–155．

4）Ogawa H，Tokunou H，Kishimoto T，Fukuda S，Umemura K，Takata M（1989）：Ecology of *Vibrio parahaemolyticus* in Hiroshima Bay．Hiroshima J Vet Med **4**：47–57．

5）Blake PA，Weaver RE，Hollis DG（1980）：Diseases of humans（other than cholera）caused by vibrios．Ann Rev Microbiol **34**：341–367．

6）Janda JM，Powers C，Bryant RG，Abbott SL（1988）：Current perspectives on the epidemiology and pathogenesis of clinically significant *Vibrio* spp．Clin Microbiol Rev **1**：245–267．

7）Aiso K，Fujiwara K（1963）：Feeding tests of “pathogenic halophilic bacteria”．Ann Rep Inst Food Microbiol Chiba Univ **15**：34–38．

8）Sanyal SC，Sen PC（1974）：Human volunteer study on the pathogenicity of *Vibrio parahaemolyticus*．International Symposium on *Vibrio parahaemolyticus*（Fujino T，Sakaguchi G，Sakazaki R，Takeda Y eds），pp 227–235，Saikon Publishing．

9）Oliver JD，Kaper JB（2001）：*Vibrio* species．Food Microbiology：Fundamentals and Frontiers（Doyle MP，Beuchat LR，Montville TJ eds），pp 228–264，ASM Press．

10）西渕光昭（2009）：腸炎ビブリオ食中毒．食品安全の辞典（日本食品衛生学会編），pp109–114，朝倉書店．

11）厚生労働省医薬局（2001）：食品衛生法施行規則及び食品，添加物等の規格基準の一部改正について．食発第170号，平成13年6月7日．
12）厚生省生活衛生局（2000）：腸炎ビブリオ食中毒防止対策について．生衛発第891号，平成12年5月19日．
13）内閣府（2003）：食品安全基本法．法律第48号，平成15年5月23日．
http://law.e-gov.go.jp/htmldata/H15/H15HO048.html
14）外務省国際協力局多国間協力課（2007）：人間の安全保障基金―21世紀を人間中心の世紀とするために―．http://www.mofa.go.jp/mofaj/press/pr/pub/pamph/pdfs/t_fund21.pdf
15）食品安全委員会（2007）：食品により媒介される微生物に関する食品健康影響評価指針．
http://www.fsc.go.jp/senmon/biseibutu/hyouka-sisin.pdf
16）Risk Assessment Drafting Group, World Health Organization（WHO）and Food and Agriculture Organization（FAO）of the United Nations（2011）：Risk assessment of *Vibrio parahaemolyticus* in seafood – Interpretative summary and technical report．p183，WHO Press．
17）Vuddhakul V，Chowdhury A，Laohaprertthisan V，Pungrasamee N，Patararungrong N，Thianmontri P，Ishibashi M，Matsumoto C，Nishibuchi M（2000）：Isolation of a pandemic clone of a *Vibrio parahaemolyticus* strain from environmental and clinical sources in Thailand．Appl Environ Microbiol **66**：2685–2689．
18）Yamamoto A，Iwahori J，Vuddhakul V，Charernjiratragulc W，Vose D，Osaka K，Shigematsu M，Toyofuku H，Yamamoto S，Nishibuchi M，Kasuga F（2008）：Quantitative modeling for risk assessment of *Vibrio parahaemolyticus* in bloody clams in southern Thailand．Int J Food Microbiol **124**（1）：70–78．
19）厚生労働省（1959）：食品，添加物等の規格基準．厚生省告示第370号，昭和34年12月28日．
20）Ripabelli G，Sammarco ML，Grasso GM，Fanelli I，Caprioli A，Luzzi I（1999）：Occurrence of *Vibrio* and other pathogenic bacteria in *Mytilus galloprovincialis*（mussels）harvested from Adriatic Sea, Italy．Int J Food Microbiol **49**：43–48．
21）Rippey SR（1994）：Infectious diseases associated with molluscan shellfish consumption．Clin M **7**：419-425．
22）U. S. Food and Drug Administration（2011）：Fish and Fishery Products Hazards and Controls Guidance（4th edition）．
http://www.fda.gov/food/guidancecomplianceregulatoryinformation/guidancedocuments/seafood/fishandfisheriesproductshazardsandcontrolsguide/default.htm
23）U. S. Food and Drug Administration（2009）：National Shellfish Sanitation Program Guide for the Control of Molluscan Shellfish．
http://www.fda.gov/Food/FoodSafety/Product-SpecificInformation/Seafood/FederalStatePrograms/NationalShellfishSanitationProgram/ucm046353.htm
24）State of Alaska Department of Environmental Conservation（2011）：*Vibrio parahaemolyticus* General Control Plan．The Alaska Department of Environmental Conservation's（ADEC）．
25）Codex Alimentarius Commission（2010）：Guidelines on the Application of General Principles of Food Hygiene to the Control of Pathogenic *Vibrio* species in Seafood．CAC/GL 73-2010．

http://www. codexalimentarius. org/download/standards/11565/CXG_73e. pdf
26）Codex Committee on Food Hygiene. (1997)：Recommended international code of practice general principles of food hygiene. Food hygiene basic texts, pp 1–32, Food and Agriculture Organisation of the United Nations, World Health Organisation.
http://www.fao.org/docrep/005/Y1579E/y1579e02.htm.

Ⅳ−4．腸炎ビブリオ食中毒の発生予測と防止対策に関する研究
―海水および魚介類における腸炎ビブリオ病原株汚染と腸炎ビブリオ食中毒発生との関連―

杉山 寛治

1．はじめに

腸炎ビブリオ（*Vibrio parahaemolyticus*：Vp）は，わが国で1950年に発生したシラス食中毒で発見され[1)]，ヒトへの病原性がはじめて確認された海水細菌である。以来，生鮮魚介類の生食を食文化の1つとするわが国において，腸炎ビブリオ食中毒の制御は，食品衛生上，重要な課題である。

本菌は，ビブリオ属のグラム陰性桿菌で，増殖に0.5～8％の食塩を要求する好塩性を有し，汽水域や沿岸海水など環境中に生息している。本菌の主たる病原因子は，耐熱性溶血毒（thermostable direct hemolysin：TDH）と耐熱性溶血毒類似毒素（TDH-related hemolysin：TRH）である。患者からの分離株のほとんどが *tdh* 遺伝子を保有し，一部に *trh* 遺伝子保有株がみられる。一方，環境分離株のほとんどは，いずれの遺伝子ももたない非病原性株である。本菌の発育可能温度域は10～44℃で，20℃以上で旺盛な増殖を示す。水温の高い7～10月頃の腸炎ビブリオ汚染海域での菌数は高く，病原性株に汚染された魚介類などの海産食品をヒトが経口的に摂取した場合，腸炎ビブリオ食中毒を発症する。しかし，少数菌で感染が成立する腸管出血性大腸菌やカンピロバクターのような食中毒菌とは違い，腸炎ビブリオの発症には，ヒト有志者への投与実験の結果から 10^7 個と多量な菌が必要といわれている[2)]。また，過去の食中毒統計では，腸炎ビブリオ食中毒事例の多くで，原因食品が一定時間25℃以上の温度に置かれるなど食品中での菌の増殖要因があったことが指摘されている。

腸炎ビブリオ食中毒の発生する時期は，腸炎ビブリオに高度に汚染された食品が市場に出回る時期とみてよい。その時期を早期に予測し，たとえば腸炎ビ

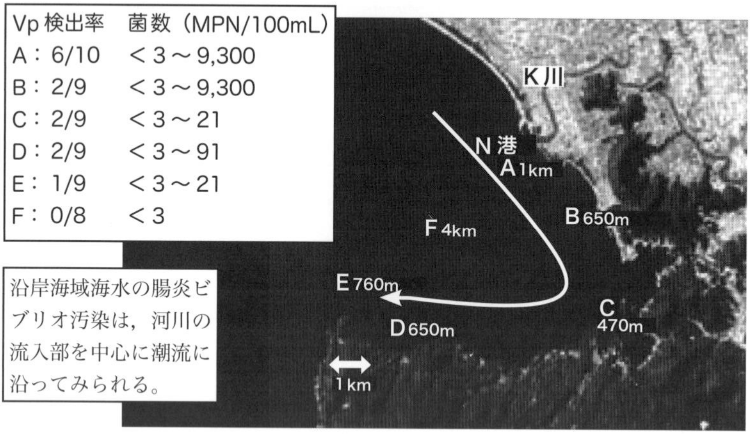

図1　沿岸海域（U湾）海水の腸炎ビブリオ検出状況（2001年6月～2002年3月）

ブリオ注意報などの情報提供をすることで，魚介類取扱い業者の注意を喚起し，魚介類の流通過程や調理，加工段階での二次汚染防止や低温管理による増殖抑制などの衛生管理を徹底させ，腸炎ビブリオ食中毒の発生防止が図れる。

本稿では，市場に流通する魚介類に関連する各種海水における腸炎ビブリオ汚染菌数の推移や病原性株の検出状況から，腸炎ビブリオ食中毒の発生時期を予測する検査材料として生きたアサリが適当であること，また，魚市場の使用海水による二次汚染防止が腸炎ビブリオ食中毒予防対策上，重要であることについて述べる。

2．沿岸海域の海水の腸炎ビブリオ汚染の推移

2001年6月から2002年3月までの毎月，静岡県のU湾内の沖合い6定点（図1，A～F：陸地からの距離を表示）において，船上から海水を採水し，河川流入域を含む沿岸海域の海水の腸炎ビブリオ汚染菌数をアルカリペプトン水のMPN 3本法により求めた。腸炎ビブリオの検出は，陸地から1 km以内の河川の流入域とその潮流流域に沿った沿岸海域の5定点（A, B, C, D, E定点）に限られ，沖合い4 kmの陸地から離れたF定点では検出されなかった。特に，K河川の流入域に近いA，B両定点の腸炎ビブリオ菌数は，最大

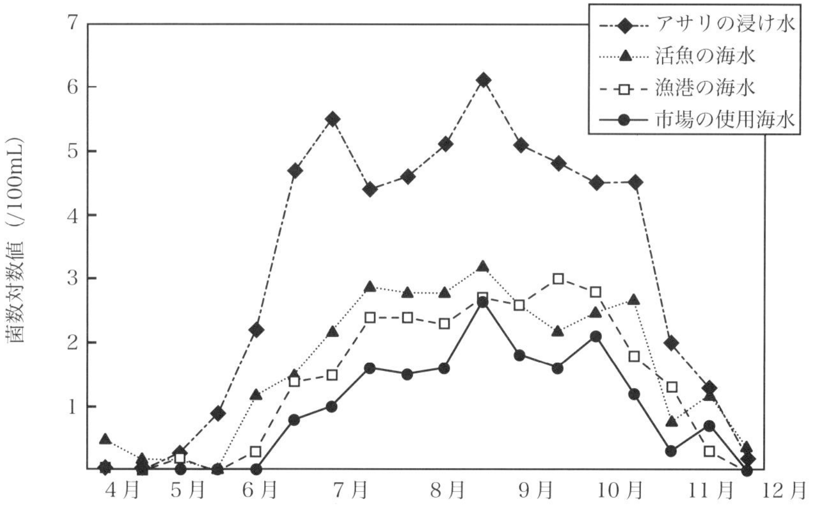

図２　各種使用海水における腸炎ビブリオ汚染菌数の年間推移

9,300MPN/100mL と高かった（図１）。なお，海水温が 16℃以下になった 12 月～翌年３月の期間は，いずれの定点の海水からも腸炎ビブリオは検出されなかった。

３．各種海水における腸炎ビブリオ汚染の推移

1990 年４月（一部検体は１月または６月）から 12 月の間，毎月２～４回，漁港海水（魚市場前 17 カ所），魚市場使用海水（魚市場内 17 カ所），活魚用生け簀の海水（魚介類販売５店舗），アサリの浸け水（魚介類販売 15 店舗）を採水し，それらの腸炎ビブリオ菌数を，アルカリペプトン水を用いた MPN ３本法で測定した。各検体の腸炎ビブリオ菌数は対数値に変換した後，検体採取日ごとに平均値を算出した。

各種海水における腸炎ビブリオ汚染菌数の年間推移を図２に示した。漁港海水，魚市場使用海水，活魚用の海水，アサリの浸け水の腸炎ビブリオ汚染は，いずれも４，５月は 10MPN 以下 /100mL であったが，６月初旬から増加し始

め，７～10 月と菌数が高い状態が続き，11 月に入ると減少した。腸炎ビブリオ食中毒（平成２年静岡県食中毒発生速報による）および腸炎ビブリオ散発症例の発生時期（平成２年感染症サーベイランス事業で検査定点の各病院から寄せられた患者数の日別集計による）は，海水の腸炎ビブリオ汚染時期（６～11 月）と一致していた。

海水のなかでも特に腸炎ビブリオ菌数の上昇が著しいのはアサリの浸け水で，100mL 当たりの最高値は，そのほかの海水が 10^2～10^3 個台であったのに対し，10^6 個台と高かった。また，アサリの浸け水の菌数が 10^2 を超え 10^4 MPN/100mL 程度に急増した６月の上旬から中旬にかけ，腸炎ビブリオ食中毒や散発症例の初発がみられた。これより，腸炎ビブリオ注意報を発令する時期は，アサリの浸け水の菌数が 10^4 MPN/100mL を超えたときが適当と思われた。

腸炎ビブリオ食中毒の発生時期を予測する検査材料としてアサリの浸け水が最も適している理由は，①検出菌数に定点による差が少なく，質のそろったデータが得られる（代表性），②アサリが１時間当たり 0.6 ～ 1.5L の海水を濾水し，海水中の菌を生体内で濃縮するので，菌の増減が明瞭となり結果の解析が容易になる（簡易性），③アサリの生息海水域の塩分濃度は 0.7 ～ 3.5％で，これは腸炎ビブリオの分布海域とも一致し，生きているアサリが数日前の生息海域海水の菌数を正確に表す（適時性）などがあげられる。

４．アサリの浸け水からの *tdh* 遺伝子と TDH 産生腸炎ビブリオの検出

1995 年に，アサリの浸け水のアルカリペプトン水増菌液から PCR 法による *tdh* 遺伝子の検出と，我妻培地を用いた TDH 産生腸炎ビブリオの検出を行った。アサリの浸け水 82 検体中３検体から *tdh* 遺伝子が検出され，そのうち２検体から TDH 産生腸炎ビブリオが分離された。表 **1** に，アサリの浸け水と食中毒事例からの TDH 産生腸炎ビブリオの検出状況を示した。アサリの浸け水から *tdh* 遺伝子が検出された３検体の採取月日は７月 11 日（２検体）と７月 25 日（１検体）であった。この年の静岡県の腸炎ビブリオ食中毒の初発は７月９日であり，アサリの浸け水から *tdh* 遺伝子が検出された時期とほぼ一致した。また，アサリの浸け水から分離された TDH 産生腸炎ビブリオの血清型は，

表1　アサリの浸け水および食中毒事例からのTDH産生腸炎ビブリオの検出状況(1995年)

アサリの浸け水（82検体）			食中毒事例（11事例）		
検体No.	採取月日	血清型	事例No.	発生月日	血清型
2.	7月11日	O4:K10，O4:K13 定性検査のみ実施	1.	7月 9日	1:K56
			2.	7月 9日	O4:K10
14.	7月25日	O1:K60，O3:K7 腸炎ビブリオ菌数 9.3×10MPN/100mL *tdh* 保有腸炎ビブリオ菌数 7.5×10MPN/100mL	3.	7月17日	O4:K13，O4:K8，O4:K12，O3:K7，O1:K56
			4.	8月 5日	O4:K8
			5.	8月 6日	O4:K8
			6.	8月10日	O4:K8，O1:K56
			7.	8月20日	O4:K63，O4:K10
			8.	8月22日	O4:K8
			9.	8月22日	O4:K10，O1:K60，O3:K7
			10.	8月31日	O4:K9，O5:K61
			11.	9月19日	O3:K7，O4:K8，O4:K11，O4:K12，O1:K60，O4:K63

＊：下線はアサリの浸け水から分離されたTDH産生腸炎ビブリオと同じ血清型菌を示す。

O4:K10，O4:K13，O1:K60およびO3:K7であった。これらと同じ血清型は，同年に発生した腸炎ビブリオ食中毒11事例中の5事例において検出された。

図3に，7月25日に採取したTDH産生株が分離されたアサリの浸け水の，MPN-PCR法による *tdh* 遺伝子増幅産物のアガロースゲル電気泳動像を示した。MPN法で求めた腸炎ビブリオ総菌数(培養法)と *tdh* 遺伝子保有菌数(PCR法）は，表1に示したように，それぞれ 9.3×10^5 MPN/100mLと 7.5×10^4 MPN/100mLであった。腸炎ビブリオ食中毒は，アサリの浸け水中の腸炎ビブリオ総菌数が 10^4 MPN/100mL以上になり，同時に *tdh* 遺伝子保有腸炎ビブリオが検出される時期に発生することが示唆された。この時期のアサリの生息海域海水には，*tdh* 遺伝子保有腸炎ビブリオが一定の菌数でみられ，それらの病原株に汚染された海産魚介類が市場に出回り，食中毒発生につながっていると思われる。

2001年に実施した同様なアサリの浸け水のアルカリペプトン水増菌液の

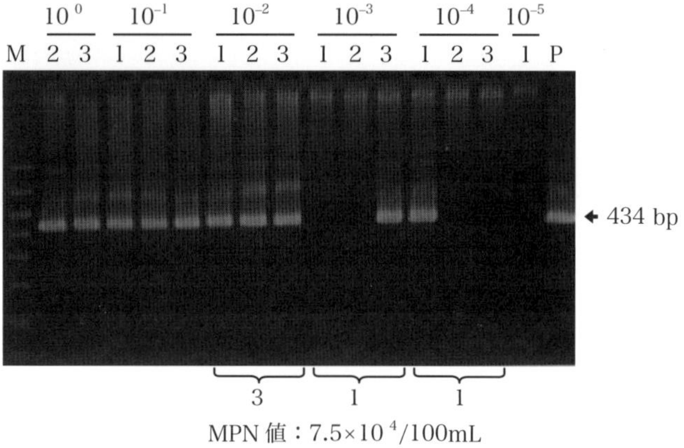

図3　アサリの浸け水の MPN–PCR 法による *tdh* 遺伝子増幅産物のアガロースゲル電気泳動像
M：マーカー，P：陽性対照

PCR 法による *tdh* 遺伝子の検出成績では，7 月 23 日にアサリの浸け水 11 検体中 2 検体から *tdh* 遺伝子が検出され，そのいずれからも，我妻培地で TDH 産生腸炎ビブリオ血清型 O3:K6 を分離することができた。同年の静岡県の腸炎ビブリオ食中毒の初発は 8 月 5 日で，その後の 9 月 11 日発生の事例も含め，食中毒患者からはアサリの浸け水分離株と同血清型の TDH 産生 O3:K6 が検出されている。さらに，2000 年[3)]，2001 年[4)]，2007 年[5)] に実施したアサリのむき身 25g の増菌培養液からも，TDH 産生腸炎ビブリオ血清型 O3:K6 を検出している。このように，アサリの生体内保有腸炎ビブリオ病原株と，同時期に発生する食中毒の患者分離株が同じ血清型菌であることは，アサリの生息海域の海水と食中毒発生との疫学的な関連性を示唆するものである。

5．漁港海水からの *tdh* 遺伝子と TDH 産生腸炎ビブリオの検出

2001 年に，PCR 法，免疫磁気ビーズ法，神奈川現象培地の 3 者を組み合わせた検査法で，漁港海水，海泥からの *tdh* 遺伝子と TDH 産生腸炎ビブリオの検出を行い，同一漁港の海水と海泥の各々 1 検体から TDH 産生血清型 O3:K6

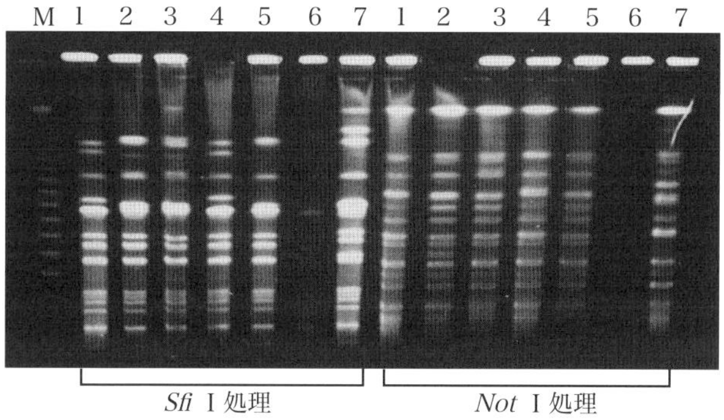

1. 海水由来 TDH 陽性株
2. 海泥由来 TDH 陽性株
3. A 食中毒事例患者由来株
4. B 食中毒事例患者由来株
5. C 食中毒事例患者由来株
6. D 食中毒事例患者由来株
7. 海水由来 TDH 陰性株

図４　海水，海泥，食中毒患者由来腸炎ビブリオ O3:K6 の PFGE 制限酵素切断パターン

を検出した[6]。これらの菌株と，同時期の食中毒患者分離株（血清型 O3:K6）の制限酵素切断パターンを PFGE 法で比較したところ，同一パターンを示す株があった（図４）。O3:K6 に汚染された海水が同時期に発生した食中毒と疫学的に結びつく可能性が示唆された。

O3:K6 を原因とする腸炎ビブリオ食中毒事例のなかには，ゆでた後海水で冷やしたカニやイカなどの魚介類が原因となった事例があり，腸炎ビブリオに汚染された海水による原因食品への二次汚染が食中毒の要因と推定されている。1999 年の流通市場内の使用水の実態調査では，殺菌されていない無処理の海水を魚介類の洗浄または，生け簀に使用している市場が 35％（90/256）あったことが報告されている[7]。漁港の海水は併設されている魚市場の使用海水，生け簀用の海水として用いられるほか，冷凍魚の解凍や，せり場の床洗浄水としても使われ，腸炎ビブリオに汚染された海水が魚介類を二次汚染して，食中毒の発生につながるおそれが十分考えられる。

厚生労働省は，2001 年に生食用鮮魚介類等に腸炎ビブリオの規格基準[8]を新設し，汚染魚介類の市場からの排除を進めた。また，その加工基準において水産食品の加工にあたっては，殺菌した海水または腸炎ビブリオ汚染のない海水（人工海水を含む）を使用することを義務づけた。現在では，多くの魚市場などで，海水中の食塩を電気分解して得た次亜塩素酸を用いる電解次亜塩素酸殺菌装置や，紫外線殺菌装置によって殺菌処理された海水や，微生物汚染の少ない海洋深層水や人工海水などを利用するようになり，水産食品の二次汚染防止対策が進んでいる。このような行政が打ち出した対策が奏功して，2010 年の全国の腸炎ビブリオ食中毒の患者数は 579 名と，最盛期の 1998 年の 12,318 名の 1/20 に減少した。しかし，2007 年の汽水域に生息するアサリの調査で，腸炎ビブリオ総菌数および PCR で求めた *tdh* 遺伝子保有腸炎ビブリオの汚染状況は，腸炎ビブリオ食中毒が多発していた 2001 年当時と同様な結果であり[5)]，海域など自然環境における腸炎ビブリオ汚染は相変わらず続いていると推察される。今後，油断して手をぬけば，腸炎ビブリオ食中毒の再興も十分ありうると考える。

◆ 参考文献 ◆

1）Fujino T, Okuno Y, Nakada D, Aoyama A, Fukai K, Mukai T, Ueho T（1953）：On the bacteriological examination of Shirasu poisoning. Med J Osaka Univ **4**：229–304.

2）Sanyal SC, Sen PC（1974）：Human volunteer study on the pathogenicity of *Vibrio parahaemolyticus*. Int. Sympo. *Vibrio parahaemolyticus*（Fujino T, Sakaguchi G, Sakazaki R, Takeda Y ed.），pp227-230, Saikon Publishing.

3）工藤由起子，杉山寛治，仁科徳啓，斎藤章暢，中川弘，市原智，小沼博隆，長谷川順子，熊谷進（2001）：免疫磁気ビーズ法および酵素基質培地を用いた TDH 産生性腸炎ビブリオ O3:K6 の自然汚染貝からの検出．感染症学雑誌 **75**：955–960.

4）Hara-Kudo Y, Sugiyama K, Nishibuchi M, Chowdhury A, Yatsuyanagi J, Ohtomo Y, Saito A, Nagao H, Nishina T, Nakagawa H, Konuma H, Miyahara M, Kumagai S（2003）：Prevalence of pandemic thermostable direct hemolysin-producing *Vibrio parahaemolyticus* O3:K6 in seafood and the coastal environment in Japan. Appl Environ Microbiol **69**：3883–3891.

5）西尾智裕，田中廣行，中川弘，八尋俊輔，山崎省吾，斉藤志保子，大友良光，岩出義人，大塚佳代子，杉山寛治，小沼博隆，熊谷進，小西良子，工藤由起子（2010）：日本における腸炎ビブリオ食中毒の発生と二枚貝の腸炎ビブリオ汚染状況．第 31 回日本食品微生物学会学術総会講演要旨集 **76**.

6）杉山寛治，増田教子，川村朝子，郷田淑明，秋山真人（1999）：海水・海泥からの耐熱性溶血毒産生腸炎ビブリオの検出．静岡県環境衛生科学研究所報告 **42**：15–18.

7）工藤由起子，熊谷進（2003）：国内の海産物の調査研究と腸炎ビブリオ対策．日本食品微生物学

会雑誌 **20**：165–169.
8）食品衛生調査会乳肉水産食品部会（2001）：腸炎ビブリオ食中毒防止対策のための水産食品に対する規格及び基準の設定について．食品衛生研究 **51**：47–51.

Ⅳ－5．腸炎ビブリオ食中毒予防発信の試み

杉山　明

1．はじめに

食中毒患者の下痢便から分離される腸炎ビブリオの大半は，この菌の重要な病原因子である耐熱性溶血毒(TDH)[1, 2]および耐熱性溶血毒類似毒素(TRH)[3]またはどちらか一方を産生するのに対し，汽水域や沿岸海域の水，底泥，各種生物や，食中毒の原因と考えられる食品から分離される菌では，TDH, TRH のいずれも産生しない株[4, 5]がほとんどである。熊澤らは，自然界における TDH 産生腸炎ビブリオ（*tdh* 保有腸炎ビブリオ）の分布を明らかにするため，中部地方以西の 20 数河川の汽水域に生息しているイシマキガイの腸内容物や底泥を調査し，山陰地方の橋津川，佐陀川などで採取したイシマキガイおよび底泥から *tdh* 保有腸炎ビブリオを分離[6～11]している。杉山らも三重県の三渡川，櫛田川，宮川で 2000 年と 2001 年の 7 ～ 10 月に同様の調査[12, 13]を行った。調査対象は，河口付近の汽水，底泥，ここに生息するイシマキガイ，ゴカイなどの生物である。このうち，2 河川の底泥，汽水，イシマキガイから *tdh* 保有腸炎ビブリオを複数株分離した。大友らも青森県の 4 河川で同様の調査を行い，青森県内 2 河川の底泥，秋田県，岩手県，福島県，宮城県，山形県の 5 河川の河口やその周辺などに立地する漁港の底泥や汽水から，*tdh* 保有腸炎ビブリオを分離[14]した。このように自然界における *tdh* 保有腸炎ビブリオの分布量は少ないのみならず，分布域もきわめて限られていると考えられる。三重県志摩保健所では，1971 年以降，志摩地方で発生した 14 事例の腸炎ビブリオ食中毒と天候，とりわけ降雨との関係をまとめたところ，1 週間以上晴天が続いた後, 50mm 以上の降雨があった場合の発生は 12 事例で, 85.7% と高かった[15]。そこで，自然界での *tdh* 保有腸炎ビブリオの動向と降雨の関係から腸炎ビブリオ食中毒発生を予測し[16]，それによって予防の発信ができないかを考察した。

2．汽水域における *tdh* 保有腸炎ビブリオの分布と地理的特徴との関係

熊澤らは，山陰地方の日本海に流入する橋津川およびその河口付近にある東郷池，佐陀川汽水域で，イシマキガイ，イシダタミ（腹足類），ヤマトシジミ，汽水，河口の底泥などにおける腸炎ビブリオの生態調査を行った。その結果，橋津川のイシマキガイや底泥からは最高 5 log MPN/g 台，ヤマトシジミでは 3 log MPN/g 以下，佐陀川のイシマキガイと底泥からは 4 ～ 5 log MPN/g，ヤマトシジミでは 3 log MPN/g 以下，イシダタミでは 1 log MPN/g 以下の腸炎ビブリオが分離され，橋津川，東郷池のイシマキガイ，底泥，汽水，佐陀川のイシマキガイからは *tdh* 保有菌が検出された[6, 7]。しかし，イシダタミからは *tdh* 保有菌は検出されなかった。橋津川では，イシマキガイやヤマトシジミの腸炎ビブリオの菌数は，秋から冬にかけて水温の低下とともに底泥よりも早く減少した[6]。そして，春から夏にかけて水温の上昇とともに底泥のなかで菌が増殖しはじめ，少し遅れてイシマキガイ，ヤマトシジミや汽水中の菌数も増加してきた。これら 2 河川の汽水や底泥の食塩濃度はほとんどの場所で平均して 1 % 前後であった[7]。さらに，瀬戸内海側の千種川（兵庫県），中山川，加茂川（愛媛県），肥後水道側の僧都川，松田川（愛媛県），太平洋側の香宗川（高知県）の汽水域でイシマキガイと付着性藻類，加茂川と僧都川ではさらにカノコガイからも腸炎ビブリオの検出を試みた。これらの河川の河口に近い境漁港（鳥取県），日生漁港（岡山県），手結港（高知県）の底泥からも本菌の検出を試みた。その結果，僧都川のカノコガイから PCR 法で *tdh* が検出された[7]。ほかのすべての検体からは 4 ～ 5 log MPN/g の腸炎ビブリオが分離されたが，*tdh* 保有菌は分離されなかった。また，われわれと共同で静岡県の浜名湖に流入する河川や沖縄県の辺野喜川，田嘉里川などでもイシマキガイや底泥で同様の調査を行ったところ，腸炎ビブリオは検出されたが，*tdh* 保有菌は検出されなかった[6]。

大友らは，2000 年 4 月から 2001 年 9 月までの間に，青森県の 4 河川の河口付近の底泥を対象に腸炎ビブリオの生態調査を行った[14]。その結果，両年とも夏季に腸炎ビブリオが 4.2 ～ 7.1 log MPN/100g 検出された。*tdh* 保有菌は，2000 年 8 ～ 9 月に 2 河川，2001 年 7 ～ 8 月には 1 河川の汽水域の底泥から ＜ 1 ～ 2.7 log MPN/100g 検出された。*tdh* 保有菌が分離された地点では，

表1　三重県の汽水域から分離された *tdh* 保有腸炎ビブリオ

河川名	検査検体名	2000年				2001年		
		7月	8月	9月	10月	7月	8月	9月
三渡川	イシマキガイ	0/1	0/2	0/2	1/1	1/1	1/1	0/1
	川底泥	NT	0/1	0/1	1/1*1	1/1	1/1	0/1
	汽水	0/1	0/2	0/2	0/2	1/1	0/1	0/1
	その他の生物*2	NT	NT	NT	0/1	NT	NT	NT
櫛田川	イシマキガイ	0/1	0/2	0/2	NT	NT	NT	NT
	川底泥	NT	0/1	0/1	NT	NT	NT	NT
	汽水	0/1	0/2	0/2	0/1	NT	NT	NT
宮　川	イシマキガイ	0/1	0/2	0/2	0/1	0/1	0/2	0/1
	川底泥	NT	0/1	0/1	0/2	0/1	0/1	0/1
	汽水	0/1	0/2	0/2	1/4	0/1	0/4	0/1
	その他の生物*3	NT	NT	0/7	0/2	NT	0/6	NT

NT：実施せず
＊1：PCR法のみで陽性，菌非分離，　＊2：ゴカイ，　＊3：ゴカイ，シジミ，フナムシ
文献12）より引用

流水中の塩分濃度が0％であっても，底泥では0.5～1.2％であった。このほか，東北地方では，秋田県，岩手県，福島県の5河川の汽水域の底泥と水からも *tdh* 保有腸炎ビブリオが分離された[14]。

杉山らは，2000年と2001年の7～10月に，三重県中部に位置する三渡川，櫛田川，宮川で *tdh* 保有腸炎ビブリオの分布状況を調査した[12, 13]。調査対象は，河口付近の汽水，底泥，そこに生息するイシマキガイ，ゴカイなどの生物である。汽水域の底泥，イシマキガイ，ゴカイなどの生物は，増菌後さらに2次増菌し，PCR法で *tdh*，*trh* をスクリーニングした。陽性検体をTCBS寒天平板に単独集落ができるように接種し，白糖非分解菌を我妻変法培地に接種，明瞭な溶血が認められたものについて再度PCR法により *tdh*，*trh* 存在の有無を検査した[12, 13]。各定点における *tdh* 保有腸炎ビブリオの分離成績は表1に示した[12]。増菌培養液のPCR法で *tdh* が陽性となったのは，2000年10月に三渡川で採取したイシマキガイおよび底泥ならびに宮川で採取した汽水，2001年7月に三渡川で採取したイシマキガイ，底泥，汽水，8月に採取したイシマキガイ，底泥であった[12, 13]。これらのうち，2000年10月に三渡川で採取した底泥以外からは *tdh* 保有菌が分離された。2000年10月に三渡川で採取した底泥は，増菌培養液が

表２　各種検体から分離された *tdh* 保有腸炎ビブリオ血清型

河川名	検体名	確認された血清型		
		2000年10月	2001年7月	2001年8月
三渡川	イシマキガイ	O3:KUT OUT:K28	O4:K4, O3:K5 O3:K6, O3:KUT	O4:K4
	川底泥	＋	O4:K4,	O4:K4
	汽水	－	O4:K4	
宮　川	汽水	O1:K38, O2:K3 O4:KUT	－	－

＋：PCR法で陽性であったが，菌分離されず
文献12）より引用

PCR法で *tdh* 陽性となったが，*tdh* 保有菌は分離できなかった[12)]。また，ゴカイなど検体中の腸炎ビブリオの菌量が6～7 log cfu/g であっても *tdh* 保有菌が分離されておらず，菌量とは比例していなかった。各検体から分離された菌株の血清型は1増菌培養液に複数あった（表２）。*tdh* 保有菌が分離された汽水の塩分濃度は，ほとんどが0.7%以下で，底泥は0.5～1.4%であった[12)]。

tdh 保有腸炎ビブリオが検出された河川と検出されなかった河川の汽水域の地理的特徴を比較したところ，*tdh* 保有菌が検出された河川の汽水域には，泥が堆積して，イシマキガイが付着して珪藻を食べるための石や杭が水のなかにある[7,8)]。また，水や底泥中の塩分濃度は干潮時に低下するが，ゼロにはならないといった共通点がみられる。これに対して，*tdh* 保有菌が検出されない河川は，河口付近でも比較的傾斜がついており，汽水域が短く，泥土の堆積が少なく，干潮時に藻類や腹足類が淡水と接触し，川床が水から露出し，太陽の紫外線を浴びているなどの特徴がある[7,8)]。汽水域で *tdh* 保有菌が検出された山陰地方の沿岸では，大潮時でも潮位差は最大で約30cmであり，汽水域において，潮汐による水の撹拌が比較的少ない。しかし，*tdh* 保有菌が検出されなかった河川の汽水域は干潮時に水深が浅くなり，毎日淡水に洗われている[7,8)]。このような汽水域には，レゼルボアとなるイシマキガイやカノコガイなどの腹足類が生息していても，淡水に感受性が高く生存性が低い腸炎ビブリオ，とりわけ *tdh* 保有菌の生存性は非常に低くなると考えられる[7,8)]。

3．腸炎ビブリオ食中毒発生と天候の関係

表3は，三重県志摩保健所が，1971年から1995年までに発生した37事例の腸炎ビブリオ食中毒事例について降雨との関係を解析したものである[15)]。1977までの14事例のうち，1週間以上晴天が続いた後，発生前2週間以内に50mm以上の降雨があった場合が12事例（85.7%）あり，50mm未満が2事例で，前者が圧倒的に多かった。一方，1978年以降，同様の天候条件下で発生したのは，23事例中9事例で，39.1%に激減した[15)]。この理由として，1977年までは魚介類の蓄養場所が内湾の筏で行われていたために，汽水域で増殖した*tdh*保有腸炎ビブリオが大雨による増水で沿岸域に拡散して，内湾で蓄養中の魚介類を汚染し，それらが直接調理場に搬入されることで食中毒が高い率で発生していたものと考えられる。すなわち，汽水域に分布している腸炎ビブリオは，夏季に気温が上昇すれば，ここで生息しているイシマキガイなどの腸管内で活発に増殖し，貝から排泄されて，汽水域の泥のなかに蓄積する[6～14)]。したがって，底泥中の菌数が高くなる。そして，大雨により沿岸域に拡散し，そこに生息している魚介類に取り込まれたり体表を汚染したりしてしまう。このような現象は，河川水の流入が多い内湾のほうが，太平洋に面している灘よりも頻繁に，かつ広い範囲で起こる。三重県で行った調査でも，伊勢湾に流入する三渡川，櫛田川，宮川の汽水域は，熊澤らの報告[7, 8, 11)]に合致する環境であり，イシマキガイの分布も多く，底泥の堆積も厚く，干潮時でも底泥中の塩分濃度は低くなるものの，0%にはなっていなかった[12, 13)]。分離された腸炎ビブリオの菌数も多く，三渡川のイシマキガイ，底泥，汽水および宮川の汽水から，複数の血清型の*tdh*保有菌が検出されている[12, 13)]。これらの河川の河口付近には漁港があり，そこで畜養されていたり，この水域で捕獲された魚介類が本菌に汚染されていたのではないかと推測された。このような魚介類を喫食することによって，腸炎ビブリオ食中毒が発生すると考えられる。これに対して，水量が少なく熊野灘に近い志摩沿岸部に流入する小河川の河口部では，イシマキガイや底泥から腸炎ビブリオは分離されるものの，*tdh*保有菌が検出されていない。このことを補完するデータを，庄司らは報告している[17)]。すなわち，1996年8月から約1カ月間，毎日，サザエと大アサリのビブリオ属菌を調査したところ，晴れの日が続いている間は腸炎ビブリオ以外のビブリオ属菌が分離されているのに対して，雨が続いた後では，腸炎ビブリオが優勢になるという事実である[15, 17)]。

表3　1971年以降に三重県志摩保健所管内で発生した腸炎ビブリオ食中毒（次頁に続く）

No.	年月日	発生地	腸炎ビブリオ検出物	食中毒発生前の降雨量			
				前1週間		前1～2週間	
1	1971. 8.16	鳥羽市	カニ	0.0		37.9	
2	1972.10. 9	鳥羽市	アワビ	0.5		4.5	
3	1973. 8. 2	鳥羽市		71.0	○	9.5	
4	1973. 8.11	鳥羽市		0.5		73.0	○
5	1973. 8.19	鳥羽市	アワビ*，焼き魚	90.0	○	0.5	
6	1973. 9. 2	浜島町	まな板，冷蔵庫	4.5		101.0	●
7	1974. 7.20	鳥羽市	サザエ*，拭き取り	69.0	○	254.5	●
8	1974. 7.29	志摩町		153.0	●	66.0	○
9	1976. 6. 7	鳥羽市	ニシガイ*	69.5	○	183.0	●
10	1976. 6. 7	鳥羽市	タイ，ハマチ	69.5	○	183.0	●
11	1976. 6. 8	鳥羽市	ホタテガイ*，エビ	55.5	○	182.0	●
12	1976.10.24	鳥羽市	バカガイ*	53.0	○	68.5	○
13	1977.10. 2	阿児町	カキ*	119.5	●	0.0	
14	1977.10. 8	鳥羽市	焼き肉	10.5		119.5	●
15	1978. 7.31	鳥羽市	ハマチ，キス	0.0		0.5	
16	1978. 8.17	阿児町	器具	0.0		24.5	
17	1978. 8.24	鳥羽市	タチウオ，チカダイ	20.0		0.0	
18	1979. 9. 2	鳥羽市	カニ，アサリ*，魚麺	36.5		124.0	●
19	1980. 9. 5	鳥羽市		62.5	○	160.5	●
20	1980.11. 8	鳥羽市		1.5		10.5	
21	1980.11.23	鳥羽市		67.0	○	7.5	
22	1981. 7.25	浜島町		0.0		36.0	
23	1981. 8.15	鳥羽市	ハマチ，アワビ*	34.5		0	
24	1982. 8.19	鳥羽市	サザエ壺焼き*	21.0		0	
25	1983. 7.10	鳥羽市		37.5		22.5	
26	1984. 7.28	浜島町	ハスイモ	85.0	○	12.0	
27	1984. 8. 7	鳥羽市	サザエ造り*	0.0		54.5	○
28	1984. 8.18	鳥羽市	アワビ*，車エビ	35.0		0.0	

表３　1971 年以降に三重県志摩保健所管内で発生した腸炎ビブリオ食中毒（続き）

No.	年月日	発生地	腸炎ビブリオ検出物	食中毒発生前の降雨量			
				前１週間		前１～２週間	
29	1987. 9. 6	鳥羽市		13.0		6.5	
30	1987.10.11	浜島町		1.5		9.5	
31	1988. 6.30	鳥羽市		191.5	●	0.0	
32	1989. 6.20	阿児町		200.5	●	71.5	○
33	1991. 9. 1	磯部町		127.0	●	33.0	
34	1992. 8.29	鳥羽市		77.0	○	83.5	○
35	1994. 8.15	磯部町		44.5		0.0	
36	1994. 8.15	鳥羽市		44.5		0.0	
37	1995. 9.15	鳥羽市	オオアサリ*，ハマグリ*	0.0		13.0	

1977 年までは魚介類は海の水槽に畜養していたが，1978 年以降は陸上に作った水槽に畜養するようになった。

○：降雨量 50 ～ 100mm，　●：降雨量　＞ 100mm，　＊：貝類

腸炎ビブリオ食中毒発生２週間前までに降雨量 50mm 以上の場合の発生事例数

1977 年以前 14 事例中 12 事例（85.7%），1978 年以降 23 事例中９事例（39.1%）

文献 15）より引用

1978 年以降，腸炎ビブリオによる食中毒で，発生前に 50mm 以上の雨が降って発生した率がそれ以前の半分以下に減少したのは，この頃から魚介類の蓄養場所として陸上に設置した生け簀が多くなったため，*tdh* 保有腸炎ビブリオの汚染機会が減ったものと推測される。

４．腸炎ビブリオの貝類への汚染，浄化試験

廣らは，食中毒患者の便から分離された *tdh* 保有腸炎ビブリオ O4:K8 を，紫外線殺菌した海水に 4.7 log cfu/mL になるように懸濁し，そこに，サザエ，ハマグリ，大アサリを投入し，10℃または 25℃に保って飼育し，菌の消長を検討した[15, 18)]。この実験では，腸炎ビブリオ生菌を含む海水に貝を入れたままにしていた。各貝に取り込まれた菌数は約 2.5 log cfu/g で投入菌の約 1/100 であった。10℃では，24 時間後ではほとんど増減なく，72 時間後には減少し

ていたものの，接種菌は1 log cfu/g 残存していた[15, 18]。25℃では，10時間後すでに約10倍に増加した[15, 18]。また殻付きといえども，時間の経過とともに粘液排泄量が増加し，貝は弱り，腸炎ビブリオの菌量が増加してきた。可食部のみのむき身にした場合，ハマグリでは6時間後に約10倍，10時間後に約100倍まで増加したものの，サザエではほとんど増加しなかった[15, 18, 19]。また，殺菌海水を循環させた水槽内で飼育することによって，24時間以内に菌は浄化された。すなわち，サザエやハマグリは一時的に腸炎ビブリオの汚染を受けても，*tdh* 保有菌は貝の体内に定着せず，殺菌海水を循環させた水槽内で飼育することによって浄化されることが証明された[15, 18, 19]。この実験からも明らかなように，陸上の屋内に設置された水槽での蓄養の場合は，前浜での筏蓄養に比べ，魚介類の盗難防止や労働条件の改善に効果があったのみならず，濾過，紫外線ランプによる海水の殺菌および冷却装置を設置することが可能であり，*tdh* 保有腸炎ビブリオに汚染されていても，短時間に浄化できると考えられる。また，大雨によって汽水域から流出した *tdh* 保有腸炎ビブリオによる汚染防止にも役立つ。すなわち，腸炎ビブリオ食中毒防止対策の重要な要因となりうる。これに対して前浜での筏蓄養では，夏季に水温が高くなると，自然界の *tdh* 保有腸炎ビブリオで魚介類が汚染され，さらに増殖する可能性がある[15)]。このため，生食する可能性のある魚介類で食中毒を起こす可能性が高い。

5．腸炎ビブリオ食中毒発生予測の試み

三重県志摩保健所で行った，伊勢湾および鳥羽から英虞湾にいたる太平洋に面した海域での腸炎ビブリオの分布調査では，河川水の影響を受けやすい伊勢湾のほうが，影響を受けにくい鳥羽から英虞湾にいたる海域よりも，腸炎ビブリオの菌数が多かった。杉山ら，岩出らの行った調査でも，腸炎ビブリオの菌数は，鳥羽市の内湾で採取した海水のほうが，志摩半島先端の太平洋に面した御座白浜で採取した海水よりも多かった[12, 13]。さらに，太平洋の黒潮が沿岸部に直接接するリアス式海岸で，流入河川の汽水域の短い紀州地域では腸炎ビブリオによる食中毒が少ないことも，これらを裏付ける要因であると考えられる。以上のことから，塩分濃度が海水（約3％）よりさらに低い汽水状態になれば，腸炎ビブリオの菌数が増加するものと考えられる。そして，このような環境下では *tdh* 保有菌が含まれる確率が高くなると考えられる。このような

事象は，熊澤ら，杉山ら，大友らの汽水域での腸炎ビブリオ調査でも明らかである[11～15]。また，晴天が続き，河口汽水域の水温が上昇すれば，イシマキガイなどの腸管内から底泥中に排泄された腸炎ビブリオが泥のなかでさらに増殖して，この水域の菌数が増加してくる。汽水域の泥のなかで増殖した *tdh* 保有腸炎ビブリオの一部は水中に遊泳し，珪藻類に付着し，イシマキガイの稚貝に摂取されて，貝の腸管に定着する[6～10]。*tdh* 保有菌は，非保有菌よりも貝の腸管に定着できる量が多いので，貝の腸管を繰り返し通過することで，*tdh* 保有菌の濃縮が起こる。そして，大雨によって河口沿岸域が広範囲に腸炎ビブリオに汚染される。したがって，晴天が１週間以上続いた後にまとまった雨が降れば，その後２週間くらいは腸炎ビブリオによる食中毒が多発する確率が高くなる[15]。そこで，汽水域の泥やイシマキガイなど生物中の菌数変動と，内湾への流入河川の河口地域の雨量を監視することで，この地域で捕獲される海産魚介類や内湾に設置された生け簀で養殖された魚介類への腸炎ビブリオの汚染予測が可能である[16]。これに夏季における魚介類の非冷蔵放置による菌の増殖予測と調理時における衛生規範である「食品に菌を付けない」「菌を増やさない」「調理器具などに付着した菌を殺す」という３項目に加え，貝類の調理を最後に行うことが遵守されているかをチェックすれば，高い精度での本菌による食中毒予測が可能であると考えられる[15]。

◆ 参考文献 ◆

1）Niikawa T, Ohara Y, Yamai S, Miyamoto Y (1972) : Purification of a hemolysin from *Vibrio parahaemolyticus*. Jpn J Med Sci Biol **25** : 197–200.

2）Sakurai J, Matsuzaki A, Takeda Y, Miwatani T (1974) : Existence of two distinct hemolysins in *Vibrio parahemolyticuas*. Infect Immun **9** : 777–780.

3）Honda T. Ni Y, Miwatani T (1988) : Purification and characterization of a hemolysin produced by a clinical isolate of Kanagawa phenomenon negative *Vibrio parahaemolyticus* and related to the thermostable direct hemolysin. Infect Immun **56** : 961–965.

4）加藤貞治，小原寧，一戸治江，長島喜美子，秋山昭一，滝沢金次郎，松島章喜，山井志朗，宮本泰（1965）：腸炎ビブリオ（１亜群菌）の溶血反応による群別．食品衛生研究 **15**：83–86.

5）Sakazaki R, Tamura K, Kato T, Obara Y, Yamai S (1968) : Studies on the enteropathogenic facultativily halophic bacterium, *Vibrio parahaemolyticus* 3. Enteropathogenicity. Jpn J Med

Sci Biol **21**：325–331.
6) Kumazawa HN, Kato E (1985)：Survival of Kanagawa-positive strains of *Vibrio parahaemolyticus* in a brackish water. J Hyg Camb **95**：299–307.
7) 熊沢教眞 (1989)：腸炎ビブリオと汽水産貝類の相互作用. モダンメディア **34**：352–360.
8) Kumazawa HN, Hori K, Fujimori K, Iwade Y, Sugiyama A (1999)：Geographical features of estuaries for neritid gastropods including *Clithon retropictus* to preserve thermostable direct hemolysin-producing *Vibrio parahaemolyticus*. J Vet Med Sci **61**：721–724.
9) Kumazwa HN, Kato E, Nakagawa Y (1986)：Preliminary analyses on presistence of *Vibrio parahaemolyticus* in a brackish waterclam, Corbicula Japonica. J Vet Med Sci **48**：267–271.
10) Tida T Melik, Toyozato M, Iida T, Park KS, Kumazawa HN (2010)：Role of Thermostable direct hemolysin in survival of *Vibrio parahaemolyticus* in the gut of an estuarine neritid gastropad, *Clithon retropictus*. Biol Mag Okinawa **48**：17–23.
11) 石岡沙織, 森川亜樹, 豊里恵, 大友良光, 岩出義人, 山内昭則, 杉山明 (2005)：漁港と汽水域における腸炎ビブリオの季節変動に与える潮汐と降水量の関係. 臨床と微生物 **32**：204.
12) 杉山明 (2001)：腸炎ビブリオ食中毒予防対策と発生予測の検討. 第35回腸炎ビブリオシンポジウム抄録：26–29.
13) 岩出義人, 山内昭則, 川田一伸, 杉山明, 熊澤教眞 (2003)：汽水域から分離した腸炎ビブリオ. 臨床と微生物 **29**：227.
14) 大友良光 (2005)：河口域の底泥における耐熱性溶血毒 (TDH) 産生性 *Vibrio parahaemolyticus* の季節的変動. 臨床と微生物 **32**：203.
15) 志摩保健所における腸炎ビブリオとの闘いの歴史編纂委員会編 (1999)：腸炎ビブリオ物語, 志摩保健所におけるその戦いの歴史. 第2版.
16) 杉山明 (2000)：腸炎ビブリオ食中毒の発生を予測することはできませんか. 食中毒Q&A, あなたの疑問にお答えします (腸炎ビブリオ発見50周年記念出版委員会編), p52, 医学書院出版サービス.
17) 庄司正 (1997)：貝類の腸炎ビブリオ対策. 志摩食協だより **39**：4–7.
18) 廣幸音 (1997)：腸炎ビブリオの貝類への汚染及び汚染貝類の保存試験. 琉球大学熱帯生物圏研究センター共同利用研究会抄録集：8–9.
19) 杉山明, 岩出義人, 山内昭則, 熊澤教眞 (2004)：三重県産貝類における *Vibrio parahaemolyticus* の経時的な変動. 臨床と微生物 **31**：189.

Ⅳ－６．養殖場における腸炎ビブリオ制御の試み

久高　潤

１．はじめに

腸炎ビブリオに限らず，微生物による食中毒を予防するための３原則は「菌を付けない」「菌を増やさない」そして「菌を殺す」ことである。しかし，生食する食品は，加熱をしないため低温保存や洗浄後の清潔な取扱いが重要となる。刺身など一部の海産物については，食品衛生法で規格基準が定められ，水揚げされた時点や加工する際の具体的な対策や注意点，細菌学的基準値が定められている。しかし，沖縄には食中毒予防３原則による対策が困難な食品がある。近年,生産量が急増してきた食用の海藻「海ぶどう」である。この項では,海ぶどうの生産段階から菌の制御を行う方法を開発し，衛生管理の構築に取り組んだ例を紹介する。

２．沖縄県における腸炎ビブリオ食中毒

2001年に厚生（労働）省は，1990年代後半から世界的に流行した血清型O3:K6の影響を受け急増した腸炎ビブリオ食中毒対策のため，食品衛生法の規格基準を改定し，生食用鮮魚介類などの成分規格や加工基準・保存基準をより具体的に示した[1)]。この対策が一部功を奏し[2)]，2000年以降，患者数は減少し続け,ピーク時に800件を超えていた発生数は,2006年に100件を下回り,その後も減少した。

一方，以前より腸炎ビブリオ食中毒が少なかった沖縄県では，全国的にピークを迎えた1997～2000年の４年間に発生した腸炎ビブリオ食中毒の発生件数は７件（そのうちO3:K6は３事例），患者数は43名で，県内で発生した食中毒件数の約５%にすぎなかった。しかし，全国的傾向とは逆に2003年以降は増加傾向を示し，2006年までの４年間に発生した件数は12件，患者数は144名で，発生件数，患者数ともに全体の13%を占めるにいたった。その原因食品の多くは不明であったが，これまで記録になかった「海ぶどう」が関連

した事例が確認された。

2004～2006年に海ぶどうが関連した4件の腸炎ビブリオ食中毒事例（1件は有症苦情）を表1に示す。事例1および2は海ぶどうが原因食品であり，事例3および4は海ぶどうとの関連性が示唆された事例である。事例2は，フィリピンから輸入した海ぶどうの種苗を養殖場関係者4名で食べ，2名が発症した。その頃，沖縄では海ぶどうの人気が高まり，特に夏場の生産が追いつかず，一部，種苗をフィリピンなどから輸入して育成し販売していた生産者もいた。この事例については，株が入手できず血清型は不明であるが，ほかの事例で分離された血清型がO3:K6 (*tdh*+) やO1:K58 (*tdh*+) 株であることを考えると，流行株が海ぶどうに付着して東南アジアから輸入された可能性も示唆される。

表1　海ぶどうが関連した腸炎ビブリオ食中毒・有症苦情（2004～2006年）（次頁に続く）

事例	年月日	場所	喫食者数	患者数	原因食品	概要	原因菌の血清型	文献
1	2005年2月	埼玉県	8	6	海ぶどう	家族・友人で沖縄を旅行し，おみやげとして海ぶどうを食べた8名のうち6名が胃腸炎を発症し，検査した3名中1名より腸炎ビブリオ検出された。共通食は海ぶどうのみ。加工所にて収去した別ロットの海ぶどうから腸炎ビブリオが検出されたが，血清型は異なっていた〔O2:KUT (*tdh*-, *trh*-)〕	O1:KUT (*tdh*+)	3)
2	2005年8月	沖縄県中部	4	2	海ぶどう	海ぶどう養殖関係者がフィリピンから種苗として輸入した海ぶどうを4名で喫食し，2名が胃腸炎を発症した。病院での検査にて腸炎ビブリオが検出された	不明	

表1　海ぶどうが関連した腸炎ビブリオ食中毒・有症苦情（2004～2006年）（続き）

事例	年月日	場所	喫食者数	患者数	原因食品	概要	原因菌の血清型	文献
3	2004年3月	沖縄県北部	243	33	海鮮丼	3月21日と26日に昼食で同じレストランを利用した3団体の観光客が食中毒様症状を発症した。共通食は海鮮丼であった。21日と26日の材料は異なっていたが，海ぶどうは同じ水槽から取って盛りつけたものであった。施設内で海ぶどうを保管していた水槽の壁面から腸炎ビブリオが検出されたが，血清型は異なり，毒素も検出されなかった	O1:K56 (*tdh*+) O3:K6 (*tdh*+)	
4	2006年2月	宮古島	不明	66	ホテル夕食	患者は宮古島を旅行した5つのツアー団体客。13日または14日に同一ホテルに宿泊した翌日に腸炎ビブリオ食中毒を発症。疫学的調査からホテルの夕食が原因食品であることは判明した。しかし，喫食状況調査に有意な差は認められず，検食から腸炎ビブリオは検出されなかったため，食品の特定にはいたらなかった。メニューに海ぶどうがあったが，検食の保存がなく検査はできなかった。別ロットの海ぶどうから腸炎ビブリオが検出されたが，血清型は異なっていた〔O9:K17 (*tdh*-，*trh*-)〕	O8:K21 (*tdh*+) O3:K6 (*tdh*+) O1:K21 (*tdh*+，*trh*+)	4）

海ぶどうの消費期限は出荷後7日間であるが，出荷後の海ぶどうを水槽に入れ曝気すると2週間以上保存できることから，中間業者は養殖場から仕入れた海ぶどうを施設内の水槽で保管している。その場合，問題となるのが，同じ海水を数日間換水せずに使い続け，殺菌も行っていない点である。事例3は，レストランの施設内にある水槽で海ぶどうを保管し，注文時に水槽から海ぶどうを取って盛りつけていたことが食中毒の発生要因であったのではないかと考えられた。海水は近くで採取したもので，10日間換水や殺菌は行われておらず，水槽の拭き取りから腸炎ビブリオが検出（血清型は異なる）され，推定原因食品「海鮮丼」の食材は，3月21日と26日の原材料が異なるものの，海ぶどうだけは同一の水槽から取り出し盛りつけされていた。

3．海ぶどう

海ぶどう（図1）は，ぶどう状の食用海藻で，現在流通しているほとんどは陸上で養殖されたものである。養殖技術が開発された1994年以降，県内各地に養殖事業が広がり，2006年の推定生産量は214tで，生産額6億6,000万円を超える県の重要な水産業に成長した。養殖方法は，種苗となる母藻（茎）を網ではさみ池に沈め，マダイの固形飼料を肥料として与え増殖させる。約30～40日後に伸長したぶどう状の葉部を摘み取り，養生後，海ぶどうとし

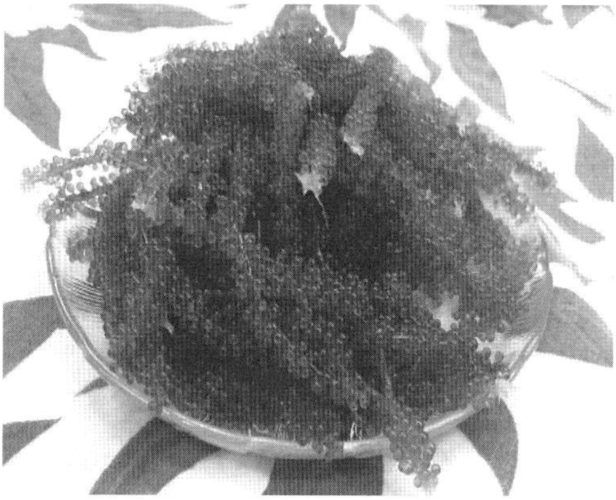

図1　海ぶどう

て出荷する。

海ぶどうは，内部に隔壁がない非常に大きな単一細胞で構成されている。水温や浸透圧の影響を受けやすく，15℃以下の温度では房がしぼみ，真水につけると膨張し品質が劣化する。そのため室温で保存・流通し，出荷前に水道水で洗浄することもできない。また，生で食べる食材であるため加熱は行わない。つまり海ぶどうは，生の海産物でありながら「真水で洗浄する」「冷凍・冷蔵する」「加熱する」といった食中毒予防対策ができず，腸炎ビブリオ食中毒のリスクが高い食材である。

われわれは，沖縄県における腸炎ビブリオ食中毒の増加の要因の1つとして，養殖海ぶどうの生産量が急激に増加していることと関連性があるのではないかと考え調査を行った。

4．海ぶどう養殖場の調査

2006年8月，われわれは，海ぶどうの腸炎ビブリオ汚染状況を把握し効果的な対策のポイントを特定することを目的に，県内16カ所の養殖場において調査を行った[5)]。調査は取水，養殖中の海水および母藻，摘み取り前や製品など養殖工程の9カ所から検体を採取し，腸炎ビブリオや海洋細菌数を調べた。また，製品の虐待試験（消費期限である7日間，室温保存後検査）を行うとともに，水道水で1分間洗浄した後の菌数の変化を調べた。その結果，養殖に使用している海水の約56%，養殖中の海ぶどうでは約25%，製品では約19%

表2　海ぶどう養殖行程における腸炎ビブリオの検出状況

検体採取場所（16養殖場）	養殖槽壁面	海水（1L）				海ぶどう（10g）					
		養殖取水	養殖槽	養生取水	養生槽	母藻	摘み取り前	養生中	出荷製品	7日保存後	水洗い後
陽性数	4	9	3	6	5	4	3	3	3	3	3
陽性率（%）	25.0	56.3	18.8	37.5	31.3	25.0	18.8	18.8	18.8	18.8	18.8
平均菌量 (MPN/g, cm^2)	8.3	–	–	–	–	17.3	3.2	8.8	13.7	14.7	53.2

から腸炎ビブリオが検出された（表２）。しかし，すべての検体について増菌培養後，PCR 法にて *tdh* および *trh* 遺伝子の検出を試みたが，検出されなかった。また，消費期限まで７日間 27℃の環境で保存した後でも，腸炎ビブリオの陽性率や菌数の大幅な増加は認められなかったが，流量８L/min の水道水で１分間流水洗浄した後でも陽性率や菌数の減少はみられず，流水での洗浄効果は期待できないことがわかった。

養殖場から出荷された海ぶどうは，室温のまま流通・保存され食卓に上ることを考えると，生産段階における菌の制御や食品衛生対策を行わなければ，必然的に腸炎ビブリオ食中毒の原因食品になりうることは明確である。われわれはこれまでの食中毒事例や養殖場での調査結果から，健康被害の未然防止のみならず，産業の持続的発展のためには，生産段階で積極的に食品衛生対策を行う必要があると判断した。

5．海ぶどう清浄化方法の開発[6)]

海ぶどうに付着した腸炎ビブリオを効率よく除菌するには，出荷前に行う養生の後に清浄化する工程を設け，その後にパッキングすることが最も効果的であると判断した。また，清浄化の方法は，海ぶどうの生産に影響を与えず，簡便で，経済的にも作業的にも負担が少なく，環境に配慮した方法でなければならない。

われわれは当初，海ぶどうに付着している海洋細菌数の除菌率を指標とし，さまざまな薬剤による除菌方法を試みたが，多くの薬剤が，除菌効果のある濃度で海ぶどうにダメージを与え，商品価値を損ねた。実験当初に比較的良好な結果が得られたのが有機酸であった。実験では食品添加物として認められた 12 種類の有機酸を選定し試験したが，海ぶどうにダメージが少なく，海水に溶けやすく，安価で，高い除菌効果を示したのが酒石酸とリンゴ酸であった。腸炎ビブリオに対する最小殺菌濃度（MBC）を調べた結果，酒石酸，リンゴ酸ともに濃度 0.064%，１分で，３%NaCl 溶液中の腸炎ビブリオ 10^6/mL を死滅させた。海ぶどうに対しては，0.25% 海水溶液に１分間浸しても見た目上の変化はなく，酸によるダメージは認められなかった。さらに，海ぶどうに腸炎ビブリオを添加した室内実験の結果，10^2～10^3/g であれば，ほぼ不検出となり除菌効果も確認された。しかしながら，比較的品質の悪い海ぶどうを用いて試験すると，除菌後いくつかのロットで菌が再増殖する現象がみられた。この理由として，品質の悪い海ぶどうは細胞壁も薄く，わずかにダメージを受けたために内部から液が滲出し，これが菌の栄養源となり再増殖したのではないかと考えられた。海ぶどうは季節により品質が安定しない時期があり，たとえば，海水温が高くなる初夏から真夏にかけては，成長が早いものの細長く粒つきの悪い海ぶどうが出回るようになる。有機酸による除菌方法は，腸炎ビブリオ食中毒が増加する時期に安定した除菌効果を示さない可能性があった。

次に候補としてあがったのが次亜塩素酸であった。しかしながら予備試験の結果，次亜塩素酸は濃度 10ppm，1分間の浸漬で海ぶどうにダメージを与え，また，1ppm で一晩浸しても海ぶどうに付着させた腸炎ビブリオに対する除菌効果はなかった。しかし，室内実験にて詳細な条件を検討した結果，「1 ppm の海水溶液に1分間浸し，その後 1.5ppm のチオ硫酸ナトリウムで中和した後，殺菌海水で換水しながら1日養生することを2回繰り返す方法（低濃度次亜塩素酸中和法)」にて，海ぶどうに付着させた腸炎ビブリオは徐々に減少し，平均約 6,000MPN/g 付着していた腸炎ビブリオが清浄化後は平均2 MPN/g まで減少し，その後の再増殖も認められないことが室内実験で確かめられた。また，殺菌海水でエアレーションし換水しただけのコントロールも10分の1に減少したため，殺菌海水とエアレーション（強曝気）による物理的洗浄だけでも，ある程度の菌を洗い流すことが可能ではないかと考えられた(図2)。

最終的に採用した清浄化方法は，「紫外線殺菌海水をかけ流し，細かい気泡で強曝気しながら海ぶどうを3日間物理的に洗浄する方法（物理的洗浄法)」であった。この方法は，以前より一部の養殖場にて海ぶどうを養生しながら洗浄するために用いられていた方法でもある。現場試験は，1t 水槽を用い 25kg を1ロットとし，8～10月に蓄養場に入荷した海ぶどうのうち品質のチェックを受け良好と判断された 23 ロットについて，低濃度次亜塩素酸中和法と物理的洗浄法を行い，清浄化前後に腸炎ビブリオの検査を実施した。また，比較対象として店頭より購入した市販海ぶどう 36 検体についても調べた。その結果，清浄化前に 26.1％であった腸炎ビブリオ検出率が，物理的洗浄法および低濃度次亜塩素酸中和法の後は，ともに検出されなくなり，再増殖も認められなかった（表3）。そのため，次亜塩素酸による除菌と同様に菌を洗い流す物理的洗浄法でも十分効果があることが確認できた。この方法は，清浄化前

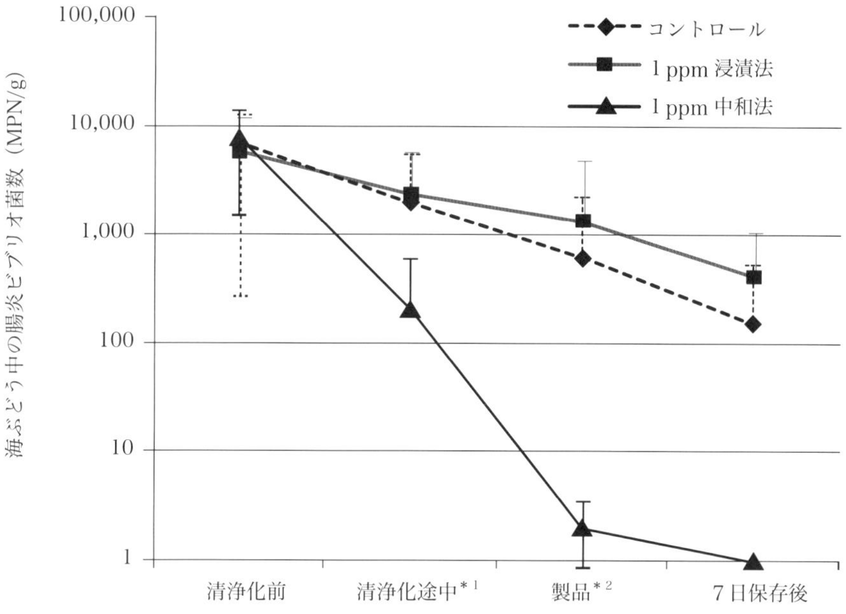

図2　低濃度次亜塩素酸中和法による海ぶどう中の腸炎ビブリオ菌数の推移（n=10）
＊1：清浄化工程2日目（次亜塩素酸1回処理後1日養生）
＊2：清浄化工程終了後

によい海ぶどうだけを選別し清浄化することで，除菌効果を高めるとともに海ぶどうに活力を与え品質向上にもつながる。紫外線殺菌装置導入のための設備投資は必要であるが，方法は簡単で，養殖工程に無理なく導入できるため，マニュアル化し県内の各養殖場に普及することとなった。

6．清浄化に使用する海水の管理方法の確立

1）現場で簡便にできる海洋細菌数の検査法

物理的洗浄法は，清浄で大量の殺菌海水を使用するため，定期的に殺菌装置を点検し実際の効果を検証する必要がある。一般細菌数測定に使用する普通寒天培地を用いると，腸炎ビブリオなどの好塩菌が発育できない。そのため，

表３　良品*1 選別後に清浄化した海ぶどうの腸炎ビブリオ除菌効果（現場試験）

清浄化法	検体数	清浄化前				製品			
		陽性数	陽性率（%）	陽性検体の平均菌数	100MPN/g 以上検体数	陽性数	陽性率（%）	陽性検体の平均菌数	100MPN/g 以上検体数
物理的洗浄*2	23	6	26.1	261.2	1 (5.0%)	0	0	<3.0	0
次亜塩素酸*3	23	6	26.1	13.7	0	0	0	<3.0	0
対　　照*4	36	−	−	−		10	27.8	952.6	2 (5.5%)

清浄化法	検体数	1週間後			
		陽性数	陽性率（%）	陽性検体の平均菌数	100MPN/g 以上検体数
物理的洗浄*2	23	0	0.0	<3.0	0
次亜塩素酸*3	23	1	4.3	6.2	0
対　　照*4	36	−	−	−	−

＊１：摘み取り後数日養生した海ぶどうで，脱水後の滲出する液量がおおむね２% 以下

＊２：紫外線殺菌海水＋強曝気にて３日間再養生

＊３：1 ppm 次亜塩素酸で１分除菌後，チオ硫酸 Na で中和

＊４：現場試験と同時期に一般店頭で購入した海ぶどう

海水の殺菌効果を評価するためには海洋細菌数を計測し，殺菌前後の菌数を比較することが適当である。しかし，海洋細菌数を計測するためには Marine Agar などの特別な培地を必要とするが，海洋細菌計測のための簡易キットが存在しないため，現場で自主検査を行うことは難しい。そこでわれわれは，3M 社が販売している生菌数測定用の乾式フィルム培地を用いると簡便に海洋細菌数が計測できるのではないかと考え，海水中の細菌数を現場で簡便に検査できる方法を確立することを試みた。

調査は，県内各地の養殖場から海水 80 検体，海ぶどう 64 検体，あわせて 144 検体について，Marine Agar と乾式フィルム培地 Petrifilm Aerobic Plate Count ™（AC プレート）で検出される菌数を比較した[7]。その結果，希釈液にリン酸緩衝水あるいは３% の塩化ナトリウム水溶液を用いると，Marine

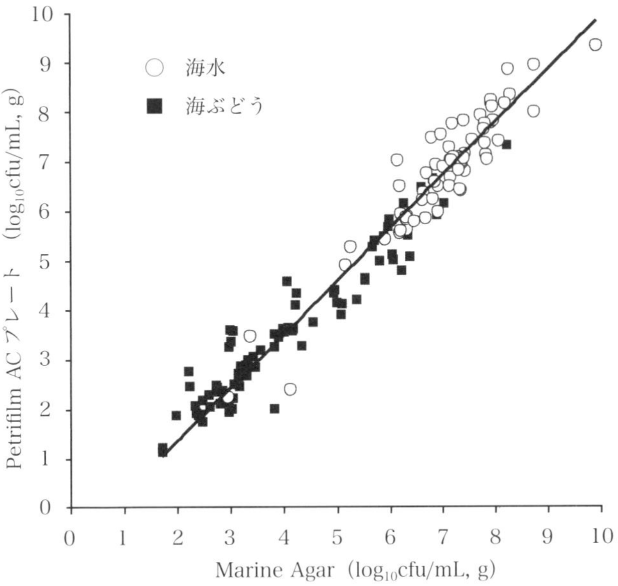

図３　Petrifilm AC プレートと Marine Agar で検出される海水および
海ぶどう中の細菌数の比較（n=144）
希釈液に滅菌海水を使用した場合

Agar に比べ AC プレートは検出される菌数が有位に少ないが，海水を直接あるいは希釈液に滅菌海水を用いた場合，AC プレートは Marine Agar とほぼ同等の検出能があることが確かめられた（図３）。海水をそのまま，あるいは希釈液に滅菌海水を用いた場合，海水を吸収して培地化するため，海洋細菌の発育が可能となると考えられた。

2）清浄化海水の管理基準策定のための調査

物理的洗浄法に使用する殺菌海水は，菌数が少なく，かつ，腸炎ビブリオフリーであることが望ましいが，現場で腸炎ビブリオの検査を行うことは困難である。そこでわれわれは，海洋細菌数が腸炎ビブリオ汚染度の指標になるのではないかと考え，県内の養殖場の養生海水を採取し，紫外線殺菌海水の現状を調査するとともに，腸炎ビブリオと海洋細菌数の関係を調べた。調査では，養

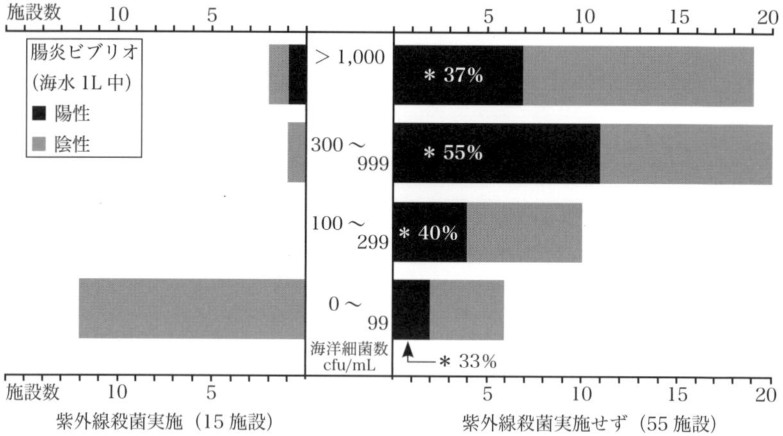

図4　養生に使用している海水中の海洋細菌数と腸炎ビブリオの調査結果（n=70）
＊：腸炎ビブリオ陽性率

生海水を採取し，また，紫外線殺菌装置を保有している養殖場では殺菌前後の海水を採取し，それぞれ 1 L 中の腸炎ビブリオ定性試験と AC プレートを用いた海洋細菌数の試験を実施した[8)]。

55 検体を調査した結果を図 4 に示す。紫外線殺菌を行っていない養生海水の多くは海洋細菌数が 300cfu/mL 以上であり，100cfu/mL 以下の検体でも腸炎ビブリオが 33% で検出された。一方，紫外線殺菌海水のほとんどは 100cfu/mL 以下で，腸炎ビブリオは検出されなかった。しかし，殺菌を行っているにもかかわらず 1,000cfu/mL を超える養生海水からは腸炎ビブリオが検出され，殺菌が十分に行われていないことが示唆された[8)]。

これらの結果から，「AC プレートを用いて紫外線殺菌前後の海水の原液 1 mL を検査し，殺菌後の菌数が有意に減少し，かつ，100cfu/mL 以下」になっている場合は，腸炎ビブリオも検出されないことが確認され，これを清浄化作業に用いる海水の管理基準とした。この方法は，海ぶどうの清浄化に用いる海水の管理のみならず，漁港などで鮮魚を洗浄する際に使用する殺菌海水の管理にも用いることができる。

7．衛生管理法確立後の取り組み

われわれは 2006 ～ 2010 年の 4 年間，海ぶどうの衛生管理法構築に取り組んできた。これらは，県衛生環境研究所のみならず，県水産業改良普及センター，県水産課，恩納村漁業協同組合，読谷村漁業協同組合などの生産者の協力を得ながら改良を重ね，現場で実行可能な方法へと発展させた。

2011 年 4 月に，沖縄県農林水産部から「海ぶどうのブランド化指針」が示された。この指針は海ぶどうに関する「生産，衛生，流通」に関するものである。衛生に関する内容は，施設の管理に関することのほか，摘み取り養生後の選別法と具体的基準，科学的根拠に基づいた清浄化方法や清浄化に使用する海水の基準値と細菌検査法を示すとともに，海ぶどうの成分規格を，生鮮魚介類の規格基準値と同じ「腸炎ビブリオ数が 100MPN/g 以下」を目標値として定めている。冷蔵や真水洗浄ができない海ぶどうは，菌の制御が難しいといえるが，この衛生管理指針を遵守することで目標は達成できると考えている。2010 年には，これまで個々に活動してきた生産者が 1 つにまとまり，「沖縄県海ぶどう生産者協議会」が設立された。今後はこの協議会を中心に，安心・安全で高品質な海ぶどうが生産されることが期待される。

日本各地にはさまざまな食材や特産物があり，また，新たな商品の開発も活発に行われ，地域の発展や経済的な基盤の 1 つとなっている。農水産業の持続的発展のためには，食品衛生対策は不可欠である。そのためには HACCP の手法を基に工程を見直し，しっかりとした危害分析を行い，持続可能で効果的な対策が必要であり，それが消費者の安心と自社製品の自信につながる。保健所，衛生研究所など食品衛生に携わる専門家は，規制や食品製造工程の指導だけではなく，食品の原材料となる一次産業においても食品衛生対策の手助けをし，食品に起因する健康被害を根本から制御する取り組みが求められている。

◆ 参考文献 ◆

1）鶴見和彦（2001）：食品衛生法施行規則および食品，添加物等の規格基準の一部改正について―腸炎ビブリオ食中毒防止対策のための水産食品に係る規格および基準の設定―．食品衛生研究 **51**：7–13.
2）工藤由紀子，品川国汎，西尾治，林谷秀樹（2011）：（座談会）食中毒の変遷―この 20 年でどうかわったか．モダンメディア **57**：189–206.
3）幸喜得真，宮平誠人，大野明美，小渡静男（2004）：海ぶどうが原因と推定される有症苦情事例．第 35 回沖縄県衛生監視員研究発表会抄録：3–4.
4）笠原文子，伊元信治，櫻井秀樹，吉田崇，盛島明隆，金城康政（2006）：腸炎ビブリオ菌を原因とした食中毒事例について．第 37 回沖縄県衛生監視員研究発表会抄録：3–4.
5）久高潤，糸数清正，平良勝也，仁平稔，岡野祥，中村正治，岩永節子，富永正哉，大野惇（2008）：海ぶどう（クビレヅタ）の養殖工程および製品の細菌学的汚染調査．食品衛生学雑誌 **49**：11–15.
6）久高潤，堀井亨，泉一郎，久保弘文，紫波俊介，平良勝也，仁平稔，岡野祥，喜屋武向子，玉那覇康二（2011）：海ぶどう清浄化方法の開発．沖縄県衛生環境研究所報 **45**：47–52.
7）Kudaka J，Horii T，Tamanaha K，Itokazu K，Nakamura M，Taira K，Nidaira M，Okano S，Kitahara A（2010）：Evaluation of the petrifilm aerobic count plate for enumeration of aerobic marine bacteria from seawater and *Caulerpa lentillifera*．J Food Prot **73**：1529–1532.
8）久高潤，堀井亨，久保弘文，紫波俊介，平良勝也，仁平稔，岡野祥，喜屋武向子，玉那覇康二（2011）：ペトリフィルム ACP を用いた海洋細菌の定量による海ぶどう養殖海水の管理基準．沖縄県衛生環境研究所報 **45**：91–93.

V．検出，同定，タイピング

V－1．培養・検出法の進歩

1）分離培養技術の進歩と遺伝子検出法の応用

工藤 由起子

1．はじめに

近年，腸炎ビブリオの検査法は大きく変化してきた。分離培養法は臨床および食品検査で長年にわたり使われており，他の病原菌と同様に腸炎ビブリオの検出においても主要な検査方法であるが，この10年あまりの間に，特異的コロニー形態による鑑別性にすぐれる酵素基質培地，抗原抗体反応を利用し対象菌を濃縮する免疫磁気ビーズ法など，分離培養法について大きな発展が認められた。また，リアルタイムPCR法やLAMP法などの遺伝子検査は，分離株の特徴の解析だけではなく，食品培養液からの腸炎ビブリオ検出に応用されており，培養法よりも迅速で，その結果を参考に株の分離を行うなどの効率化が期待される。また，複数の方法を組み合わせるなど，より効果的な方法が試みられている。このように新たな技術の導入が進んでいるなか，検出の目的，検体の性質や数量，検査結果の緊急性などを鑑みて，適切な検出方法を選択することが重要となる。

2．培養法

腸炎ビブリオ（特に病原性株）の，環境や食品からの検出は，一般的に容易ではない。腸炎ビブリオが生息する環境や汚染食品には，他のビブリオ属菌など腸炎ビブリオと性状の類似する細菌が多く存在することが多いが，それらに比べて腸炎ビブリオ（特に病原性株）の数は少ない。このため，腸炎ビブリオを選択的に検出するには，選択増菌，選択分離培地，鑑別培地，培養温度による選択効果などを組み合わせる必要がある。

アルカリペプトン水（APW）はビブリオ属菌の選択増菌培地として最も広

く使われている増菌培地である。選択性はビブリオがpH8.6で旺盛に増殖する性質に基づく。35～37℃で一夜培養する方法が一般的に使われており，腸炎ビブリオ菌数が低い場合では検出率を改善できるとされる。また，腸炎ビブリオの菌数が高いことが予想されるならば6～8時間の培養で十分であり，試験期間を1日短縮することができる。

食塩ポリミキシンブロス（SPB）は，腸炎ビブリオ用に調整された培地である[1)]。ポリミキシンは多くの他のビブリオ属菌に抑制効果があり，高い菌数の競合菌が含まれる検体ではAPWよりもすぐれる[2)]。また，分離性を高めたい場合にAPWで一次増菌した後にSPBにて二次あるいは三次増菌する手法が使われている[3)]。近年，タウロコール酸塩を含むブロス（STブロス，pH6.0）は魚介類からの腸炎ビブリオの病原株の検出にすぐれるとの報告があり[4)]，腸炎ビブリオの選択的増菌法には，まだ検討する余地があるかもしれない。

TCBS（thiosulfate citrate bile salt sucrose）培地[5)]は，腸炎ビブリオなどのビブリオ属菌の分離および鑑別に最も広く使われている分離平板培地である。もともとは患者便からのコレラ菌の分離のために開発されたが，食品や環境からのビブリオ属菌の分離にも用いられている。その選択性は，ウシ胆汁末と高いpH（8.6）に基づく。TCBS培地上でのビブリオ属菌の特徴は，白糖分解性によってもたらされ，コレラ菌などの白糖分解性の菌は酸を産生してブロムチモールブルーとチモールブルーの色調変化によって黄色コロニーを形成し，腸炎ビブリオなどの非分解性の菌は緑色のコロニーを形成する。しかし，コロニーの密集や培養後の培地の保管によって，これらの結果は判定しがたい状態になる場合が多い[2)]。その理由として，タンパクの分解によってアルカリ性の代謝物が蓄積し培地が黄色化することや，遅延性に硫化水素を産生し硫化鉄を形成することでコロニーの黒色化を起こすビブリオ属菌以外の菌の存在などがあげられる。

近年，クロモアガービブリオ[2)]やX-VP agar[6)]など酵素基質培地の使用が増えている。これらの培地は，コロニーの色調などの形態で，腸炎ビブリオ，コレラ菌，ビブリオ・バルニフィカス，他のビブリオ属菌を簡易鑑別するために開発されている。酵素基質培地は，糖分解によるpHの変化などを利用した選択分離培地に比べて，すぐれた鑑別性を有する傾向がある。コロニーの色は近隣のコロニーによって影響を受けにくく，また，培養後の保存によるコロニー形態の変化が少ない[2)]。平成13年に食品衛生法の食品，添加物などの規

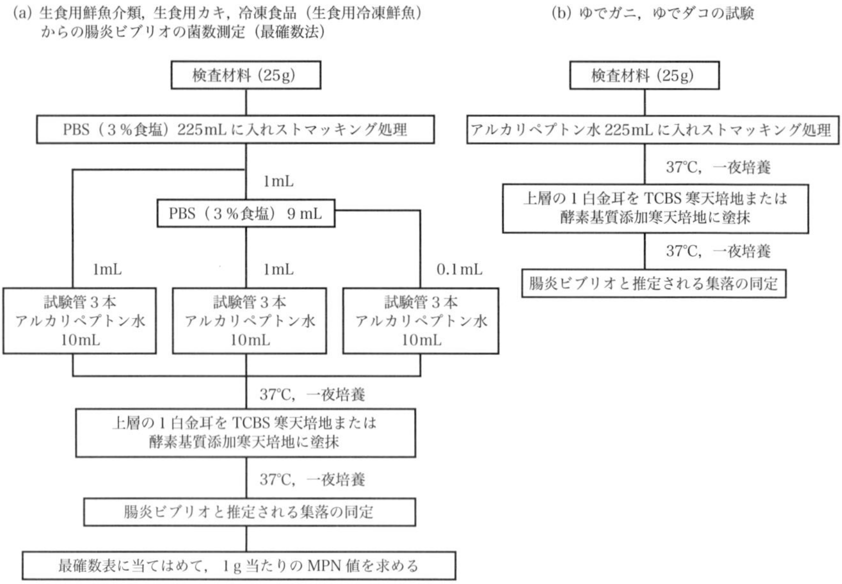

図１　食品衛生法の食品，添加物等の規格基準における腸炎ビブリオ検査法

格基準の一部改正において，定性検出によってゆでガニ，ゆでダコおよび調理済み非加熱摂取食品では 25g 当たり腸炎ビブリオ陰性，生食用鮮魚介類では最確数（MPN）法による定量検出によって腸炎ビブリオは 100MPN/g と設定された[7]。腸炎ビブリオの試験方法として，増菌培地には APW，分離培地には TCBS 培地または酵素基質培地の使用が示されている（図１）。

食中毒事例など患者からの腸炎ビブリオの検出[8]は，抗菌薬投与前に，排便直後の新鮮便から検出を行うことが最もよいとされ，便検体または輸送培地に穿刺し保存されたものを，TCBS 培地などの分離平板培地に直接塗抹して行われる（図２）。また，回復期患者便や固形便の場合は，増菌培養後に塗抹する必要がある。

分離株の同定のために，TSI 培地，無塩または塩加ペプトン水，VP 半流動培地，LIM 培地などを用いて，乳糖・白糖非分解，ブドウ糖分解，ブドウ糖からのガス非産生，硫化水素非産生，３および８％塩加ペプトン水での発育，０および 10％塩加ペプトン水での非発育，VP 反応陰性，リシン脱炭酸陽性，

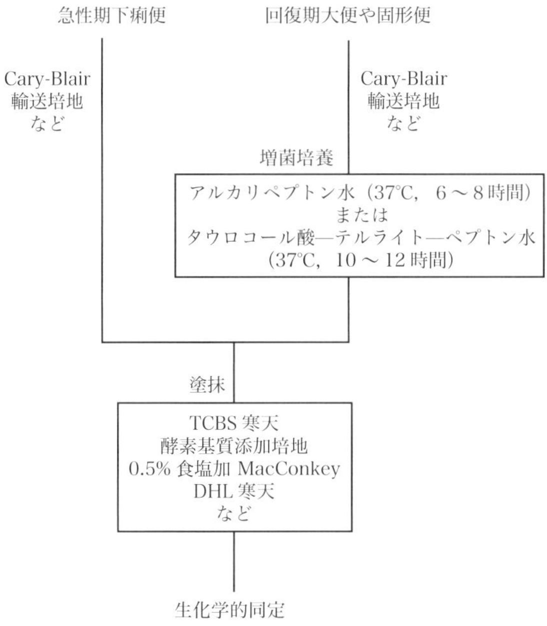

図2　便検体での腸炎ビブリオ検査法

インドール陽性を確認する。また，オキシダーゼ陽性など，ほかの基礎的性状も同定に有用である。性状試験から腸炎ビブリオと同定された菌株については，OおよびK抗原による血清型や後述の毒素遺伝子の保有を調べる。

3．免疫磁気ビーズ法

LPS，莢膜，鞭毛などの菌体表面抗原に対する抗体を使った免疫磁気ビーズ（immunomagnetic separation：IMS）法が開発され，細菌の分離に利用されており，病原細菌の検出率を改善する強力な手法となっている[9)]。選択増菌培地であっても検体中の多くの競合菌も増殖が可能であり，また，対象菌の生育や検出を阻害する食品・環境・臨床検体由来物質が，培養液の選択分離培地への塗抹時にもち込まれることもある。このため，最善の選択培地でさえ単独では対象菌を十分に検出できないこともある。これらを改善するために，微生物分野での免疫磁気ビーズ法が開発された。免疫磁気ビーズは，可磁化物質を含む高分子ポリマーを親水性ポリマーで覆ったものであり，抗体が親水性ポリマーに結合しやすい性質を利用したものである。菌体の抗原に対する抗体を使用することで，菌を特異的にビーズに結合させる。また，ビーズを磁石に吸着させることによって，培養液中のほかの菌や検体成分をビーズから分離する。さらに，リン酸緩衝生理食塩水（PBS）や界面活性剤を含むPBSによってビーズを再浮遊させ，再度磁石でビーズを吸着し，回収する操作を繰り返すことで，ビーズを洗浄して非特異的に吸着した菌を除去して対象菌を純化する。アウトブレイク株，流行株や細胞表面の抗原がわかっている株を，腸炎ビブリオの競合菌を高い菌数で含む検体から分離する場合には，IMS法を特に行ってみる価値がある。腸炎ビブリオでの例としては，パンデミック株の最も主要な血清型であるO3:K6の検出で，K6抗原に対する抗体を使ったIMS法が報告されている[10)]。日本国内で採取されたアサリおよび輸入アサリからO3:K6の分離を行ったところ，免疫磁気ビーズを用いない直接塗抹法では，O3:K6は分離した腸炎ビブリオ株の27.9%であったが，IMS法では35%であり，IMS法による検出率の上昇が認められた。

また，免疫磁気ビーズの浮遊液を選択増菌培地で増菌し，特定のビブリオの選択的な検出が試みられている[11, 12)]。Tomoyasu[11)]は，K5，K8，K37，K46，K55，K56，K63，K64，K71に対する抗体を作製し，それら抗体を使用して免疫磁気ビーズを開発した。IMS法を行った後に回収した免疫磁気ビーズを増菌することによって，食中毒原因食品からK5，K37，K56，K63，K64の腸炎ビブリオを検出することに使われた。同様のアプローチはK6，K25およびK68のパンデミック株の腸炎ビブリオを検出する際にも使われている[3,10,12,13)]。

Datta ら[14)]は，腸炎ビブリオの鞭毛に反応する抗Hモノクローナル抗体を使って免疫磁気ビーズを作製した。ビブリオ属菌の多くの種は種特異的なH抗原を保有しているが，*V. alginolyticus*，*V. harveyi* および *V. campbellii* などのいくつかの種では交差反応があり，このことは，異なる菌種で共通のH抗原を保有していることを示している。腸炎ビブリオの濃度が10^2cfu/mLの菌液を使って結合率を確認したところ35%であったことが報告されている。

4．PCR 法およびリアルタイム PCR 法

臨床や食品などの検査分野で積極的に遺伝子検査が導入されている。腸炎ビブリオについても特異性および感度にすぐれる遺伝子検出法が開発され，食品などの培養液からの腸炎ビブリオ検出に応用されている。遺伝子検出法が迅速性の面で培養法よりもすぐれていることは周知されているが，加えて培養法では腸炎ビブリオと性質の似た海洋細菌から本菌を選択または鑑別しがたい傾向にあり，遺伝子検出法はほかの細菌に阻害されることが少ない点も利点としてあげられる。しかし，遺伝子検出の感度の確保については十分な注意が必要である。検体の増菌培養液からの検出の際には，培養液中に含まれるさまざまな物質が遺伝子の増幅反応を阻害することもあるので，適切な DNA 抽出法を使用することが必要である。また，過剰な DNA 量による増幅阻害が起こる可能性にも注意を要する。

耐熱性溶血毒（thermostable direct hemolysin：TDH）および TDH 類似毒素（TRH）産生株は病原性腸炎ビブリオとされている。ヒトやウサギの赤血球を加えた我妻培地での神奈川現象によって TDH 産生性を確認することに加え，簡易で現実的である方法として TDH 遺伝子（*tdh*）の検出や逆受身ラテックス凝集反応（RPLA）法での TDH 検出も行われている。TRH 産生性については，培地での判定法や RPLA 法などの方法が知られておらず，TRH 遺伝子（*trh*）の検出が行われている。また，非病原性腸炎ビブリオを含む総腸炎ビブリオの検出にも，腸炎ビブリオ種特異的遺伝子配列が複数知られており，それらを検出対象とした遺伝子検出法が使われている。

1）DNA 抽出法

検体培養液をそのまま加熱する DNA 抽出法では，増幅反応の阻害物質が遺伝子増幅の反応液にもち込まれるため，食品や環境由来検体での良好な感度の遺伝子検査を行うには向かない。効果的な抽出方法として，アルカリ熱抽出法や酵素抽出法に加えてシリカメンブレン法，グラスファイバー法などの精製ステップを含むキットがあげられる。

2）PCR 法

最も安価であり検査室で最も多く導入されている遺伝子検出法は，PCR 産

表 1　腸炎ビブリオの PCR 法

検出対象	方　法	対象遺伝子
種特異的	PCR 法	*toxR*
		gyrB
		pR72H fragment
	リアルタイム PCR 法	*toxR*
病原性株	PCR 法	*tdh*
		tdh, *trh*
種特異的および病原性株	PCR 法	*tlh*, *tdh*, *trh*
	リアルタイム PCR 法	*tlh*, *tdh*, *trh*
		tlh, *tdh*, *trh*
		tlh, *tdh*, *trh*, ORF8
		tdh, *trh*, pR72H fragment
パンデミック株	PCR 法	*toxRS*
		ORF8

物を電気泳動法などによって検出する従来からの PCR 法であり，多くの実績がすでにある。腸炎ビブリオについても，多数の対象遺伝子について PCR 法が開発されており（表 1），*tdh* および *trh* 検出用の市販品も販売されている。

魚介類や海水環境検体からの腸炎ビブリオの分離株のほとんどは，病原性のマーカーを保有していないため，魚介類や海水環境での病原性腸炎ビブリオの菌数レベルについては信用できるデータがほとんどない。このため，魚介類のリスクアセスメントやリスクマネージメントに総腸炎ビブリオ菌数が用いられている。易熱性溶血毒（thermolabile hemolysin：TLH）遺伝子[15]，*toxR*[16]，*gyrB*[17]，pR72H fragment[17] などの腸炎ビブリオ種特異的遺伝子配列は，総腸炎ビブリオ検出の目的で用いられている。このなかで，Kim らによって開発された *toxR* を対象とする PCR 法[16] が，*gyrB*，*tlh*，pR72H fragment を対象とする PCR 法よりも特異性が高いことを，Croci ら[19] は報告している。*toxR* は，最初にコレラトキシンオペロンのレギュラトリー遺伝子として発見されたが，後にコレラ菌，腸炎ビブリオ，ビブリオ・バルニフィカス，*V.*

およびリアルタイム PCR 法

備　考	参考文献
	16)
	17)
	18)
プローブ使用	28)
	22)
シンプレックス PCR 法，共通反応条件	21)
マルチプレックス PCR 法	15)
プローブ使用，マルチプレックス PCR 法	29)
シンプレックス PCR 法，共通反応条件	32)
プローブ使用，マルチプレックス PCR 法	30)
プローブ使用，マルチプレックス PCR 法	31)
	23)
	24)

fischeri，*Photobacterium*，*V. alginolyticus*，*Grimontia*（*V.*）*hollisae*，*V. mimicus*，*V. fluvialis* および *V. anguillarum* の多数の遺伝子の調整に関与することが判明した[20]。また，*toxR* はビブリオ属菌種間でよく保存されている遺伝子でもあることも明らかになり，*toxR* の配列の一部が種特異的 PCR プライマーの開発に有用なことが報告されている。

Tada ら[21]の開発した *tdh* および *trh* を検出する PCR 法は，広く使われており，その検出限界は純培養菌で 400fg（100cells）/ 反応とされている。しかし，糞便検体では抑制物質が存在するため感度が下がることが報告されている。また，Karunasagar ら[22]は，*tdh* を対象とした PCR 法を開発し，APW で魚検体を 8 時間培養した後にその培養液に 10cells/mL 濃度で接種した腸炎ビブリオを検出できると報告している。さらに，Bej ら[15]は，*tlh*，*tdh* および *trh* を検出対象としたマルチプレックス PCR 法を開発した。10^{1} ～ 10^{2} cfu/10g の濃度で腸炎ビブリオに汚染されたカキを APW で増菌した培養液から，3 種類すべての遺伝子が検出された。分離株が腸炎ビブリオであることを同定するには生化学的性状試験に1週間ほどを必要とするが，PCR 法によって増菌培養液を試験することによって 24 時間以内に汚染の有無が判明することは，モニタリングなど結果が急がれる場合に大変に有効である。

インドのコルカタで 1996 年に突然に出現し，アジア，北米，ヨーロッパ，南米，アフリカなどで感染の流行をもたらした腸炎ビブリオ血清型 O3:K6 パンデミッククローンについて，特徴的な遺伝子を対象にした検出系が開発されている。Matsumoto ら[23]は，パンデミッククローンの検出のために *toxRS* シークエンスを使った group specific(GS)-PCR 法を開発した。この方法によって，O4:K68，O1:KUT のようなほかの血清型の株が遺伝学的にはパンデミック O3:K6 クローンと区別できないことが判明した。また，Myers ら[24]は，パンデミック O3:K6 クローンに特異的な ORF8 の配列の検出法について報告している。

工藤ら[3]は，魚介類の *tdh* 陽性腸炎ビブリオ数を測定するために，MPN 法で増菌培養した各試験管の培養液について *tdh* を対象遺伝子とした PCR 法（MPN-PCR 法）を行い，分離培養法で得られた総腸炎ビブリオ数との相関について検討している。また，Miwa ら[25, 26]は，総腸炎ビブリオおよび病原性腸炎ビブリオを MPN-PCR 法で検出する方法について評価し，また，この方法を応用して市販の水産食品の汚染調査を行っている。Alam ら[27]も，*toxR*, *tdh* および *trh* を対象とした MPN-PCR 法によって総腸炎ビブリオおよび病原性腸炎ビブリオの菌数レベルを調査している。遺伝子検出法を MPN 法と組み合わせたアプローチは，これまでの培養法での結果よりも感度がすぐれることが報告されている。

3）リアルタイム PCR 法

近年，電気泳動法による PCR 産物の検出の必要がなく，検出感度も電気泳動法よりすぐれるリアルタイム PCR 法が普及している。PCR 法と同じ対象遺伝子が検出対象として選ばれているものが多くある。PCR 法と同じようにプライマーによって DNA を増幅するが，TaqMan プローブ法など蛍光プローブを含む系が多く用いられており，高い特異性を有した増幅産物の検出が期待できる。Cycle threshold（Ct）値は リアルタイム PCR 法における蛍光値がバックグラウンドよりも著しく高くなった時点であり，検体における対象遺伝子の初期レベル，すなわち初期菌数を反映する。このため，リアルタイム

PCR法は通常のPCR法ではできなかった定量的な検出が行える。ただし，検出に蛍光プローブではなく，DNAの2本鎖であれば増幅配列に関係なく結合するSYBR Greenをシグナル検出に使う際は，非特異的な増幅産物を検出する問題が起こりうる。現時点では，腸炎ビブリオの検出のためのリアルタイムPCR法の開発は，ほかの食中毒菌に比べてさほど多くはないが（表**1**），今後，試験研究機関での利用が進むことによってすぐれた系が確立されていくものと思われる。

腸炎ビブリオ特異的*toxR*を対象にしたTaqMan PCR法では，腸炎ビブリオを実験的に接種した海水および魚介類，また，自然汚染の魚介類について，定量検出法として評価が行われた[28)]。その結果，培養法とリアルタイムPCR法によって得られた腸炎ビブリオ菌数の違いは10倍以内であり，定量的な測定にリアルタイムPCR法を応用できることが示されている。

腸炎ビブリオの病原性マーカー（*tdh* および *trh*）や種特異的遺伝子（*tlh*, *toxR* や R72H fragment）を対象としたプライマーを使用したマルチプレックスリアルタイム PCR 法も多数報告されている[29～32)]。Nordstrom ら[29)]が報告したマルチプレックスリアルタイム PCR 法では，病原性の腸炎ビブリオの検出感度は＜10cfu/反応としている。また，自然汚染のカキを検体とし，MPN法とマルチプレックスリアルタイムPCR法を組み合わせたMPN-PCR法を，FDA-BAM（Food and Drug Administration Bacteriological Analytical Manual）法[33)]と比較したところ，総腸炎ビブリオおよび病原性腸炎ビブリオのレベルを検出するには，このMPN-PCR法が非常に役立つとしている。この検出系は，検体成分によるPCR抑制を知るために，内部標準を使用している。Ward と Bej[30)]は，総腸炎ビブリオ（*tlh*）および O3:K6 血清型を含む病原性腸炎ビブリオ（*tdh*, *trh* および ORF8）をカキから検出するためのマルチプレックスリアルタイム PCR 法を開発した。純培養菌での検出限界は 10^4cfu/mLであり，自然汚染のカキの調査を行って，有用な方法であることを評価している。Robert-Pillot ら[31)]は，*tdh*, *trh* および R72H を対象にしたマルチプレックスリアルタイム PCR 法を開発した。実験的に菌を接種したエビを使って，MPN法と通常のPCR法を組み合わせたMPN-PCR法と，このリアルタイムPCR法を比較したところ，両方法はよく相関していた。6時間の増菌培養であれば2日で結果を得ることができるとしている。Davis ら[32)]は，食中毒事例での海産物を，培養法と *tlh*, *tdh* および *trh* を対象としたリアルタイム PCR 法を使って解析した。中華レストランでの腸炎ビブリオ食中毒で喫食されていたムール貝から，*tdh* 陽性菌がリアルタイム PCR 法と培養法の両方で検出され，ほかの食品からは検出されなかった。食中毒事例の迅速な調査にリアルタイム PCR 法が有効であるとしている。

5．まとめ

多くの食中毒細菌の食品や環境からの検査法は従来から培養法が主であり，遺伝子検出は分離株の病原遺伝子の確認などに使われることが多かった。しかし，近年，検体培養液から遺伝子検出が試みられるようになった。PCR 法，リアルタイム PCR 法，LAMP 法などの遺伝子検出法は，今後さらに応用され試験に使用されることが予想される。従来からの培養法によって菌株を分離する際の効率化にも重要な役割を果たすと考えられる。腸炎ビブリオ食中毒は生鮮魚介類を介することが多いことから，時間を要する試験方法では試験結果が判明する前に生鮮魚介類が消費されていることも容易に考えられる。今後の腸炎ビブリオの食品からの検出では，腸炎ビブリオ特異的遺伝子や *tdh* など病原因子の遺伝子を対象にした遺伝子検出を取り入れ，食品培養液からの遺伝子検出によって，効率的に迅速に試験結果を得られる方法を確立することが必要と考えられる。

◆ 参考文献 ◆

1）Sakazaki R, Karashimada T, Yuda K, Sakai S, Asakawa Y, Yamazaki M, Nakanishi H, Kobayashi K, Nishio T, Okazaki H, Doke T, Shimada T, Tamura K（1979）: Enumeration of, and hygienic standard of food safety for, *Vibrio parahemolyticus*. Arch Lebensmittelhyg **30**：103–106.

2）Hara-Kudo Y, Nishina T, Nakagawa H, Konuma H, Hasegawa J, Kumagai S（2001）: Improved method for detection of *Vibrio parahaemolyticus* in seafood. Appl Environ Microbiol **67**：5819–5823.

3）Hara-Kudo Y, Sugiyama K, Nishibuchi M, Chowdhury A, Yatsuyanagi J, Ohtomo Y, Saito A, Nagano H, Nishina T, Nakagawa H, Konuma H, Miyahara M, Kumagai S（2003）: Prevalence of pandemic TDH-producing *Vibrio parahaemolyticus* O3:K6 in seafood and the coastal environment in Japan. Appl Environ Microbiol **69**：3883–3891.

4) Raghunath P, Karunasagar I, Karunasagar I (2009): Improved isolation and detection of pathogenic *Vibrio parahaemolyticus* from seafood using a new enrichment broth. Int J Food Microbiol **129**: 200–203.
5) Kobayashi T, Enomoto S, Sakazaki R, Kuwahara S (1963): A new selective isolation medium for the *Vibrio* group (Modified Nakanishi's medium-TCBS agar). Jpn J Bacteriol **18**: 387–392.
6) Kodaka H, Teramura H, Mizuochi S, Saito M, Matsuoka H (2009): Evaluation of the Compact Dry VP method for screening raw seafood for total *Vibrio parahaemolyticus*. J Food Prot **72**: 169–173.
7) (2001): 厚生労働省医薬局食品保健部基準課長通知平成13年6月29日食基発第22号「腸炎ビブリオの試験方法について」. 食品衛生研究 **51**: 94–97.
8) 坂崎利一 (2000): *Vibrio parahaemolyticus*. 新訂 食水系感染症と細菌性食中毒, pp153–167, 中央法規出版.
9) Olsvik O, Popovic T, Skjerve E, Cudjoe KS, Hornes E, Ugelstad J, Uhlén M (1994): Magnetic separation techniques in diagnostic microbiology. Clin Microbiol Rev **7**: 43–54.
10) 工藤由起子, 杉山寛治, 斎藤彰暢, 仁科徳啓, 長谷川順子, 中川弘, 市原智子, 小沼博隆, 熊谷進 (2001): 免疫磁気ビーズ法および酵素基質培地を用いたTDH産生性腸炎ビブリオO3:K6の自然汚染貝からの検出. 感染症学雑誌 **75**: 955–960.
11) Tomoyasu T (1992): Development of the immunomagnetic enrichment method selective for *Vibrio parahaemolyticus* serotype K and its application to food poisoning study. Appl Environ Microbiol **58**: 2679–2682.
12) Vuddhakul V, Chowdhury A, Laohaprertthisan V, Pungrasamee P, Patararungrong N, Thianmontri P, Ishibashi M, Matsumoto C, Nishibuchi M (2000): Isolation of a pandemic O3:K6 clone of a *Vibrio parahaemolyticus* strain from environmental and clinical sources in Thailand. Appl Environ Microbiol **66**: 2685–2689.
13) Vuddhakul V, Soboon S, Sunghiran W, Kaewpiboon S, Chowdhury A, Ishibashi M, Nakaguchi Y, Nishibuchi M (2006): Distribution of virulent and pandemic strains of *Vibrio parahaemolyticus* in three molluscan shellfish species (*Meretrix meretrix, Perna viridis*, and *Anadara granosa*) and their association with foodborne disease in southern Thailand. J Food Prot **69**: 2615–2620.
14) Datta S, Janes ME, Simonson JG (2008): Immunomagnetic separation and coagglutination of *Vibrio parahaemolyticus* with anti-flagellar protein monoclonal antibody. Clin Vaccine Immunol **15**: 1541–1546.
15) Bej AK, Patterson DP, Brasher CW, Vickery MCL, Jones DD, Kaysner CA (1999): Detection of total and hemolysin-producing *Vibrio parahaemolyticus* in shellfish using multiplex PCR amplification of *tl*, *tdh* and *trh*. J Microbiol Methods **36**: 215–225.
16) Kim YB, Okuda J, Matsumoto C, Takahashi N, Hashimoto S, Nishibuchi M (1999): Identification of *Vibrio parahaemolyticus* strains at the species level by PCR targeted to the *toxR* gene. J Clin Microbiol **37**: 1173–1177.
17) Venkateswaran K, Dohmoto N, Harayama S (1998): Cloning and nucleotide sequence of the *gyrB* gene of *Vibrio parahaemolyticus* and its application in detection of this pathogen

in shrimp. Appl Environ Microbiol **64**：681–687.

18) Lee CY, Pan SF, Chen CH (1995)：Sequence of a cloned pR72H fragment and its use for detection of *Vibrio parahaemolyticus* in shellfish with the PCR. Appl Environ Microbiol **61**：1311–1317.

19) Croci L, Suffredini E, Cozzi L, Paniconi M, Ciccaglioni G, Colombo MM (2007)：Evaluation of different polymerase chain reaction methods for the identification *of Vibrio parahaemolyticus* strains isolated by cultural methods. J AOAC Int **90**：1588–1597.

20) Conejero MJ, Hedreyda CT (2003)：Isolation of partial *toxR* gene of *Vibrio harveyi* and design of *toxR*-targeted PCR primers for species detection. J Appl Microbiol **95**：602–611.

21) Tada J, Ohashi T, Nishimura N, Shirasaki Y, Ozaki H, Fukushima S, Takano J, Nishibuchi M, Takeda Y (1992)：Detection of the thermostable direct hemolysin gene (*tdh*) and the thermostable direct hemolysin-related hemolysin gene (*trh*) of *Vibrio parahaemolyticus* by polymerase chain reaction. Mol Cell Probes **6**：477–487.

22) Karunasagar I, Sugumar G, Karunasagar I, Reilly PJ (1996)：Rapid polymerase chain reaction method for detection of Kanagawa positive *Vibrio parahaemolyticus* in seafoods. Int J Food Microbiol **31**：317–323.

23) Matsumoto C, Okuda J, Ishibashi M, Iwanaga M, Garg P, Rammamurthy T, Wong HC, Depaola A, Kim YB, Albert MJ, Nishibuchi M (2000)：Pandemic spread of an O3:K6 clone of *Vibrio parahaemolyticus* and emergence of related strains evidenced by arbitrarily primed PCR and *toxRS* sequence analyses. J Clin Microbiol **38**：578–585.

24) Myers ML, Panicker G, Bej AK (2003)：PCR detection of a newly emerged pandemic *Vibrio parahaemolyticus* O3:K6 pathogen in pure cultures and seeded waters from the Gulf of Mexico. Appl Environ Microbiol **69**：2194–2200.

25) Miwa N, Kashiwagi M, Kawamori F, Masuda T, Sano Y, Hiroi M, Kurashige H (2006)：Levels of *Vibrio parahaemolyticus* and thermostable direct hemolysin gene-positive organisms in retail seafood determined by the most probable number-polymerase chain reaction (MPN-PCR) method. Shokuhin Eiseigaku Zasshi **47**：41–45.

26) Miwa N, Nishio T, Arita Y, Kawamori F, Masuda T, Akiyama M (2003)：Evaluation of MPN method combined with PCR procedure for detection and enumeration of *Vibrio parahaemolyticus* in seafood. Shokuhin Eiseigaku Zasshi **44**：289–293.

27) Alam MJ, Tomochika K, Miyoshi S, Shinoda S (2002)：Environmental investigation of potentially pathogenic *Vibrio parahaemolyticus* in the Seto-Inland Sea, Japan. FEMS Microbiol Lett **208**：83–87.

28) Takahashi H, Iwade Y, Konuma H, Hara-Kudo Y (2005)：Development of a quantitative real-time PCR method for estimation of the total number of *Vibrio parahaemolyticus* in contaminated shellfish and seawater. J Food Prot **68**：1083–1088.

29) Nordstrom JL, Vickery MC, Blackstone GM, Murray SL, DePaola A (2007)：Development of a multiplex real-time PCR assay with an internal amplification control for the detection of total and pathogenic *Vibrio parahaemolyticus* bacteria in oysters. Appl Environ Microbiol **73**：5840–5847.

30) Ward LN, Bej AK (2006) : Detection of *Vibrio parahaemolyticus* in shellfish by use of multiplexed real-time PCR with TaqMan fluorescent probes. Appl Environ Microbiol **72** : 2031–2042.
31) Robert-Pillot A, Copin S, Gay M, Malle P, Quilici ML (2010) : Total and pathogenic *Vibrio parahaemolyticus* in shrimp : fast and reliable quantification by real-time PCR. Int J Food Microbiol **143** : 190–197.
32) Davis CR, Heller LC, Peak KK, Wingfield DL, Goldstein-Hart CL, Bodager DW, Cannons AC, Amuso PT, Cattanii J (2004) : Real-time PCR detection of the thermostable direct hemolysin and thermolabile hemolysin genes in a *Vibrio parahaemolyticus* cultured from mussels and mussel homogenate associated with a foodborne outbreak. J Food Prot **67** : 1005–1008.
33) DePaola A Jr, Kaysner CA (2004) : Bacteriological Analytical Manual Online, chapter 9. [Online] U.S. Food and Drug Administration, Rockville, Md. (http://www.fda.gov/Food/ScienceResearch/LaboratoryMethods/BacteriologicalAnalyticalManualBAM/UCM070830).

V－1．培養・検出法の進歩

2）LAMP 法

山崎　渉

1．はじめに

LAMP（loop-mediated isothermal amplification）法は，Notomi らによって開発された，DNA を短時間で増幅・検出する技術である[1)]。LAMP 法では，6〜8 領域を認識する 4〜6 種類のプライマーと，鎖置換活性をもつ DNA 合成酵素ならびに基質などを用い，60 〜 65℃付近の一定温度下で標的遺伝子が増幅される[1, 2)]。それゆえ，増幅効率ならびに反応特異性が高く，15 〜 60 分以内と短時間で標的遺伝子を 10^9 〜 10^{10} 倍程度に増幅することができる[1〜3)]。反応副生物であるピロリン酸マグネシウム生成により生じる濁度上昇によって判定するために，増幅から判定までを 1 本の反応チューブ内で完結させることができる[3)]。専用の測定機器がない環境でもヒートブロックやウォーターバスを使用して増幅・検出が可能であり，簡易迅速かつ安価な検査法である[3〜5)]。

マラリアや結核，コレラ，SARS などの感染症や腸管出血性大腸菌，サルモネラなどの食中毒を引き起こす多くの病原体の迅速検出を目的とした LAMP 法が多数開発されており[4, 6〜9)]，いくつかは市販キット化されている。LAMP 法は各種病原体の野外調査や食中毒・食品検査においても利用されており，PCR 法と比較して簡易迅速性，検出感度ならびに経済性にすぐれている[5, 7, 9)]。LAMP 法は高価な機器類や試薬類を必要としないので，開発途上国における感染症診断や野外調査に特に有用である。

2．DNA 抽出

LAMP 法における DNA 抽出は，アルカリ加熱抽出法が広く用いられている[6, 9〜12)]。選択分離培地上に発育した腸炎ビブリオコロニーからの DNA 抽出

① TCBS，あるいは酵素基質培地上の新鮮菌少量を 50μL の水酸化ナトリウム溶液（25mmol/L）に浮遊させ，十分に混和

↓

② 95℃で 5 ～ 10 分間加熱

↓

③ 4μL の Tris- 塩酸溶液（1 mol/L，pH7.5）で中和

↓

④ 20,000×g，4 ℃で 5 分間遠心

↓

⑤ 上清 1 ～ 2μL をテンプレート DNA として LAMP 法に使用

図1　培養菌からの DNA 抽出法

① 魚介類 25g をアルカリペプトン水などの液体増菌培地 225mL に加え，所定の時間・温度（たとえば 36℃・18 時間）で培養（ストマッカーを使用する場合は 30 秒以内）

↓

② 増菌培養液を撹拌することなく，液面最上部から 1 mL 採取し 1.5mL 滅菌マイクロチューブに加え，900×g，4 ℃で 1 分間遠心

↓

③ 上清を新しい 1.5mL 滅菌マイクロチューブに移し，10,000×g，4 ℃で 5 分間遠心

↓

④ 上清を捨て沈渣に 50μL の水酸化ナトリウム溶液(25mmol/L)を加え，ボルテックスで十分に混和

↓

⑤ 95℃で 5 ～ 10 分間加熱

↓

⑥ 4μL の Tris- 塩酸溶液（1 mol/L，pH7.5）で中和

↓

⑦ 20,000×g，4 ℃で 5 分間遠心

↓

⑧ 上清 1 ～ 2μL をテンプレート DNA として LAMP 法に使用

図2　魚介類増菌培養液からの DNA 抽出法の一例

手順を図１に，スクリーニングを目的とする増菌培養液からのDNA抽出手順を図２にそれぞれ示す。市販のDNA抽出キットを使用しても同様の結果が得られるが，アルカリ加熱抽出法は市販キットよりも簡易迅速かつ経済的である。

図２の②～④の工程は増菌培養液中の標的菌を濃縮するとともに，液体増菌培地ならびに魚介類成分に含まれる反応阻害物質の簡易な除去を目的としている[11,13]。長時間のストマッカー処理により魚介類由来成分が培地中に過剰に遊離し，LAMP反応を阻害する可能性があるため，魚介類と液体増菌培地を混和する際のストマッカー処理は30秒以内あるいは魚介類表面を手で穏やかにもむ程度の処理にとどめる。魚介類の腸炎ビブリオ汚染は通常，表面汚染にとどまり魚介類の実質におよぶことはまれであるため，激しいストマッカー処理は不要である。図２の②に示す増菌培養液に替えて糞便10%乳剤を使用すれば，ヒトの糞便から標的遺伝子のスクリーニングも可能と思われる[9]。ただし，この場合は糞便由来反応阻害物質の影響がないことを確認したうえで実施する必要がある。

３．LAMP法による腸炎ビブリオの菌種特異的遺伝子（*tlh*）の検出

腸炎ビブリオを特異的に検出するために，*tlh*（易熱性溶血毒，thermolabile hemolysin），*toxR*の菌種特異的配列を利用したLAMP法による検出法がYamazakiら，Chenらによって，それぞれ開発されている[10,11]。魚介類・海水などの環境由来検体においては，病原性を有する腸炎ビブリオは，より多数の非病原性腸炎ビブリオと同時に分離される。分離平板上の形態や生化学的性状による両者の識別は不可能である。食品衛生法においては，生鮮魚介類の汚染の指標として，病原因子の有無ではなく，菌分離ならびに生化学的性状試験による同定に基づく腸炎ビブリオの定量・定性試験が利用されている（たとえば，生食用魚介類においては，１g当たり腸炎ビブリオ最確数100以下，ゆでダコ・ゆでガニにおいては25g当たり腸炎ビブリオ陰性）。このような培養法を基礎としている検査は結果判明に日数を必要とするため，菌種特異的なLAMP法はその迅速化に有用である。

既報の*tlh*ならびに*toxR*を特異的に検出するLAMP法の１反応チューブ当たりの検出感度を比較すると，前者は２cfu，後者は47cfuである。原則的に２本使用されるループプライマーが，*toxR*用のLAMPプライマーセットには

表１　腸炎ビブリオ菌種特異的遺伝子（*tlh*）検出用 LAMP プライマー

プライマー名	配列（5'→3'）	プライマーの位置
Tlh-FIP	ATGTTTTTAAATGAAACGGAGCTCCGGCAAAA AACGAAGATGGT	392-368, 321-339
Tlh-BIP	ACGTCGCAAAACGTTATCCGGCGAAGAACGTA ATGTCTG	406-425, 487-467
Tlh-F3	AGCTACTCGAAAGATGATCC	283-302
Tlh-B3	GGTTGTATGAGAAGCGATTG	511-492
Tlh-LF	ACCAGTAGCCGTCAATG	367-351
Tlh-LB	TTAGATTTGGCGAACGAGA	445-463

プライマーの位置：M36437（GenBank accession no.）に対応。

1本のみ使用されていることが，両者の検出感度が異なる原因と思われる。本稿では，より検出感度の高い *tlh* 用の LAMP 法について述べる。

TLH は Taniguchi らによって初めて報告された[14]。腸炎ビブリオのみに菌種特異的に存在するという特性から，腸炎ビブリオの遺伝子診断に汎用されている[15〜17]。これらの知見を基に，各種生化学的性状試験および PCR 法によって同定した国内胃腸炎患者・海外旅行者由来株ならびに環境由来株計 232 株を使用して，表**1**に示す腸炎ビブリオを菌種特異的に検出する LAMP プライマーセットが構築されている[11]。反応液組成は表**2**に示すとおりである。

4．LAMP 法による耐熱性溶血毒遺伝子（*tdh*）の検出

腸炎ビブリオの主要な病原因子として，耐熱性溶血毒（thermostable direct hemolysin：TDH）ならびに TDH 類似毒素（TDH-related hemolysin：TRH）が知られており[18]，Nemoto ら，Yamazaki らによって *tdh* を特異的に検出する LAMP 法が開発されている[19,20]。本稿では，より多数の菌株を使用し，なおかつ腸炎ビブリオ以外の *tdh* 保有菌種（後述）も加えた検討を行っている Yamazaki らの LAMP 法について述べる。PCR 法およびハイブリダイゼーション法によって，*tdh* 保有の有無を確認済の国内胃腸炎患者・海外旅行者由来株および環境由来株計 150 株を使用して，表**3**に示す LAMP プライマーセット

表２　LAMP 反応液の組成

DNA テンプレート	2　μL
Bst ポリメレース（8 ユニット）	1　μL
リアクションミックス	12.5 μL
プライマーミックス*	1.3 μL
精製水	8.2 μL
計	25　μL

*：下表のとおり混合し，計 1,300 μL（1,000 検体用）とし，1 検体当たり 1.3 μL を使用。

プライマーミックス（*tdh* 用）

Tdh-FIP	(100 μmol/L)	400 μL
Tdh-BIP	(100 μmol/L)	400 μL
Tdh-LF	(100 μmol/L)	200 μL
Tdh-LB	(100 μmol/L)	200 μL
Tdh-F3	(100 μmol/L)	50 μL
Tdh-B3	(100 μmol/L)	50 μL

プライマーミックス（*tlh* 用）

Tlh-FIP	(100 μmol/L)	400 μL
Tlh-BIP	(100 μmol/L)	400 μL
Tlh-LF	(100 μmol/L)	200 μL
Tlh-LB	(100 μmol/L)	200 μL
Tlh-F3	(100 μmol/L)	50 μL
Tlh-B3	(100 μmol/L)	50 μL

表３　耐熱性溶血毒遺伝子（*tdh*）の検出用 LAMP プライマー

プライマー名	配列（5’→ 3’）	プライマーの位置
Tdh-FIP	GTACCTGACGTTGTGAATACTGATTGTCTCTG ACTTTTGGACAAAC	353-327, 268-288
Tdh-BIP	TGACATCCTACATGACTGTGAACACTTATAGCC AGACACCGC	362-385, 429-412
Tdh-F3	AGATATTGTTTGTTGTTCGAGAT	209-231
Tdh-B3	AACACAGCAGAATGACCG	449-432
Tdh-LF	GTACGGTTTTCTTTTTACATTACG	312-289
Tdh-LB	AAGACTATACAATGGCAGCG	395-414

プライマーの位置：X54340（GenBank accession no.）に対応。

が構築されている。選択分離培地上に発育したコロニーを用いた場合，*tdh* を特異的に検出できる（表２）。なお，*tdh* ならびに *trh* は腸炎ビブリオのみが特異的に保有するわけではない。すべての *Grimontia hollisae* は *tdh* を保有しており，ほかにも *V. cholerae* および *V. mimicus* の *tdh* 保有株，*Aeromonas*

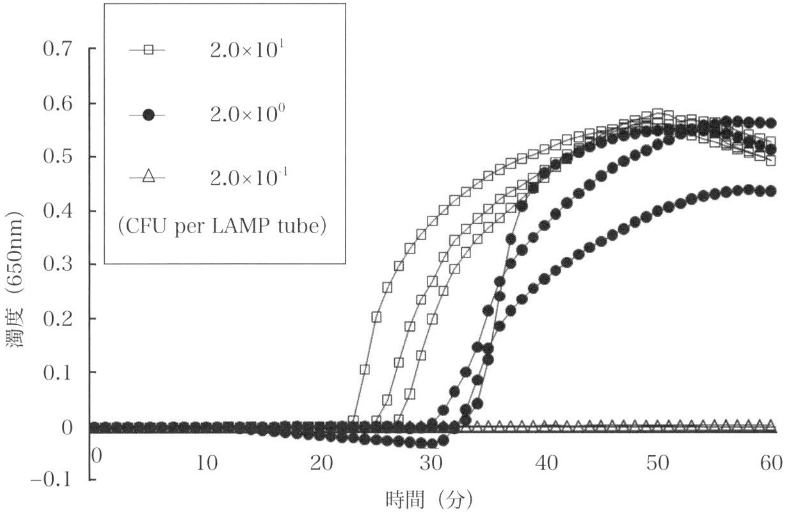

図3　エビに添加した際の *tlh* 検出用 LAMP 法の検出感度

veronii, *V. alginolyticus* の *trh* 保有株が報告されている[21～24]。

5. 検出感度

図2に示す方法により，アルカリペプトン水で作成した 10% エビ乳剤に腸炎ビブリオを添加した際の検出感度は図3に示すとおり，1 反応チューブ当たり 2 cfu であり，PCR 法よりも検出感度は 10 倍よい[11]。同様にして測定した *tdh* の検出感度は *tdh* を 2 コピー保有している菌株を使用した際, 1 反応チューブ当たり 0.8cfu である[20]。

6. 市販試薬キットならびに自家調合試薬を使用した LAMP 反応

LAMP 法に用いる試薬は, プライマーを除き, DNA 増幅試薬キット（84,000 円 /192 検体）として栄研化学から市販されている。プライマーはカスタム合

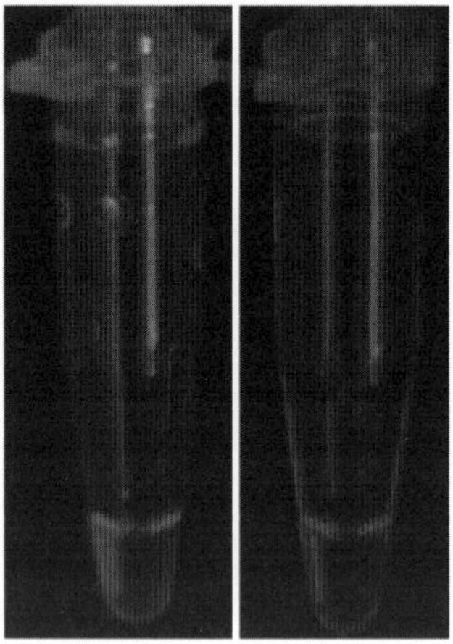

図4　肉眼による LAMP 反応の増幅確認
文献 20）から転載

成により入手する。LAMP 法に用いるプライマーはメーカーや精製グレードによって増幅効率が著しく異なることが知られているので，最善のものを使用する。通常，インナープライマー（FIP および BIP）は HPLC グレード，アウタープライマー（F3 および B3）とループプライマー（LF および LB）はシークエンスグレードもしくは HPLC グレードが推奨される。

表3に示す反応液をチューブ内で混和し，Loopamp リアルタイム濁度計，PCR 用サーマルサイクラー，ヒートブロックあるいはウォーターバスを用いて，65℃で 60 分間反応させる。反応終了後，放置しておくと機器の余熱によって反応が進み偽陽性となる場合があるので，すぐに結果を確認しない場合は，65℃・60 分の反応後，さらに 80℃・2 分の条件で酵素を失活させておく。リアルタイム濁度計を使用する場合，反応開始から 60 分以内に濁度 0.1 に達した検体を陽性と判定する。肉眼によって判定する場合，反応終了時にチューブを目視し，チューブ内に明確な白濁が確認できていれば陽性と判定する（図4参照）。

DNA 増幅試薬キット中の試薬は表4に示すとおり，すべて個々に購入した

表4　自家調合試薬を用いたLAMP反応液の組成

①4 mix

1 mol/L Tris-塩酸(pH8.8)	500 μL
1 mol/L 塩化カリウム	250 μL
1 mol/L 硫酸アンモニウム	250 μL
5％ ツィーン20	1,000 μL
計（1,000検体用）	2,000 μL

②LAMPリアクションミックス

①4 mix	200 μL
100mmol/L 硫酸マグネシウム	200 μL
10mmol/L dNTPs	350 μL
5 mol/L ベタイン	400 μL
精製水	100 μL
計（100検体用）	1,250 μL

③LAMP反応液

DNAテンプレート	2 μL
*Bst*ポリメレース（8ユニット）	1 μL
②LAMPリアクションミックス	12.5 μL
プライマーミックス	1.3 μL
精製水	8.2 μL
計	25 μL

うえで自家調合すれば同等品の作製が可能である。自家調合による試薬はきわめて安価（100円以下/1検体）であり，市販試薬キットと比較して遜色のない増幅結果が得られる。

◆ 参考文献 ◆

1）Notomi T, Okayama H, Masubuchi H, Yonekawa T, Watanabe K, Amino N, Hase T（2000）: Loop-mediated isothermal amplification of DNA. Nucleic Acids Res **28**：E63.

2）Nagamine K, Hase T, Notomi T（2002）：Accelerated reaction by loop-mediated isothermal amplification using loop primers. Mol Cell Probes **16**：223–229.

3）Mori Y, Nagamine K, Tomita N, Notomi T（2001）：Detection of loop-mediated isothermal amplification reaction by turbidity derived from magnesium pyrophosphate formation. Biochem Biophys Res Commun **289**：150–154.

4）Han ET, Watanabe R, Sattabongkot J, Khuntirat B, Sirichaisinthop J, Iriko H, Jin L, Takeo S, Tsuboi T（2007）：Detection of four *Plasmodium* species by genus-and species-specific loop-mediated isothermal amplification for clinical diagnosis. J Clin Microbiol

45：2521–2528.

5) Hill J, Beriwal S, Chandra I, Paul VK, Kapil A, Singh T, Wadowsky RM, Singh V, Goyal A, Jahnukainen T, Johnson JR, Tarr PI, Vats A (2008)：Loop-mediated isothermal amplification assay for rapid detection of common strains of *Escherichia coli*. J Clin Microbiol **46**：2800–2804.

6) Hara-Kudo Y, Nemoto J, Ohtsuka K, Segawa Y, Takatori K, Kojima T, Ikedo M (2007)：Sensitive and rapid detection of Vero toxin-producing *Escherichia coli* using loop-mediated isothermal amplification. J Med Microbiol **56**：398–406.

7) Hara-Kudo Y, Yoshino M, Kojima T, Ikedo M (2005)：Loop-mediated isothermal amplification for the rapid detection of *Salmonella*. FEMS Microbiol Lett **253**：155–161.

8) Poon LL, Leung CS, Tashiro M, Chan H, Wong BW, Yuen KY, Guan Y, Peiris JS (2004)：Rapid detection of the severe acute respiratory syndrome (SARS) coronavirus by a loop-mediated isothermal amplification assay. Clin Chem **50**：1050–1052.

9) Yamazaki W, Seto K, Taguchi M, Ishibashi M, Inoue K (2008)：Sensitive and rapid detection of cholera toxin-producing *Vibrio cholerae* using a loop-mediated isothermal amplification. BMC Microbiol **8**：94.

10) Chen S, Ge B (2010)：Development of a toxR-based loop-mediated isothermal amplification assay for detecting *Vibrio parahaemolyticus*. BMC Microbiol **10**：41.

11) Yamazaki W, Ishibashi M, Kawahara R, Inoue K (2008)：Development of a loop-mediated isothermal amplification assay for sensitive and rapid detection of *Vibrio parahaemolyticus*. BMC Microbiol **8**：163.

12) Yamazaki W, Taguchi M, Ishibashi M, Kitazato M, Nukina M, Misawa N, Inoue K (2008)：Development and evaluation of a loop-mediated isothermal amplification assay for rapid and simple detection of *Campylobacter jejuni* and *Campylobacter coli*. J Med Microbiol **57**：444–451.

13) Yamazaki W, Kumeda Y, Uemura R, Misawa N (2011)：Evaluation of a loop-mediated isothermal amplification assay for rapid and simple detection of *Vibrio parahaemolyticus* in naturally contaminated seafood samples. Food Microbiol **28**：1238–1241.

14) Taniguch H, Ohta H, Ogawa M, Mizuguchi Y (1985)：Cloning and expression in *Escherichia coli* of *Vibrio parahaemolyticus* thermostable direct hemolysin and thermolabile hemolysin genes. J Bacteriol **162**：510–515.

15) Bej AK, Patterson DP, Brasher CW, Vickery MCL, Jones DD, Kaysner CA (1999)：Detection of total and hemolysin-producing *Vibrio parahaemolyticus* in shellfish using multiplex PCR amplification of *tl*, *tdh* and *trh*. J Microbiol Methods **36**：215–225.

16) Nordstrom JL, Vickery MC, Blackstone GM, Murray SL, DePaola A (2007)：Development of a multiplex real-time PCR assay with an internal amplification control for the detection of total and pathogenic *Vibrio parahaemolyticus* bacteria in oysters. Appl Environ Microbiol **73**：5840–5847.

17) Ward LN, Bej AK (2006)：Detection of *Vibrio parahaemolyticus* in shellfish by use of multiplexed real-time PCR with TaqMan fluorescent probes. Appl Environ Microbiol **72**：2031–2042.

18) Iida T, Park KS, Honda T (2006): *Vibrio parahaemolyticus*. The Biology of Vibrios, pp340–348, ASM.

19) Nemoto J, Sugawara C, Akahane K, Hashimoto K, Kojima T, Ikedo M, Konuma H, Hara-Kudo Y (2009): Rapid and specific detection of the thermostable direct hemolysin gene in *Vibrio parahaemolyticus* by loop-mediated isothermal amplification. J Food Prot **72**: 748–754.

20) Yamazaki W, Kumeda Y, Misawa N, Nakaguchi Y, Nishibuchi M (2010): Development of a loop-mediated isothermal amplification assay for sensitive and rapid detection of the *tdh* and *trh* genes of *Vibrio parahaemolyticus* and related *Vibrio* species. Appl Environ Microbiol **76**: 820–828.

21) Gonzalez-Escalona N, Blackstone GM, DePaola A (2006): Characterization of a *Vibrio alginolyticus* strain, isolated from Alaskan oysters, carrying a hemolysin gene similar to the thermostable direct hemolysin-related hemolysin gene (*trh*) of *Vibrio parahaemolyticus*. Appl Environ Microbiol **72**: 7925–7929.

22) Nishibuchi M, Khaeomanee-iam V, Honda T, Kaper JB, Miwatani T (1990): Comparative analysis of the hemolysin genes of *Vibrio cholerae* non-01, *V. mimicus*, and *V. hollisae* that are similar to the *tdh* gene of *V. parahaemolyticus*. FEMS Microbiol Lett **55**: 251–256.

23) Raghunath P, Maiti B, Shekar M, Karunasagar I (2010): Clinical isolates of *Aeromonas veronii* biovar *veronii* harbor a nonfunctional gene similar to the thermostable direct hemolysin-related hemolysin (*trh*) gene of *Vibrio parahaemolyticus*. FEMS Microbiol Lett **307**: 151–157.

24) Yamasaki S, Shirai H, Takeda Y, Nishibuchi M (1991): Analysis of the gene of *Vibrio hollisae* encoding the hemolysin similar to the thermostable direct hemolysin of *Vibrio parahaemolyticus*. FEMS Microbiol Lett **64**: 259–263.

V－1．培養・検出法の進歩

3）分子遺伝学的タイピング法の潮流

中口 義次

1．これまでの分子遺伝学的タイピング法の流れ

細菌学の分野にも1990年以降PCR法が導入され，それまで疫学的な解析に用いられていた血清型別に加えて遺伝子型別が実施されるようになった。分子遺伝学的タイピング法の世界にも，抽出したゲノムDNAを制限酵素で切断して利用する方法に加えて，PCR法を利用したさまざまな方法が考案された。現状，大きく分けて，フラグメント解析と塩基配列解析の2つのカテゴリーが存在し，使い分けられている（表1）。

解析方法として最初に登場したのが，フラグメント解析である。フラグメント解析には，ゲノムDNA配列を制限酵素で切断する方法と，ゲノムDNA中の特定の配列をPCR法により増幅する方法があり，ともに電気泳動法によりDNAフラグメントのパターンを比較するものである。フラグメント解析の種類として，リボタイピング（ribotyping）法，制限酵素断片長多型（restriction fragment length polymorphism：RFLP）法，RAPD（randomly amplified polymorphic DNA）法，AP（arbitrarily primed）–PCR法，RS（ribosome spacer）–PCR法，REP（repetitive extragenic palindromic）–PCR法，ERIC（enterobacterial repetitive intergenic consensus sequence）–PCR法，AFLP（amplified fragment length polymorphism）法，パルスフィールドゲル電気泳動（pulsed-field gel electrophoresis：PFGE）法などがある。

1970年代後半に，DNAシークエンシング技術が登場し，遺伝子やプラスミドなど比較的小さいサイズの塩基配列が明らかにされるようになった。そして，1990年代なかばの自動DNAシークエンサーの登場以降，細菌のゲノム解析は飛躍的に進展し，2003年に腸炎ビブリオの全ゲノム配列が決定された[1)]。その後，2005年頃から，次世代型DNAシークエンサーが登場して塩基配列の

表1　腸炎ビブリオの株間の比較解析に用いられているタイピング法

解析法	原理，方法，特徴
フラグメント解析	
リボタイピング法	ゲノムDNAを制限酵素で切断した後，電気泳動を行い，リボソームRNAをコードする遺伝子を含む断片を検出する。 通常，リボソームRNAをコードする領域（リボソームDNA）が複数存在するので多型性の確認が可能。
RFLP法	ゲノムDNAを制限酵素によって切断し，電気泳動により比較。
RAPD法	ゲノムを鋳型として，単一の10塩基程度の短いプライマーを使用し，ランダムなPCR法を実施するが，AP-PCR法のように，アニーリング温度は変化させない。
AP-PCR法	ゲノムを鋳型として，単一のプライマーによりランダムな増幅を行い得られた増幅産物を電気泳動により比較。 ランダムな増幅産物を得るために，最初の数サイクルはアニーリング温度を下げ非特異的な増幅を行い，その後，アニーリング温度を上げて特異的な増幅反応を実施。
RS-PCR法	16Sと23S rDNAのスペーサー配列を標的として，特異的なプライマーを用いてPCR法により増幅し，電気泳動を実施して比較。
REP-PCR法	保存性の高い35～40塩基対の繰り返し配列がゲノムDNA中に多数存在し，それらを標的としたプライマーを用いて，PCR法により増幅し，電気泳動を実施して比較。
ERIC-PCR法	126塩基の腸内細菌に共通して保存されている繰り返し配列を標的としたプライマーを用い，ゲノムDNAを鋳型として，PCR法により増幅し，電気泳動を実施して比較。
AFLP法	ゲノムDNAを任意の制限酵素で消化後，アダプターを結合させ，それを鋳型として，このアダプター配列をプライマーとしてPCR反応を実施し，電気泳動により比較。
PFGE法	細胞を生きたままアガロースブロックに閉じ込め，溶菌処理，タンパク質分解処理を実施した後，制限酵素処理を実施してゲノムDNAを切断し，専用の装置を用いて高電圧のパルスを作用させ，電気泳動を実施し比較。 パルスネット（http://www.pulsenetinternational.org/Pages/default.aspx）を参照
塩基配列解析	
MLST法	複数の遺伝子（通常，ハウスキーピング遺伝子）の塩基配列を解読して，その違いをパターンで分けてグループ化を行い，ソフトウェアを使用して総合的に解析することで，細菌の進化における時間を正確に評価した系統解析が可能。 腸炎ビブリオのMLSTデータベース（http://pubmlst.org/vparahaemolyticus/）を参照

解析能力が飛躍的に向上し，またコストも低下したことにより，塩基配列解析によるタイピング法の概念が生まれ，今までのフラグメントレベルでの解析が限界であったタイピング法に，新しい方法である遺伝子の塩基配列の違いを比較するMLST（multilocus sequence typing）法が登場した。この方法は，腸炎ビブリオの研究分野にも導入された[2]。腸炎ビブリオの複数の遺伝子（通常7つの遺伝子）の塩基配列を決定し，株間での塩基配列の違いを比較する方法として世界的に標準化されている（後述）。

2．フラグメント解析で使用されるタイピング法の紹介と実施

2011年現在，細菌の株レベルでの比較に用いられている主要な方法は，PFGE法である。比較的差が小さい株レベルで識別する必要がある場合，そのゲノムDNA全体の情報を利用するほうが好ましい。PFGE法は全ゲノムを標的とした解析手法のため，後述するほかの限定的な配列情報を利用した方法に比べて，高い解像度が得られる。この方法の操作は，培養した細菌を生きたままの状態でアガロースブロックのなかに封じ込め，アガロースブロックのままの状態で一連の操作を実施するところに，ほかのフラグメント解析にない特徴がある。一連の操作は，細胞壁を破壊し，続いてタンパク質を分解し，制限酵素によりゲノムDNAを切断した後，CHEF（clamped homogeneous electric fields）法により高電圧を使用しながらもゲル中の電場を均一に補正して，歪みのない泳動を実施する。その後，株ごとのフラグメントのパターンを比較する。ほかのフラグメント解析とは異なり，この方法では，高価なPFGE装置を必要とし，実験操作が煩雑で，結果を得るまでに数日かかるという欠点がある。そのような欠点があるため，以下に紹介するほかの方法が頻繁に利用されることになる。またPFGE法は，ゲノムDNAの切断時に使用する制限酵素の種類によっても結果が大きく左右される。現在，腸炎ビブリオの株間の解析には，バンドのばらつきがよいという理由などから，*Sfi*Iと*Not*Iの制限酵素が推奨されている[3]。解析データの取り扱いにおいて，腸炎ビブリオのPFGE解析の結果を世界共通の情報として利用しようという試みもなされている[3]。米国疾病予防管理センター（Centers for Disease Control and Prevention：CDC）が主導的な立場に立って，腸炎ビブリオを含む食中毒原因菌のパルスネット（PulseNet）のシステムが，米国，カナダ，ヨーロッパ，

アジア太平洋地域，南米，アフリカ，中東というように世界規模で構築されている（http://www.pulsenetinternational.org/Pages/default.aspx）。そのホームページには，PFGE 解析による腸炎ビブリオのタイピングを標準化するためのプロトコールも掲載されている。そのプロトコールを使用することにより，日本の研究室にいながらにして得られた結果を，インターネットを介して，世界中の腸炎ビブリオの菌株の解析結果と比較することが可能となっている。

フラグメント解析の代表格である PFGE 法は，先に述べたように，高価な装置が必要で，結果が得られるまでに数日を要し，一連の実験操作が煩雑で，ほかの方法に比べ実験操作に習熟度を要するという点で，多くのデメリットがある。PFGE 法の解像度とデメリットと，以下に紹介するほかの方法による解像度の限界を天秤にかけて，研究者はほかのフラグメント解析の方法を採用しているのが現状である。

リボタイピング法は，細菌がそのゲノム DNA 上に複数保有しているリボソーム RNA の遺伝子であるリボソーム DNA の保存された配列を標的とし，ゲノム DNA を制限酵素で切断後，電気泳動により分離されたフラグメントのなかから検出する方法で，同一菌種の株間の比較解析にタイピング法の黎明期から用いられてきた。腸炎ビブリオの株間の比較にも用いられ良好な結果を得ている[4,5]。一方で，解像度が限定されることも報告されており，その方法のみで使用されることはあまりなく，ほかのタイピング法と併用して用いられることが多い[6,7]。

RFLP 法はタイピング法の黎明期に考案された方法で，ゲノム DNA を制限酵素により切断すると，複数生じるフラグメントのサイズが株間で異なり多型を示すことから，制限酵素断片長多型といわれている。腸炎ビブリオにおいては，PCR 法による遺伝子増幅が利用できなかった時代からサザンブロッティング法に利用されていたが，*tdh* 遺伝子や *trh* 遺伝子をプローブとした場合，それらの遺伝子の周辺領域が比較的よく保存されており，株間の差がみられないために，よい結果が得られなかった[8]。一方で，タイの臨床分離株を用いた結果では，良好な結果が得られている[9]。現在では，PCR 法が容易に利用できるようになったため，PCR 法による増幅断片を制限酵素で切断して使用する PCR-RFLP 法も用いられている。この方法は，腸炎ビブリオでは，極毛（極性鞭毛）の一連の遺伝子群を long PCR 法で増幅した断片を，制限酵素 *Rsa*I により切断したもので実施されている[6]。また *trh* 遺伝子周辺の *ureR* 遺伝子とトランスポゼースの間の領域を標的として実施されている[10]。ともにゲノムDNA全体を対象としていないため，解像度はあまりよくない。

RAPD法は，比較的短い10塩基程度のプライマーを用いてゲノムDNA全体を標的としてPCR法を実施し，短いプライマーが非特異的にゲノムDNAに結合することを利用して増幅させる方法であり，増幅断片多型ともいう。使用するプライマーが短いため，条件の最適化が難しく，高い再現性を得ることも難しい欠点がある。腸炎ビブリオの株間の比較において，設備やコストの面でPFGE法が利用できない場合は，PCR装置のみで実施が可能な本方法はよく用いられている[5,11]。しかし複数の研究者間でデータを共有する場合，同じ条件下で実施しても，使用しているPCR装置の性能の差により得られるフラグメントの数やパターンが大きく異なることが問題になることもある。

AP-PCR法は，基本的にRAPD法に近いが，厳密には，反応当初の数サイクルでアニーリング温度を下げ，非特異的な増幅を起こしやすくした後，アニーリング温度を上げて特異的な反応を行うという点で，RAPD法とは異なっている。腸炎ビブリオにおいては，本方法の利用が世界的大流行株の発見の契機となった[8,12]。また，世界的大流行株の定義づけにおいて，*tdh*遺伝子陽性，*trh*遺伝子陰性，血清型が異なっていても，AP-PCRで同様のパターンを示し，後に紹介するGS-PCR法でバンドが検出されれば，世界的大流行株であるとされている[12]。この方法の問題点は，先のRAPD法と同じである。

RS-PCR法は，16Sと23SのrRNAをコードしているDNAに挟まれたスペーサー領域を標的として，特異的なプライマーを使用してPCR法を行い，電気泳動により断片のパターンを比較する方法である。この方法は，腸炎ビブリオの株間の比較解析に用いられているが，ほかの方法と比較して解像度はあまりよくないと報告されている[5]。

REP-PCR法は，35～40bpの繰り返し配列がゲノムDNA中に複数存在し，それらを標的としたプライマーを使用してPCR法を行い，電気泳動によりフラグメントのパターンを比較する方法である。腸炎ビブリオの株間の比較では，40株の台湾分離株と1菌株の日本分離株を用いて実施したところ，160～3,000bpの範囲で13～26の断片を得ることができ，41株は27のパターンにグループ化することができたと報告され，有効性が評価されている[5]。

ERIC-PCR法は，腸内細菌科に共通して存在する126bpの繰り返し配列を標的としたプライマーを使用してPCR法を行い，電気泳動によりフラグメントのパターンを比較する方法である。腸炎ビブリオの株間の比較において，かなり有効なタイピング法であることが示されている[5,6]。39 株の台湾分離株と 1 株の日本分離株を用いて実施したところ，160 ～ 1,690bp の範囲で 12 ～ 25 のバンドが生じ，40 株は 27 のパターンにグループ化することができたと報告され，有効性が評価されている[5]。

AFLP 法は，ゲノム DNA を通常 2 つの制限酵素で切断した後，切断されたフラグメントにアダプター配列をラーゲーション反応により結合させ，このアダプター配列をプライマーとして PCR 法を行い，電気泳動によりフラグメントのパターンを比較する方法である。ビブリオ属菌間での比較解析に利用されている[13,14]。腸炎ビブリオの株間の比較でも利用されているが，フラグメントの数がほかの方法に比べて多く，目視で容易に識別することが難しいなどの問題点がある[15]。

PFGE 法以外の比較的容易に使用することができるこれらのフラグメント解析方法について，腸炎ビブリオで比較が行われている。台湾内で分離された 40 株を用いて実施したところ，ERIC-PCR 法，REP-PCR 法，PFGE 法，リボタイピング法，RS-PCR 法，RAPD 法の順で有効性が低下したと報告されている[5]。

3．世界的大流行株（新型クローン株）検出法

1996 年 2 月以降，インドのコルカタの病院において，腸炎ビブリオ感染症患者が急増した。それらの臨床分離株の特徴を調べたところ，特定の血清型である O3:K6 に属し，*tdh* 遺伝子陽性，*trh* 遺伝子陰性，AP-PCR 法による DNA フィンガープリント解析のパターンが一致した特定のクローンに属する株によることが明らかとなった[8]。また，それらの同じ特徴をもつ株が，1996 年以降，日本を含むアジアの 6 つの国と地域，北米で確認され，世界的大流行株（新型クローン株またはパンデミッククローン）と命名され，腸炎ビブリオの世界的な大流行が初めて報告された[12]。その後，世界的大流行株は，ヨーロッパ[16]，南米[17]，アフリカ[18]で次々に確認されている。

この世界的大流行株を PCR 法にて簡便かつ迅速に検出するために，腸炎ビブリオの *toxRS* 遺伝子のオペロン内の塩基置換を標的とした GS（group specific）-PCR 法が開発された[12]。この方法は，従来の O3:K6 株と世界的大

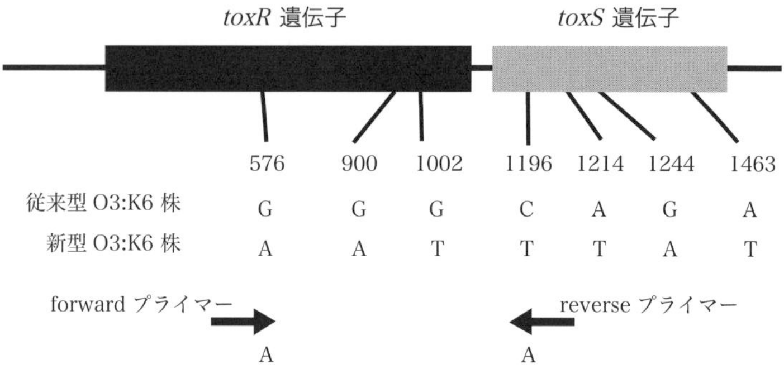

図１　新型クローン検出用 PCR 法の原理

流行株の O3:K6 株の *toxRS* オペロン内の塩基配列を比較して，７つの塩基置換のうち２つの塩基置換を利用して特異的に検出する PCR 法である（図１）。この方法を利用することで，O3:K6 以外の血清型の世界的大流行株を容易に発見することが可能となった[12)]。また，これらの世界的大流行株の多くは繊維状ファージ（f237）をもつことが示され，そのファージ上にコードされている ORF8 が世界的大流行株の同定用マーカーとして有効であると報告されている[19, 20)]。世界的大流行株を検出する方法として，GS-PCR 法と ORF8 を検出する PCR 法を比較したところ，GS-PCR 陽性株のうち 10％程度が ORF8 を検出する PCR 法で陰性になると報告されている[21)]。

４．新時代のタイピング法としての MLST 法の利用と未来

近年，新しいタイピング法として，MLST 法が登場した。MLST 法は，複数（通常７以上）の遺伝子における塩基配列を DNA シークエンサーにより解読し，塩基配列の違いをパターン化し，そしてソフトウェア（BioNumerics, Applied Maths 社など）を使用して総合的に解析し，タイピングをしようとする手法である。この方法の重要なポイントは，これまでのように遺伝子の塩基配列そのものから系統解析を実施するのではなく，解読したそれぞれの遺伝子の塩基配列の差異をグループ化し，その割り当てられた数字から株間の系統解析を実施するところにある[2)]。この方法は，近年の DNA シークエンサーの

表２　腸炎ビブリオの MLST 法に用いられる遺伝子

遺伝子	機　能	染色体
recA	RecA protein	Ⅰ
dnaE	DNA polymerase Ⅲ, alpha subunit	Ⅰ
gyrB	DNA gyrase, subunit B	Ⅰ
dtdS	threonine dehyrogenase	Ⅱ
pntA	transhydrogenase alpha subunit	Ⅱ
pyrC	dihydroorotase	Ⅱ
tnaA	tryptophanase	Ⅱ

解析能力の向上によるところが大きく，それに伴いコストが低下したことで導入が進んだ。それにより，腸炎ビブリオの株間の解析手法が，これまでのフラグメントレベルでの解析から塩基配列レベルでの解析に移行しているのが現状である。さまざまな細菌の株間の比較解析に用いられており，腸炎ビブリオの株間の比較解析にも用いられている[2,22,23]。

各種の細菌の MLST のウェブサイト（http://www.mlst.net もしくは http://pubmlst.org）が公開され，そのなかに，腸炎ビブリオの MLST のデータベース（http://pubmlst.org/vparahaemolyticus）も存在する。そこには，腸炎ビブリオの MLST 法で使用する遺伝子があげられている（表２）。標的とされる遺伝子については，7つのハウスキーピング遺伝子が推奨されている。さらに，解析のために用いるプライマーの組み合わせやプロトコールも紹介されている(表３，４)。MLST 法の利用における最大の利点は，遺伝子の塩基配列のデジタル情報を基にしていることにより，世界中で容易に共通して扱うことができ，互換性がきわめて高いことにある。また本方法の妥当性は，複数の遺伝子の情報を基にして系統解析を実施することと，今までのように遺伝子の塩基配列そのものを系統解析するのではなく，塩基配列の差異をパターン化して，そのパターン情報に基づいて解析を実施するため，細菌の進化における時間の変化を正しく評価した系統解析がなされることにある。

MLST 法では，基本的に細菌の生存に必須で共通して存在が確認されているハウスキーピング遺伝子が使われる。これらの遺伝子は生存に必須で，突然変異を起こしてその機能に問題が生じた場合，その細胞は生き残ることができなくなったり，生存に障害が発生し淘汰を受けるため，遺伝子の塩基配列の進化

表３　腸炎ビブリオの MLST 法に使用する標的遺伝子とプライマーに関する情報

遺伝子名	プライマー名	プライマー配列	増幅産物のサイズ
recA	recA-1F	tgtaaaacgacggccagtGAAACCATTTCAACGGGTTC	773
	recA-1R	caggaaacagctatgaccCCATTGTAGCTGTACCAAGCACCC	
dnaE	gyrB-1F	tgtaaaacgacggccagtGAAGGBGGTATTCAAGC	629
	gyrB-1R	caggaaacagctatgaccGAGTCACCCTCCACWATGTA	
gyrB	dnaE-1F	tgtaaaacgacggccagtCGRATMACCGCTTTCGCCG	596
	dnaE-1R	caggaaacagctatgaccGAKATGTGTGAGCTGTTTGC	
dtdS	dtdS-1F	tgtaaaacgacggccagtTGGCCATAACGACATTCTGA	497
	dtdS-1R	caggaaacagctatgaccGAGCACCAACGTGTTTAGC	
pntA	pntA-1F	tgtaaaacgacggccagtACGGCTACGCAAAAGAAATG	470
	pntA-1R	caggaaacagctatgaccTTGAGGCTGAGCCGATACTT	
pyrC	pyrC-1F	tgtaaaacgacggccagtAGCAACCGGTAAAATTGTCG	533
	pyrC-1R	caggaaacagctatgaccCAGTGTAAGAACCGGCACAA	
tnaA	tnaA-1F	tgtaaaacgacggccagtTGTACGAAATTGCCACCAAA	463
	tnaA-1R	caggaaacagctatgaccAATATTTTCGCCGCATCAAC	

下線を引いた小文字は、それぞれ M13 forward と M13 reverse の配列を付加してある。

表４　腸炎ビブリオの MLST 解析における PCR 法の反応条件

① PCR 反応組成

試薬等	最終濃度
鋳型 DNA	1 ng
MgCl	1.5 mmol/L
dNTPs	0.123 mmol/L
primer F	0.5 mmol/L
primer R	0.5 mmol/L
Taq polymerase	1 U

② PCR 反応サイクル

96℃　1 分
58℃　1 分　} 30 サイクル
72℃　1 分
↓
72℃　10 分

の速度は，ほかの遺伝子と比べて遅いといわれている。そのため，時間軸で細菌の系統を正しく反映させたい場合，ハウスキーピング遺伝子を用いる方法が最良であるといえる。しかし，病原細菌の疫学解析のために本方法を採用する場合，比較的進化の時間軸の幅が狭い株間での系統解析が求められることがある。そのような場合は，上記のようなハウスキーピング遺伝子を用いると変異がほとんどみられないために，解像度が悪くなり良好な結果が得られない。そのようなときは，逆にハウスキーピング遺伝子以外の変異の多くみられる遺伝子（病原性遺伝子など）を用いることで，狭い範囲における有益な疫学情報を導き出すことが可能な場合もある。

5．アナログ解析からデジタル解析へ —フラグメント解析から塩基配列解析へ—

腸炎ビブリオの株間の比較解析は，PFGE 法に代表とされるフラグメント解析から MLST 法のような塩基配列解析に移行しつつある。つまり，電気泳動によるフラグメントの数や移動度の違いを比較したアナログ解析から，DNA シークエンサーにより解読された遺伝子の塩基配列そのものを比較するデジタル解析に移行している。フラグメント解析の欠点は，生じたフラグメントのバンドの濃さの程度や移動度のごくわずかな差についての解釈を，研究者自身の判断にゆだねるところにある。そのため，主観が入り込みやすく，ほかの研究者とデータの比較が難しい。さらに使用している装置によってもばらつきが生じたり，また，研究者の熟練度によっても結果の解釈が異なることがたびたびあった。しかし，塩基配列そのものを比較するデジタル解析では，ある程度の設備があれば，世界中のどの場所でも，同じ結果が研究者の熟練度に影響を受けずに得ることができ，世界標準および世界中で共通のデータベースを作製する場合に，大きな威力を発揮する。さらに，デジタル情報は，電気泳動の写真を取り込んでいたようなアナログ情報と比較してデータ量が小さくなり，インターネットや電子メールを介しての情報のやり取りや共有が容易になる。世界中の研究者が分子疫学データを比較する際，これほどありがたいことはない。地球規模でのグローバル化が急激に進む現在，感染症の拡大もその例外とはならず，食中毒原因菌である腸炎ビブリオの世界的な大流行が現在でも世界各地で報告されていることを考えると，世界各地で分離された腸炎ビブリオの分子遺伝学的タイピングの情報をデジタルデータ化し，瞬時に世界中での共通の疫学情報として共有することは，さまざまな局面で大いに役立つはずである。

昔，人や物の移動手段が限られていた時代にはエンデミック（endemic）であった感染症が，人や物の移動手段が整備されたことによりエピデミック（epidemic）な感染症へと移り変わり，さらに広範囲で高速な移動手段が整備された現在，またたく間に世界中に広がるパンデミック（pandemic）な感染症へと変化してきた。そのようななかで，感染症の発生および拡大を正確に把握し対策を講じるための疫学情報の解析手段も，アナログ解析からデジタル解析へと変化しなければ，世界規模での感染症の拡大を迅速かつ的確にとらえ，対策を講じることができないのではないだろうか。

◆ 参考文献 ◆

1）Makino K, Oshima K, Kurokawa K, Yokoyama K, Uda T, Tagomori K, Iijima Y, Najima M, Nakano M, Yamashita A, Kubota Y, Kimura S, Yasunaga T, Honda T, Shinagawa H, Hattori M, Iida T（2003）：Genome sequence of *Vibrio parahaemolyticus*：a pathogenic mechanism distinct from that of *V cholerae*. Lancet **361**：743–749.

2）González-Escalona N, Martinez-Urtaza J, Romero J, Espejo RT, Jaykus LA, DePaola A（2008）：Determination of molecular phylogenetics of *Vibrio parahaemolyticus* strains by multilocus sequence typing. J Bacteriol **190**：2831–2840.

3）Kam KM, Luey CK, Parsons MB, Cooper KL, Nair GB, Alam M, Islam MA, Cheung DT, Chu YW, Ramamurthy T, Pazhani GP, Bhattacharya SK, Watanabe H, Terajima J, Arakawa E, Ratchtrachenchai OA, Huttayananont S, Ribot EM, Gerner-Smidt P, Swaminathan B；*Vibrio parahaemolyticus* PulseNet PFGE Protocol Working Group（2008）：Evaluation and validation of a PulseNet standardized pulsed-field gel electrophoresis protocol for subtyping *Vibrio parahaemolyticus*：an international multicenter collaborative study. J Clin Microbiol **46**：2766–2773.

4）Wong HC, Ho CY, Kuo LP, Wang TK, Lee CL, Shih DY（1999）：Ribotyping of *Vibrio parahaemolyticus* isolates obtained from food poisoning outbreaks in Taiwan. Microbiol Immunol **43**：631–636.

5）Wong HC, Lin CH（2001）：Evaluation of typing of *Vibrio parahaemolyticus* by three PCR methods using specific primers. J Clin Microbiol **39**：4233–4240.

6）Marshall S, Clark CG, Wang G, Mulvey M, Kelly MT, Johnson WM（1999）：Comparison of molecular methods for typing *Vibrio parahaemolyticus*. J Clin Microbiol **37**：2473–2478.

7）Yeung PS, Hayes MC, DePaola A, Kaysner CA, Kornstein L, Boor KJ（2002）：Comparative phenotypic, molecular, and virulence characterization of *Vibrio parahaemolyticus* O3:K6 isolates. Appl Environ Microbiol **68**：2901–2909.

8）Okuda J, Ishibashi M, Hayakawa E, Nishino T, Takeda Y, Mukhopadhyay AK, Garg S, Bhattacharya SK, Nair GB, Nishibuchi M（1997）：Emergence of a unique O3:K6 clone of *Vibrio parahaemolyticus* in Calcutta, India, and isolation of strains from the same clonal group from Southeast Asian travelers arriving in Japan：J Clin Microbiol **35**：3150–3155.

9) Suthienkul O, Iida T, Park KS, Ishibashi M, Supavej S, Yamamoto K, Honda T (1996): Restriction fragment length polymorphism of the tdh and trh genes in clinical *Vibrio parahaemolyticus* strains. J Clin Microbiol **34**: 1293–1295.
10) Parvathi A, Kumar HS, Bhanumathi A, Ishibashi M, Nishibuchi M, Karunasagar I, Karunasagar I (2006): Molecular characterization of thermostable direct haemolysin-related haemolysin (TRH) -positive *Vibrio parahaemolyticus* from oysters in Mangalore, India. Environ Microbiol **8**: 997–1004.
11) Wong HC, Liu CC, Pan TM, Wang TK, Lee CL, Shih DY (1999): Molecular typing of *Vibrio parahaemolyticus* isolates, obtained from patients involved in food poisoning outbreaks in Taiwan, by random amplified polymorphic DNA analysis. J Clin Microbiol **37**: 1809–1812.
12) Matsumoto C, Okuda J, Ishibashi M, Iwanaga M, Garg P, Rammamurthy T, Wong HC, Depaola A, Kim YB, Albert MJ, Nishibuchi M (2000): Pandemic spread of an O3:K6 clone of *Vibrio parahaemolyticus* and emergence of related strains evidenced by arbitrarily primed PCR and *toxRS* sequence analyses. J Clin Microbiol **38**: 578–585.
13) Vandenberghe J, Verdonck L, Robles-Arozarena R, Rivera G, Bolland A, Balladares M, Gomez-Gil B, Calderon J, Sorgeloos P, Swings J (1999): Vibrios associated with *Litopenaeus vannamei* larvae, postlarvae, broodstock, and hatchery probionts. Appl Environ Microbiol **65**: 2592–2597.
14) Thompson FL, Hoste B, Vandemeulebroecke K, Swings J (2001): Genomic diversity amongst *Vibrio* isolates from different sources determined by fluorescent amplified fragment length polymorphism. Syst Appl Microbiol **24**: 520–538.
15) Thompson FL, Cleenwerck I, Swing J, Matsuyama J, Iida T (2007): Genomic diversity and homologous recombination in *Vibrio parahaemolyticus* as revealed by amplified fragment length polymorphism (AFLP) and multilocus sequence analysis (MLSA). Microbes Environ **22**: 373–379.
16) Martinez-Urtaza J, Simental L, Velasco D, DePaola A, Ishibashi M, Nakaguchi Y, Nishibuchi M, Carrera-Flores D, Rey-Alvarez C, Pousa A (2005): Pandemic *Vibrio parahaemolyticus* O3:K6, Europe. Emerg Infect Dis **11**: 1319–1320.
17) González-Escalona N, Cachicas V, Acevedo C, Rioseco ML, Vergara JA, Cabello F, Romero J, Espejo RT (2005): *Vibrio parahaemolyticus* diarrhea, Chile, 1998 and 2004. Emerg Infect Dis **11**: 129–131.
18) Ansaruzzaman M, Lucas M, Deen JL, Bhuiyan NA, Wang XY, Safa A, Sultana M, Chowdhury A, Nair GB, Sack DA, von Seidlein L, Puri MK, Ali M, Chaignat CL, Clemens JD, Barreto A (2005): Pandemic serovars (O3:K6 and O4:K68) of *Vibrio parahaemolyticus* associated with diarrhea in Mozambique: spread of the pandemic into the African continent. J Clin Microbiol **43**: 2559–2562.
19) Nasu H, Iida T, Sugahara T, Yamaichi Y, Park KS, Yokoyama K, Makino K, Shinagawa H, Honda T (2000): A filamentous phage associated with recent pandemic *Vibrio parahaemolyticus* O3:K6 strains. J Clin Microbiol **38**: 2156–2161.
20) Myers ML, Panicker G, Bej AK (2003): PCR detection of a newly emerged pandemic

Vibrio parahaemolyticus O3:K6 pathogen in pure cultures and seeded waters from the Gulf of Mexico．Appl Environ Microbiol **69**：2194–2200．

21）Chowdhury A, Ishibashi M, Thiem VD, Tuyet DT, Tung TV, Chien BT, Seidlein Lv L, Canh DG, Clemens J, Trach DD, Nishibuchi M（2004）：Emergence and serovar transition of *Vibrio parahaemolyticus* pandemic strains isolated during a diarrhea outbreak in Vietnam between 1997 and 1999．Microbiol Immunol **48**：319–327．

22）Yan Y, Cui Y, Han H, Xiao X, Wong HC, Tan Y, Guo Z, Liu X, Yang R, Zhou D（2011）：Extended MLST-based population genetics and phylogeny of *Vibrio parahaemolyticus* with high levels of recombination．Int J Food Microbiol **145**：106–112．

23）Chao G, Wang F, Zhou X, Jiao X, Huang J, Pan Z, Zhou L, Qian X（2011）：Origin of *Vibrio parahaemolyticus* O3:K6 pandemic clone．Int J Food Microbiol **145**：459–463．

Ⅴ－２．食品・環境からの検出

１）食中毒検査

小西 典子

１．はじめに

食品を対象とした腸炎ビブリオの検査法は，「食品の安全性確保」を目的とした検査法と「食中毒発生時の原因菌や原因食品の特定」を目的とした検査法の２つに大別される。

食品の安全性を確保するための検査法は，成分規格検査として平成 13 年に出された「腸炎ビブリオの試験法について」（厚生労働省医薬局食品保健部基準課長通知 平成 13 年６月 29 日 食基発第 22 号）や食品衛生検査指針に準じて実施されている。

一方，腸炎ビブリオによる食中毒は，溶血毒（TDH または TRH）産生腸炎ビブリオを摂取することによって発生するため，食中毒の原因食品や汚染経路を特定するためには，食品および環境材料から TDH あるいは TRH 産生腸炎ビブリオを検出することが重要である。しかし，食品や環境中には，溶血毒非産生腸炎ビブリオが非常に多く存在していること，あるいは腸炎ビブリオ以外のビブリオ属菌が多数存在するなどの理由から，溶血毒産生腸炎ビブリオを分離することは非常に困難である。多数の検体を，すべて同じ方式で検査しているのでは原因菌を分離することは難しい。食中毒検査では，通常の培養法に加え，遺伝子検査法を用いることで，腸炎ビブリオが存在する可能性のある検体（食品）を絞り込み，より効率的に菌を検出することが重要である。

２．対象検体

食中毒検査に供される検体には，糞便（患者，同時喫食者，調理従事者など），食品（残品，検食，参考品），拭き取り材料（調理器具や調理従事者の手指などを拭き取ったもの)などがある。迅速かつ確実に原因菌を特定するためには，発症初期の抗菌薬服用前の糞便を検査するのが最もよい。急性期の患者糞便中には，大量の病原菌が排菌されていることが多いため，原因菌の特定には重要な検体である。

腸炎ビブリオ食中毒の原因食品として最も疑わしいのは生鮮魚介類やその加工品である。患者が喫食した残りの食品（残品）があればよいが，刺身などの生鮮魚介類の残品が残っていることは非常に少ないため，参考品や同一ロット品が検査に供されることが多い。また，過去に発生した腸炎ビブリオ食中毒の原因食品をみると，生鮮魚介類以外の食品からも菌が検出されている（「Ⅳ－２．感染経路，原因食品」を参照)。生鮮魚介類のみならず，生鮮魚介類から二次汚染を受けた食品も感染源となるため，魚介類以外の食品も幅広く検査する必要がある。

３．培養法

食中毒検査では，食品や環境材料を検査する前に，患者便などから病原菌が検出され，原因菌がすでに判明している場合は，目的とする原因菌に絞って効率的に検査を実施できる場合もある。しかし実際には，食中毒の原因菌が判明する前，すなわち患者便の検査よりも前に食品や拭き取り検体の検査を実施しなければならないことが多い。このため，腸炎ビブリオ以外の菌（コレラ菌やビブリオ・フルビアリスなど）の検出も考慮に入れて検査を行う必要がある。

食品検査の流れを図１に示した。食品 10 ～ 20g を採取し，希釈液で５～10 倍乳剤を作製する。食中毒検査では，必ずしも検体量が十分ではなく，非常に少ない場合も多い。このような場合は，少量の希釈液を加え，検体をもみ出すように濃厚液を作って供試するなどの工夫が必要である。検体量が十分ある場合は，別袋に検体を 25 ～ 30g サンプリングし，大量培養もあわせて行う。乳剤は直接分離培養すると同時に，アルカリペプトン水で増菌培養を行う。増菌培養後，選択分離培地に塗抹し，出現した腸炎ビブリオ様集落について生化学的性状試験を行い，腸炎ビブリオと同定する。腸炎ビブリオと同定された菌については，血清型別試験および溶血毒産生性試験を行う。

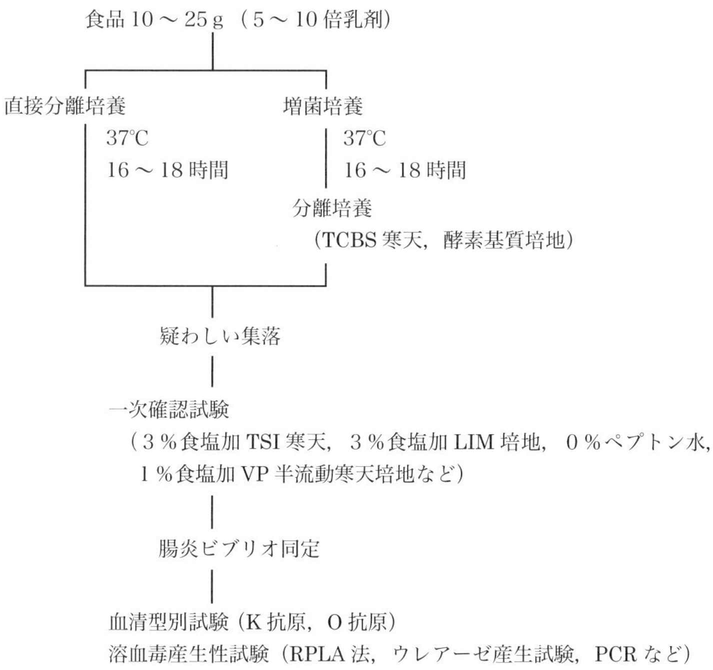

図 1　腸炎ビブリオの検査方法

1）増菌培養

腸炎ビブリオの増菌培地には，1 ～ 2 % 食塩加アルカリペプトン水や食塩ポリミキシンブイヨンなどがある。食中毒検査では，腸炎ビブリオ以外のビブリオ属菌も対象にしなければならないため，1 ～ 2 % 食塩加アルカリペプトン水を用いる。腸炎ビブリオのみを対象とする場合は，食塩ポリミキシンブイヨンを用いてもよい。

通常，食品の 5 ～ 10 倍乳剤の 0.5 ～ 1 mL を，10mL のアルカリペプトン水に接種し，増菌培養を行う。しかし，より検出率を上げるためには，食品 25 g 以上を滅菌ストマッカー袋に採取し，その 5 ～ 10 倍量の 1 ～ 2 % 食塩加アルカリペプトン水を加えて培養する大量培養法を行う。

魚介類を中心とした食品を対象に，培養法による腸炎ビブリオ検出率の比

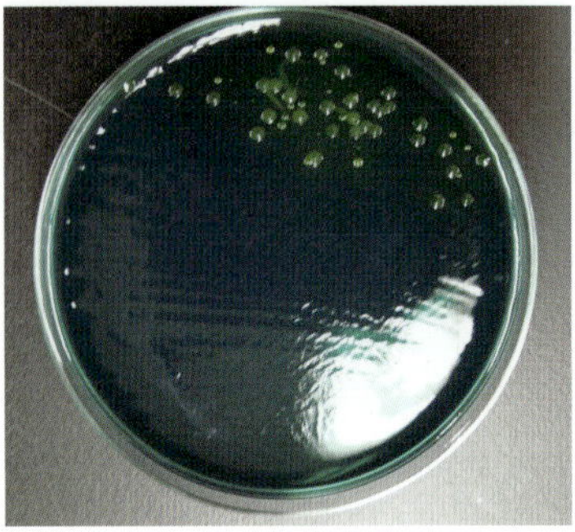

A 社製

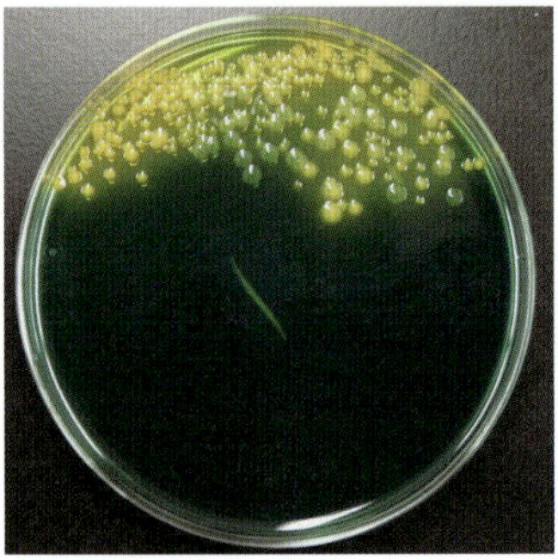

B 社製

図２　TCBS 寒天上での腸炎ビブリオの発育状況
食品の増菌培養液を一定量滴下し白金耳で分離
A 社製：腸炎ビブリオが純培養に発育
B 社製：黄色い集落（*V. alginolyticus* 様集落）が多数発育し，腸炎ビブリオは少量

較を行った結果，供試検体 44 検体中，直接培養で検出されたものは 5 検体（11.4%），増菌培養で検出されたものは 12 検体（27.3%），大量培養では 41 検体（93.2%）であった[1]。大量培養法を行うことで，腸炎ビブリオの検出率を上げることが可能である。このほか，TDH 産生腸炎ビブリオを検出する方法として，アルカリペプトン水で一次増菌培養後，食塩ポリミキシンブイヨンで二次増菌培養する方法が報告されている[2]。

２）分離培養

腸炎ビブリオの選択分離培地には，白糖分解性を指標とした TCBS 寒天のほか，各社から酵素基質培地（クロモアガービブリオ，X-VP 寒天培地，ES ビブリオなど）が開発され，市販されている。分離平板として古くから最も汎用されている TCBS 寒天は，メーカーによって組成の細かい違いや，抑制力に差が認められる。図２は，食品の増菌培養液を一定量平板に滴下して，白金耳で分離したものであるが，メーカーによって抑制力が異なる場合があり，注意が必要である。TCBS 寒天では，培養時間が長いと白糖の分解が進むため，集落の色調が変化する。食品や環境材料中には目的とする腸炎ビブリオのほか，

V. alginolyticus やその他のマリンビブリオが多く存在するため，抑制の弱い分離培地を用いた場合は，腸炎ビブリオが分離できないこともある。季節によって食品に付着する菌叢や菌数が異なるため，夏場は抑制の強い培地を，冬場は抑制の弱い培地を使用するなどの工夫をするとよい。

一方，酵素基質培地は，培養時間が長くなっても集落の色調変化が少ないため，腸炎ビブリオ集落が非常にわかりやすいことや，ほかのビブリオ属菌と集落の色調がまったく異なるという利点がある。このため，多数のビブリオ属菌のなかに，少数の腸炎ビブリオが存在している場合でも見分けがつきやすい。しかし，酵素基質培地上で腸炎ビブリオに特異的な色調を示していても，腸炎ビブリオ以外の菌である可能性もあるため，性状確認培地を用いた同定は必要である[3)]。酵素基質培地は一般的に高価であるため，目的に応じて TCBS 寒天と酵素基質培地を組み合わせて使用するとよい。

食品からの病原菌検査では，寒天平板上になるべく多くの集落を分離できるように，上手に画線分離することが非常に重要である。

3）培養時間

ビブリオ属菌の発育速度は，ほかの腸管系病原菌と比較して早い。このため増菌培養あるいは分離培養ともに長時間培養すると，腸炎ビブリオ以外のビブリオ属菌が多く発育してしまい，目的とする腸炎ビブリオの分離が非常に困難になる。特に，食品や環境中には *V. alginolyticus* などが非常に多く存在し，これらの菌が優勢に発育してしまうため，増菌培養液中では目的とする腸炎ビブリオの発育が抑制されてしまうこともある。特に，分離培地である TCBS 寒天の培養時間を長くすると，*V. alginolyticus* などの集落が大きくなってしまい，独立した腸炎ビブリオ集落を得ることが困難になる。また培養時間が長くなるに伴い，発育した菌の糖分解が進むため，集落の色調が変化してしまう。これらの理由から TCBS 寒天の培養時間は，ほかの腸管系病原菌の培養時間よりもやや短い 16 ～ 18 時間が適当である。

4）溶血毒産生菌の検出

患者便から TDH あるいは TRH 産生菌を検出することは比較的容易であるが，食品や環境材料から溶血毒産生腸炎ビブリオを分離することは非常に難しい。しかし，食中毒関連検体から溶血毒産生菌を検出することは重要である。

食品（25～30 g）

← 1～2％食塩加アルカリペプトン水

37℃ 16～18時間

PCR（スクリーニング試験）

toxR，*ldh*，*tdh*，*trh* 遺伝子など

いずれかの遺伝子が陽性であった場合

分離培養（TCBS寒天，酵素基質培地，各3～5枚）

腸炎ビブリオ様集落について
溶血毒産生性試験（100集落以上）

図3　溶血毒産生腸炎ビブリオの検査方法（大量培養法）

① 遺伝子検査法

溶血毒産生菌を検出するために最もよく用いられている方法は，増菌培養液をPCRなどの遺伝子検査法でスクリーニングする方法である（図3）。食品の大量増菌培養液からPCR用のテンプレートを作成し，スクリーニング試験を行う。テンプレートの作成は，アルカリ熱抽出法がよい。次に，腸炎ビブリオに特異的な遺伝子（*toxR*，*ldh* 遺伝子など）をターゲットにPCRを行い，陽性になった場合はさらに溶血毒産生遺伝子である *tdh* あるいは *trh* 遺伝子の検索を行う。腸炎ビブリオに特異的な遺伝子のみが陽性になった場合は腸炎ビブリオの検出のみを目的とし，溶血毒産生遺伝子も同時に陽性になった場合は，溶血毒産生腸炎ビブリオもターゲットにする。このようにPCRで陽性になった検体に的を絞って，目的とする菌の検出を試みると非常に効率的である。

② 溶血毒産生菌の分離

PCR陽性の増菌培養液から溶血毒産生腸炎ビブリオを分離するためには，数多くの腸炎ビブリオ集落について溶血毒産生性試験を行う必要がある。これまでに，PCR陽性の培養液からTDH産生腸炎ビブリオの分離を試みた結

果，200 集落中 1 集落のみが TDH 産生腸炎ビブリオであった検体や，250 集落調べたがまったく検出できなかった検体があることを報告している[4]。このように，より多くの集落について毒素産生性を調べるためには，増菌培養液を TCBS 寒天および酵素基質培地（それぞれ 3 ～ 5 枚程度）に分離し，より多くの独立した腸炎ビブリオ集落を得ることが重要である。

③ 免疫磁気ビーズ法を用いた集菌

すでに患者から腸炎ビブリオが分離され，原因菌の血清型が判明している場合は，K 抗原に対する抗体を付着させた免疫磁気ビーズ法を用いた集菌法も有効である[2,5]。2007 年に発生した「イカの塩辛」を原因とした食中毒事例では，まず増菌培養液について PCR で *tdh* 遺伝子の有無をスクリーニングし，陽性であれば増菌培養液，あるいは分離平板から colony-sweep 法で集菌懸濁した液を対象に免疫磁気ビーズを用いて菌を濃縮後，再び分離平板へ分離し TDH 産生菌を探すということを繰り返し実施した。その結果，検査した塩辛 12 検体中 9 検体から患者由来株と同じ血清型で TDH 産生腸炎ビブリオを検出することができた[6]。根気強く検査を行った結果，食品から患者由来株と同一血清型菌を分離することができた。食中毒の検査では，このようなプロセスが必要な場合も多い。

4．おわりに

近年，わが国における腸炎ビブリオ食中毒は減少傾向にある。その理由の 1 つに，平成 13 年に食品衛生法が改正され，成分規格，調理基準，加工基準，保存基準が設定され，滅菌海水の使用や低温管理などが徹底されたことがあげられている。しかし，日本人の生鮮魚介類を食するという文化が続くかぎり，腸炎ビブリオ食中毒の危険性がなくなるわけではない。今後も，腸炎ビブリオ食中毒の発生動向に注意を払いつつ，食中毒検査法においてもさらなる発展が望まれる。

◆ 参考文献 ◆

1）尾畑浩魅, 下島優香子, 小西典子, 柴田幹良, 門間千枝, 藤川浩, 矢野一好, 甲斐明美, 諸角聖（2005）：食中毒事例における原因食品からのTDH・TRH産生腸炎ビブリオの検出と定量. 臨床と微生物 **32**：202.
2）工藤由紀子，杉山寛治，仁科徳啓，斎藤章暢，中川弘，市原智，小沼博隆，長谷川順子，熊谷進（2001）：免疫磁気ビーズ法および酵素基質培地を用いたTDH産生性腸炎ビブリオO3:K6の自然汚染貝からの検出. 感染症学雑誌 **75**：955–960.
3）甲斐明美，荒川英二, 八柳潤，金子誠二，杉山寛治，磯部順子，緒方喜久代，尾畑浩魅，小西典子，下島優香子（2007）：厚生労働化学研究（食品の安心・安全確保推進研究事業）畜水産食品の微生物等の試験方法に関する研究「食品を対象とした腸炎ビブリオ試験方法に関する研究」平成18年度分担報告書.
4）尾畑浩魅，下島優香子，小西典子，門間千枝，矢野一好，甲斐明美，諸角聖，福山正文（2006）：腸炎ビブリオ食中毒事例におけるPCR法を用いた食品からの耐熱性溶血毒(TDH)産生菌の分離. 感染症学雑誌 **80**：383–390.
5）刑部陽宅，細呂木志保，磯部順子，田中大祐，北村敬（2000）：免疫磁気ビーズ法による海水からの耐熱性溶血毒産生性腸炎ビブリオO3:K6の分離. 日本食品微生物学会雑誌 **17**：5–10.
6）尾畑浩魅, 下島優香子, 小西典子, 上原さとみ, 門間千枝, 仲真晶子, 甲斐明美, 矢野一好（2008）：東京都内で発生した「いかの塩辛」を原因とした腸炎ビブリオ食中毒事例. 第42回腸炎ビブリオシンポジウム，富山.

V－2．食品・環境からの検出

2）食品・環境からの腸炎ビブリオの検出

荒川 英二，宮原 美知子

厚生労働省が発表している食中毒統計では，日本国内で腸炎ビブリオによる食中毒が1998年に839件発生し，その患者数は12,318名であった。微生物による食中毒発生件数では腸炎ビブリオが最も多かった。これが，近年の腸炎ビブリオの流行のピークであった。同統計の2010年では，腸炎ビブリオによる食中毒事件は36件発生し，患者数は836名と大幅に減少している。これらの変化が何によってもたらされたのかについて興味がもたれている。現在の腸炎ビブリオの検査法は培養法が中心であり，生鮮魚介類についてはMPN法による100 colony forming unit（cfu）/g以下の規制がなされている。しかしながら，生鮮魚介類のための規制でありながら，検査結果がわかるまで少なくとも3日間もかかる検査法では，結果がわかった頃にはすでに消費済みということになりがちである。このため，われわれは検出の部分を遺伝子検査に変える迅速法の検討を行った。また，腸炎ビブリオの市販食品中の実態調査に遺伝子検出法を活用して検討を行った。規制では腸炎ビブリオの菌数での規制となっているが，実際の食中毒は毒素遺伝子をもつ腸炎ビブリオが主に食中毒症状を示すことが明らかになっていることから，腸炎ビブリオの総菌数把握に加え，毒素遺伝子についてもMPN-PCRでの検討を行った。ハマグリやアサリは生鮮魚介類として生で食することはないが，腸炎ビブリオは汽水域を生息域としていることから，同じ海域に生息する二枚貝，特にハマグリとアサリを対象として腸炎ビブリオ検出調査を行うことにした。2009年4～10月まで，東京で購入した二枚貝（ハマグリとアサリ）について，腸炎ビブリオとその毒素遺伝子について，MPN培養法とMPN-PCRにより検出調査を行った。

1．食品中の遺伝子検査（PCR）による腸炎ビブリオ菌数迅速検査法

腸炎ビブリオと似た環境で検出されることの多い *Vibrio alginolyticus* と *V. vulnificus* を *toxR* 遺伝子の塩基配列で区別可能かどうかの遺伝子配列解析を行った。その結果，各々の *toxR* 遺伝子の塩基配列はかなり似通っているが，比較2菌種と異なっている腸炎ビブリオに特異的な配列にプライマーを設定した（図1）[1)]。このプライマーを用いたPCRによって，大過剰菌数の *V. alginolyticus* が混在している溶液のなかから，230bpの増幅産物の検出により，腸炎ビブリオの特異的な検出が可能になった。しかし，PCRで検出できなかったとしても，腸炎ビブリオがいなかった場合と，PCR反応が進行しなかった場合（PCR阻害物質が含まれている場合など）の2通りが考えられることから，PCR反応液に内部陽性鋳型（positive control template：PCT）を

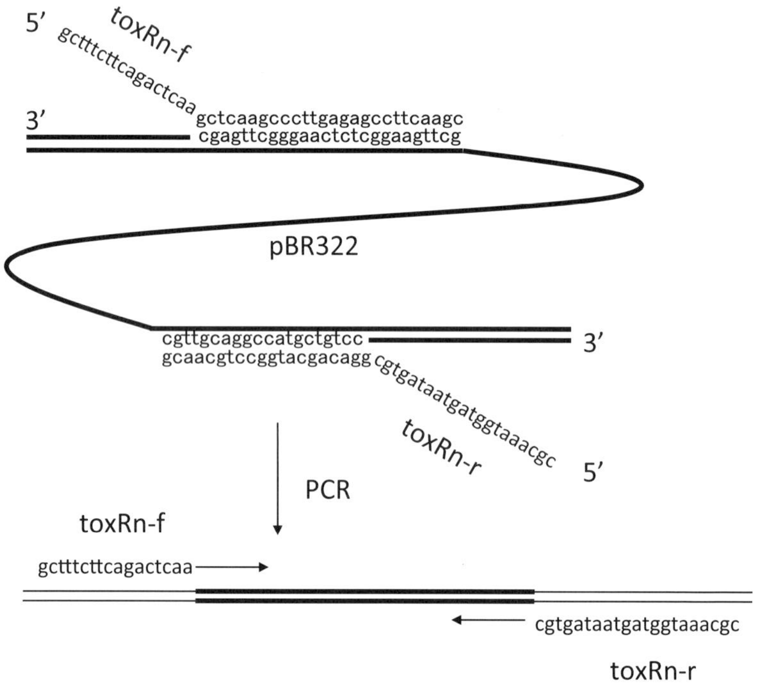

図1　PCTの作製

添加した。PCT 作製は，図 1 に示したが，誰もが作製可能である[2)]。

PCT の作製は，腸炎ビブリオとはまったく関係のない pBR322 という全塩基配列既知のプラスミドベクターを鋳型として PCR により調製した。腸炎ビブリオの *toxR* を特異的に検出するプライマーの 3' 端に pBR322 の一部を増幅するプライマー配列を付加したハイブリッドプライマーを作成し，pBR322 を鋳型として PCR を行う（図 1）。増幅産物を精製し，濃度測定を行っておく。増幅産物には *toxR* 検出用プライマーと相補的な配列が含まれることになり，そのため *toxR* 検出用の PCR 反応液には PCT 検出用のプライマーを添加する必要がない。PCT と目的の *toxR* 遺伝子は同じプライマーを奪い合うことになり，*toxR* が多量に存在すれば PCT の増幅が抑制されるが，目的の *toxR* が検出されるので問題はない。注意点としては PCT をごく少量加えることであり，上記のように PCT は *toxR* とプライマーを競合するので，PCT が多いと *toxR* の増幅が悪くなる。*toxR* 検出の PCR 反応は，94℃・30 秒，55℃・30 秒，72℃・30 秒を 30 サイクル行った後に，72℃・7 分 を行って 4 ℃で保存した。反応液を電気泳動後，UV 照射下の検出バンドは 230bp の増幅産物で，PCT バンドは 400bp が検出される。なお，PCT は 1 PCR 反応液 20 μL 中に 20fg を使用した。図 2 は PCR 反応液への *V. alginolyticus* DNA（100ng/tube）と PCT（20fg/tube）の各添加が腸炎ビブリオの検出感度に及ぼす影響について

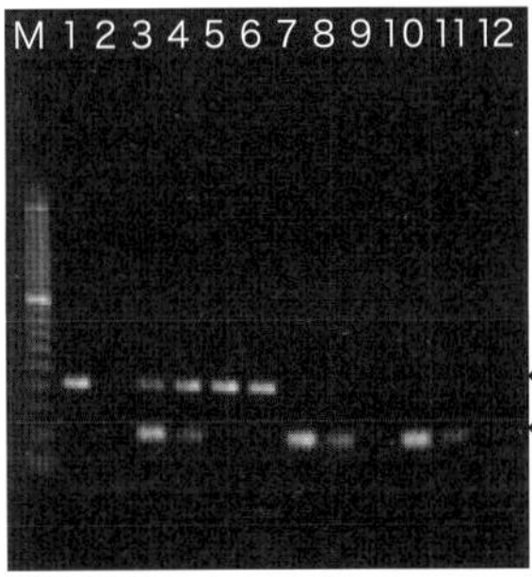

M：100bp size marker

Lane	*V. parahaemolyticus* pg/tube	*V. alginolyticus* 10 ng/tube	PCT 20 fg/tube
1	−	−	+
2	−	+	−
3	1,000	+	+
4	100	+	+
5	10	+	+
6	10	−	+
7	1,000	+	−
8	100	+	−
9	10	+	−
10	1,000	−	−
11	100	−	−
12	10	−	−

＋：添加，－：添加せず

図 2　腸炎ビブリオ PCR 検出系：*V. alginolyticus* と PCT 添加
腸炎ビブリオは 230bp，PCT は 400bp で検出される。

実験した結果である。各添加濃度による腸炎ビブリオ検出感度への影響は少なく，腸炎ビブリオ DNA は 100pg/tube 以上の濃度で検出可能であった。

腸炎ビブリオ検出の迅速化は，アルカリペプトン水（APW）による5時間，35℃培養後の PCR 検出系を組み合わせることによって可能になった。現在の食品衛生検査法では生鮮魚介類では 100 倍希釈培養液から MPN 3本法で培養・検出することになっているため，この最高濃度の1検体のみ上記プライマーを使った PCR で検出されなければ，1g 当たり 100 個以上の腸炎ビブリオはいないことが推定される（MPN 値より）。規制値以下のものでも腸炎ビブリオが検出される場合も考えられるが，その場合には翌日の塗抹・培養により，MPN 判定をして確認が必要である。現在，改良検査法が国立医薬品食品衛生研究所を中心とした標準法検討委員会で検討中であるが，培養法に PCR 検出系を組み合わせるやりかたであれば，腸炎ビブリオ菌数が規制値以下であるかどうかの判定は6～7時間で可能である。

2．食品検査による環境中の腸炎ビブリオ総菌数，耐熱性溶血毒（TDH），および耐熱性溶血毒類似毒素（TRH）遺伝子陽性菌の季節変動の検討

2009 年4～10 月の期間，アサリとハマグリについて1週間に3検体から腸炎ビブリオおよび *tdh* と *trh* の検出を行い，その季節変動について検討した。東京での市販品を検査に用いたが，ハマグリは熊本県産を最後に国産の市販品が6月末でなくなり，その後2週間で中国産のハマグリ2検体の検査をしたが，以後 10 月 12 日の最終検査まではアサリだけの検討となった。アサリは千葉県産と愛知県産の2種類が 2009 年の東京では主な市販品であった。また，千葉産はむき身アサリと殻付きアサリがあったが，愛知県産は殻付きアサリのみであった。この3地域の海水温を気象庁情報で検討すると6月8日以降は3地域とも 20℃を超え，最終検査日の 10 月 12 日になっても，海水温は 20℃以上であったが，ピークは8月中旬で 26～28℃を示した。

ハマグリは熊本産では腸炎ビブリオ検出菌数は低く，中国産では腸炎ビブリオ菌数が高かったが，どちらのハマグリも *tdh* と *trh* は PCR では検出されなかった。一方，アサリでは，海水温が 20℃を超えた6月8日以降，腸炎ビブリオ菌数がどんどん増加していき，千葉県産のむき身アサリでは海水温の

ピークと腸炎ビブリオ検出菌数のピークはほぼ一致した。*trh* 陽性腸炎ビブリオ菌株も，腸炎ビブリオ検出菌数がピークであった8月17日の千葉県産むき身アサリから分離された。愛知県産殻付きアサリでは7月20日に腸炎ビブリオの検出菌数のピークがみられた。愛知県産の殻付きアサリから6月15日に，腸炎ビブリオの検出菌数は低いものの，*tdh* と *trh* の両毒素遺伝子を保有する腸炎ビブリオが分離された。一般的に *tdh* 遺伝子は PCR で検出が行われても，分離してコロニー単離することは困難である。毒素遺伝子をもつ腸炎ビブリオは計6菌株しか分離されなかったが，6月15日の愛知県産殻付きアサリから *tdh* と *trh* の両毒素遺伝子保有菌（O5:K15），8月17日千葉県産むき身アサリから2菌株の O4:K28 株（*trh*+），O2:K28 株（*trh*+）と O5:K15 株（*trh*+）がそれぞれ1株ずつ，10月5日には千葉県産むき身アサリから *trh* 陽性株（O1:KUT）が分離された。1998年に多発した腸炎ビブリオによる食中毒事件の原因菌株の血清型は O3:K6 や O4:K68 であったが，これらの血清型菌株は検出されなかった。このことから，1998年の腸炎ビブリオ食中毒発生原因の血清型の流行菌株ではなくても，そのほかの血清型の毒素遺伝子保有腸炎ビブリオが存在していることがわかった。6～9月に限定すると腸炎ビブリオは検体の95％で陽性であり，その腸炎ビブリオが確認された検体で *tdh* 陽性は27%，*trh* 陽性は29％に検出された。これらのことを考えると夏の海産物を洗浄などの適切な処理をせずにそのまま生で消費すると食中毒になる可能性が高いと思われる。腸炎ビブリオ食中毒の発生は減少してきているが，生鮮魚介類の消費の際には今後も注意が必要である。

◆ 参考文献 ◆

1）宮原美知子，荒川英二（2008）：食品からの *Vibrio parahaemolyticus* 迅速検出法の検討．防菌防黴 36：660–675.

2）宮原美知子，荒川英二（2010）：市販二枚貝での腸炎ビブリオの季節変動．防菌防黴 38：515–520.

V－2．食品・環境からの検出

3）食品・環境からの病原ビブリオの検出

緒方 喜久代

1．はじめに

下痢症患者便から分離される腸炎ビブリオ（*Vibrio parahaemolyticus*）のほとんどが耐熱性溶血毒（thermostable direct hemolysin：TDH）または耐熱性溶血毒類似毒素（TDH-related hemolysin：TRH）産生株であるのに対し，食品や環境から TDH あるいは TRH 産生株が分離されることはめずらしく，疫学的にも不明な点が多い。加えて，わが国の魚介類輸入量は年々増加し，2011年度はベトナム，インドネシア，インド，中国，タイ，ロシアなどから 269 万 t が輸入されており[1]，輸入魚介類の増加や食品流通の多様化に伴う新しい時代の感染症対策が急務である。そこで，腸炎ビブリオを中心としたビブリオ属菌による食中毒発生の背景を明らかにするために，われわれは市販流通の輸入魚介類や冷凍輸入エビ加工所付近の環境水における腸炎ビブリオ，*V. cholerae* O1 & O139，NAG ビブリオ，*V. mimicus*，*V. fluvialis*，*V. furnissii* の分布調査を行った[2]。

2．検出方法

市販流通している輸入魚介類 402 検体（1990 年から 2011 年の間，採取）および輸入冷凍エビ加工所付近の環境水 27 検体（2006 年 5 月から 2007 年 1 月の間，採水）を調査対象とした。

コレラ菌を除く腸炎ビブリオを中心としたビブリオ属菌は，2% NaCl 加アルカリペプトン水（日水製薬，自家調整）で 36±1℃・20 時間増菌培養し，コレラ菌は，0.2% NaCl 加アルカリペプトン水（pH8.6，自家調整）で 36±1℃・18 時間一次増菌後，その培養液を 0.25% NaCl 加アルカリペプトン水（pH8.6，

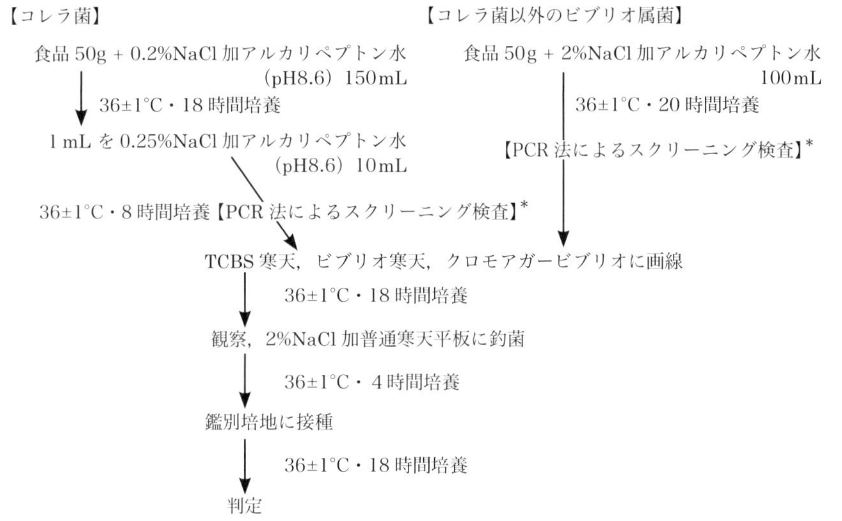

図1　病原ビブリオの検査法

＊：一夜培養した菌株の少量菌を 5%w/v キレックス〔Chelex 100 Resin 200–400 Mesh（Bio-Rad Laboratories, Hercules, CA）in TE（pH8.0)〕溶液 500µL に懸濁し，10 分間加熱抽出した。これを 12,000rpm，5 分遠心し，得られた上清を PCR 用のテンプレート DNA とした。

自家調整）に接種し，36±1℃で 8 時間二次選択増菌培養した。それぞれの増菌培養液を TCBS 寒天（日水製薬），ビブリオ寒天（栄研化学），クロモアガービブリオ（関東化学）の各平板に塗抹し，36±1℃で 18 時間分離培養した（図 1 ）。各々の分離平板上に発育した疑わしい集落について，常法に従い[3] 同定を行った。分離菌株について，市販の腸炎ビブリオ型別用免疫血清（デンカ生研）を用いて，常法に従い[3] スライド凝集反応で O 抗原および K 抗原の型別を行った[4]。

腸炎ビブリオとまぎらわしい生化学的性状を示すビブリオ属菌との鑑別には，レシチン依存性溶血毒遺伝子（lecithin dependent hemolysin：LDH, *ldh* 遺伝子）あるいは，δ VPH 遺伝子[5]（第 4 番目の溶血毒遺伝子）を標的とした PCR（飯田哲也博士私信）を行い，その有無で判別した。すなわち，*ldh* 遺伝子検出用のプライマーは，LDH-1（5'-CAACCTTATCACCAGAAATG），LDH-2（5'-GTTGTATGAGAAGCGATTGT）を，δ VPH 遺伝子検出用のプライマーは VPH-1（5'

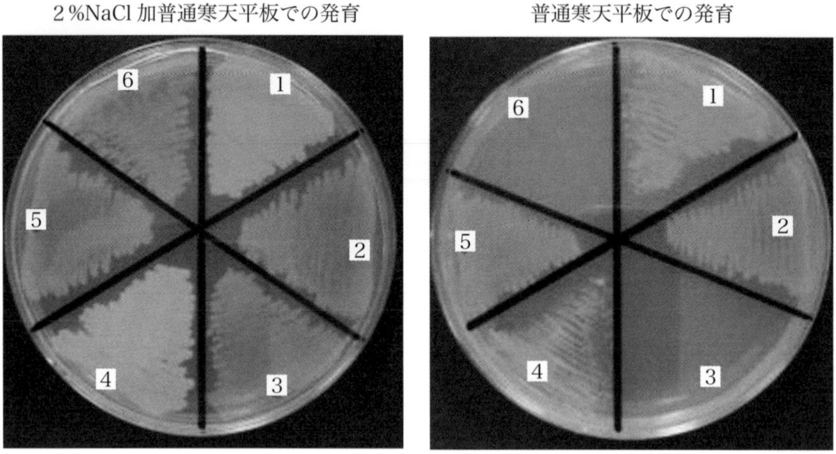

図2　普通寒天での発育テスト

腸炎ビブリオは普通寒天平板（食塩濃度 0.5％）に発育する。

1：*V. parahaemolyticus* ATCC17802
2：*V. parahaemolyticus* 環境水由来
3：*V. harveyi* ATCC14126
4：*V. parahaemolyticus* ヒト由来　大分 10186
5：*V. parahaemolyticus* 食品由来
6：*V. harveyi* 富山県衛生研究所分与株　V162

-AGCATGTTTCTCAGCGTTA)，VPH-2（5'-CGATGATATGAGGTTCCAA）を用いた。PCR 条件は，93℃・1分で前加熱後，93℃・2分，55℃・3分，72℃・3分の反応を 25 サイクル行い，最後に 72℃・5分の伸長延長を行った。*ldh* 遺伝子は 320bp，δ VPH 遺伝子は 381bp の増幅産物が得られた。さらに簡便な鑑別方法として，図2に示す普通寒天平板（栄研化学）での発育の有無で判別する方法を用いた（投稿準備中）。

tdh 遺伝子または *trh* 遺伝子を保有する腸炎ビブリオを効率よく分離するため[6,7]，2％ NaCl 加アルカリペプトン水培養液を対象に，PCR 法を用いて *tdh* および *trh* 各遺伝子[8,9]の検索を行った。PCR 法で *tdh* 遺伝子または *trh* 遺伝子が陽性になった培養液について，TCBS 寒天培地，ビブリオ寒天培地およびクロモアガービブリオ平板，各々5枚ずつに塗抹し，36±1℃ で 18 時間

表1　輸入魚介類からの病原ビブリオ検出状況

輸入国別	検体数	病原ビブリオ	*V. cholerae* non-O1	腸炎ビブリオ	*V. mimicus*	*V. fluvialis*	*V. furnissii*
インドネシア	88	55	15	45	10	18	1
タイ	59	49	22	40	11	18	
中国	46	11	3	5	3		
インド	34	21	10	16	1	3	
フィリピン	27	20	8	19	3	7	
ベトナム	19	10	5	9	2	1	3
オーストラリア	17	5	2	1	2	3	
台湾	11	1		1			
韓国	5	3	1			3	
マレーシア	4	4	3	4	1	1	
不明・他	92	48	18	37	9	13	
計	402	217	87	177	42	67	4
検出率		54.0%	21.6%	44.0%	10.4%	16.7%	1.0%

培養した。*tdh* 遺伝子陽性の検体については，発育した腸炎ビブリオ様集落を可能なかぎり数多く 2 % NaCl 加普通寒天平板に釣菌し，PCR 法により確認した。*trh* 遺伝子陽性の検体については，ウレアーゼ産生試験[10]でスクリーニング後，赤変した集落（4 時間以内に赤変）について PCR 法で確認した。

コレラ菌分離のためのスクリーニング試験として，二次選択増菌培養した 0.25 % NaCl 加アルカリペプトン水培養液を対象に，PCR 法を用いて O1，O139，コレラ毒素（CT）遺伝子の検索を行った。O1，O139，CT 遺伝子検出用のプライマーおよび PCR 条件は平成 14 年 10 月 21 日食監発第 1021006 号 厚生労働省医薬局食品保健部監視安全課長通知「魚介類等の食品からのコレラ菌の検出方法について」[11]に従い実施した。

3．結　果

以上の調査結果を表 1 に示した。調査対象の魚介類はインドネシア，タイ，インド，フィリピン，ベトナムなどの東南アジアを中心に 15 カ国以上から輸入されていた。これらの輸入魚介類 402 検体中 217 検体（54.0%）から病

表2　環境水からの腸炎ビブリオ検出状況

採水 point / 年月日	2006 年 5 月	6 月	7 月	8 月
1	検出	検出 O4：K12 *tdh*+ & *trh*+	検出	検出
2	検出	検出 O8：K30 *trh*+ O11：KUT *trh*+	検出 *trh* 遺伝子のみ	検出
3	検出	検出	検出	検出 *tdh* 遺伝子のみ

採水 point / 年月日	2006 年 9 月	10 月	11 月	12 月	2007 年 1 月
1	検出	検出	検出	検出	検出
2	検出	検出	検出 O5:KUT *trh*+ O4:KUT *trh*+	検出	検出
3	検出	検出	検出	検出	検出

原ビブリオが検出され，そのうち腸炎ビブリオは 177 検体（44.0%）から検出された。腸炎ビブリオと同定された分離株の血清型は，O1:K24，O1:K25，O1:K32，O1:K33，O2:K28，O3:K5，O3:K20，O3:K30，O4:K29，O4:K34，O5:K17，O10:K19，O10:K20，O10:K24，O10:K52，O11:K33，O11:K34，O1:KUT，O2:KUT，O3:KUT，O4:KUT，O5:KUT，O8:KUT，O10:KUT，O11:KUT，OUT:K17，OUT:K28，OUT:K29，OUT:K32，OUT:K34，OUT:KUT など多種であった。*tdh* 遺伝子または *trh* 遺伝子陽性となった検体は腸炎ビブリオが検出された 177 検体中 2 検体（1.1%）で，いずれも冷凍輸入エビからの検出であった。*tdh* 遺伝子陽性は血清型 O3:K6（1996 年採取），*trh* 遺伝子陽性は血清型 O5:KUT（2006 年採取）であった。これら以外は，*tdh* 遺伝子または *trh* 遺伝子を保有した腸炎ビブリオは検出されなかった。また，O1，O139，CT の各遺伝子を保有するコレラ菌も検出されなかった。

一方，2006 年 5 月から 2007 年 1 月の間に調査した環境水 27 検体すべてから腸炎ビブリオが検出され，*tdh* 遺伝子陽性となったものが 2 検体，*trh* 遺伝子陽性となったものが 4 検体であった。分離菌株の血清型は O4:K12（*tdh*+, *trh*+), O8:K30 (*trh*+), O11:KUT (*trh*+), O5:KUT (*trh*+), O4:KUT (*trh*+) であった（表2）。27検体中5検体（18.5%）から *tdh* 遺伝子または *trh* 遺伝子が検出され，病原性に関与する遺伝子を保有する腸炎ビブリオの存在が明らかになった。

4．考　察

検査法にPCR法を導入し，*trh* 遺伝子を保有する腸炎ビブリオのスクリーニングとしてクリステンゼンの尿素培地を用いることにより,検出率やコスト,労力において格段の改善がなされた。しかし，*tdh* 遺伝子を保有する腸炎ビブリオを食品や環境水から効率的に見つける手段はいまだなく，*tdh* 遺伝子を保有する新型腸炎ビブリオのモニタリングを実施するためには，検査法の早期開発が望まれる。また,遺伝子検査機器が整備されていない検査施設においては,腸炎ビブリオと生化学的性状がよく似たまぎらわしい菌との鑑別に普通寒天平板での発育テストは有効な手段である。

新型ビブリオが市中に広がる可能性の1つとして，輸入魚介類が関与しているのではないかという仮説を立て，長きにわたり調査を行ったが *tdh* 遺伝子あるいは *trh* 遺伝子を保有する腸炎ビブリオの検出率は0.5%であった。一方,冷凍輸入エビ加工場付近の環境水の調査では，*tdh* 遺伝子または *trh* 遺伝子を保有する腸炎ビブリオが18.5%と高率に検出された。患者便由来と同一血清型の *tdh* 遺伝子または *trh* 遺伝子を保有する腸炎ビブリオやパンデミッククローン[12)] といわれる腸炎ビブリオは確認されなかったものの，病原性に関与する遺伝子を保有する腸炎ビブリオが検出されたことから，魚介類の加工時に海水を使用する場合は，使用する海水からの二次汚染の危険性も高く，汚染の拡大につながる可能性は大きい。また，病原ビブリオ汚染地域から輸入される冷凍エビからも病原性に関与する遺伝子を保有する腸炎ビブリオが検出されたことから，解凍水の適正な処理を怠れば海水を汚染し，汚染の拡大につながる可能性が高く，加工時に適正な処理を怠れば二次汚染の危険性が高くなる。本調査から得られた結果は，今後も食中毒対策を十分に講じなければ，腸炎ビブリオ汚染が拡大する可能性を示唆するものである。

◆ 参考文献 ◆

1）水産庁：第2章 平成22年度以降の我が国水産の動向：水産物の輸出入の動向．水産白書．
2）厚生省監修（1996）：微生物検査必携 細菌・真菌検査 第3版：D-70～D-106，日本公衆衛生協会．
3）緒方喜久代（2006）：輸入魚介類からの病原ビブリオの検出状況（1990～2006年度）．大分県衛生環境研究センター年報 **34**：36–39
4）工藤泰雄（1988）：病原細菌の群別と型別法 腸炎ビブリオ．臨床と微生物 **15**：79–82．
5）Taniguchi H，Kubomura S，Hirano H，Mizue K，Ogawa M，Mizuguchi Y（1990）：Cloning and characterization of a gene encoding a new thermostable hemolysin from *Vibrio parahaemolyticus*．FEMS Microbiol Lett **67**：339–346．
6）緒方喜久代，阿部義昭，渕祐一，帆足喜久雄（2000）：食品残品（にぎり寿司）から耐熱性溶血毒（TDH）産生腸炎ビブリオO3:K6が検出された食中毒事例．病原微生物検出情報 **21**：34–35．
7）尾畑浩魅，下島優香子，小西典子，門間千枝，矢野一好，甲斐明美，諸角聖，福山正文（2006）：腸炎ビブリオ食中毒事例におけるPCR法を用いた食品からの耐熱性溶血毒（TDH）産生菌の分離．感染症学雑誌 **80**：383–390．
8）西渕光昭，竹田美文，多田淳，大橋鉄雄，西村直行，尾崎博子，福島繁（1992）：PCRによる腸炎ビブリオの耐熱性溶血毒遺伝子および類似毒素遺伝子の検出法．日本臨床微生物学雑誌（特別号）**50**：348–352．
9）Tada J，Ohashi T，Nishimura N，Shirasaka Y，Ozaki H，Fukushima S，Takano J，Nishibuchi M，Takeda Y（1992）：Detection of the thermostable direct hemolysin gene（*tdh*）and the thermostable direct hemolysin-related hemolysin gene（*trh*）of *Vibrio parahaemolyticus* by polymerase chain reaction．Mol Cell Probes **6**：477–487．
10）尾畑浩魅，甲斐明美，関口恭子，松下秀，山田澄夫，伊藤武，太田建爾，工藤泰雄（1996）：海外渡航者下痢症由来腸炎ビブリオの *trh* 遺伝子保有状況と保有株の性状．感染症学雑誌 **70**：815–820．
11）厚生労働省監修（2004）：微生物試験法に係る告示・通知．食品衛生検査指針 微生物編，pp660–663，日本食品衛生協会．
12）Okuda J，Ishibashi M，Hayakawa E，Nishino T，Takeda Y，Mukhipadhyaya AK，Garg S，Bhattacharya SK，Nair GB，Nishibuchi M（1997）：Emergence of a unique O3:K6 clone of *Vibrio parahaemolyticus* in Calautta, India, and isolation of strains from the same clonal group from Southeast Asian travelers arriving in Japan．J Clin Microbiol **35**：3150–3155．

V-2. 食品・環境からの検出

4）環境材料と食品からの腸炎ビブリオ検出 —秋田県における海水と岩ガキからの *tdh* 陽性腸炎ビブリオの分離—

八柳　潤

1．はじめに

耐熱性溶血毒（thermostable direct hemolysin：TDH）産生腸炎ビブリオ O3:K6 は 1996 年 2 月にコルカタ（旧名カルカッタ）で下痢症患者から分離されて以来[1)]，世界的に分布を拡大し[2～4)]，わが国でも 1996 年以降，本菌による下痢症が多発[5)] した。秋田県においても，1996 年後半から腸炎ビブリオ O3:K6 散発下痢症患者と食中毒事例が急増した。

腸炎ビブリオ下痢症は TDH や耐熱性溶血毒類似毒素（TDH-related hemolysin：TRH）産生腸炎ビブリオにより汚染された生鮮魚介類などを摂取することにより発生することから，食品汚染の発生と，その背景となる環境中における *tdh*，または *trh* 保有腸炎ビブリオの消長は密接な関連をもつであろうと長年考えられてきたにもかかわらず，その関連を実証する報告はほとんどなかった。その理由は，環境材料や食品から *tdh*，または *trh* 陽性腸炎ビブリオを分離することが著しく困難であったからである。実際，食中毒の原因食品や環境材料から *tdh*，または *trh* 保有腸炎ビブリオを分離することは，過去にはほとんど不可能であり，このことは長年にわたり，腸炎ビブリオ疫学の謎ともされてきた。この現状を打破したのは刑部ら[6,7)] であった。刑部らは，特定の K 抗原を保有する菌に焦点をあてた免疫磁気ビーズを用いる選択分離培養法を確立し，富山湾の漁港海水に TDH 産生腸炎ビブリオ O3:K6 が分布していることを実証した。Tomoyasu[8)]，および Vuddhakul ら[9)] も，同様の手法の有用性を報告している。

1998年，秋田県内では東北地方の某県産のボイルホタテが原因と考えられる腸炎ビブリオO3:K6感染事例が発生していたことから，われわれは秋田市内でボイルホタテを購入し，食塩ポリミキシンブイヨンによる培養と *tdh* を標的としたPCRを併用して血清型O3:K6の分離を試みた結果，比較的容易に血清型O3:K6（*tdh* ＋）を分離することができた[10)]。血清型O3:K6（*tdh* ＋）を食品から分離することは困難をきわめるというのが常識であったにもかかわらず，ボイルホタテから血清型O3:K6（*tdh* ＋）が比較的容易に分離できた理由は，あらかじめ沸騰水中で加熱される過程でホタテの雑菌の多くが死滅し，その後，血清型O3:K6（*tdh* ＋）が製品に付着したからではないかと推察された。実際，このボイルホタテを加工した製造工場では，海水を使用して加熱後のホタテを調味していたことが後に判明し，加熱後のボイルホタテは調味用の海水から血清型O3:K6（*tdh* ＋）に汚染されたと考えられた。

ボイルホタテからは容易に血清型O3:K6（*tdh* ＋）を分離しえたが，環境材料や刺身などの食材から血清型O3:K6（*tdh* ＋）を分離することは相変わらず困難をきわめる作業であった。1999年に東北地方の地方衛生研究所が連携して調査を実施し，東北地方の沿岸海泥に *tdh*，または *trh* 遺伝子陽性腸炎ビブリオが実際に分布している事実を示した[11)]が，血清型O3:K6（*tdh* ＋）を環境材料から分離することはできなかったのである。

このような経緯のなか，当時の主流行菌であった血清型O3:K6（*tdh* ＋）の感染疫学解明の機運が高まった。2000年に前出の刑部らの論文が出版され[6)]，血清型O3:K6（*tdh* ＋）の分離に免疫磁気ビーズが有用であることが示されたことから，われわれはその手法を用いて，2000年と2001年に秋田県本荘市（現由利本荘市）の子吉川の河川水，河川底泥，および2001年に当該地域で夏季に広く生食されるイワガキ（*Crassostrea nippona*）における *tdh*，または *trh* 陽性腸炎ビブリオの分布実態と消長について調査した。イワガキは由利本荘地域の夏の風物であり，7～8月の短い期間に漁が解禁され，地元の市場に流通する。1996年以降，由利本荘市の道の駅などで市販されているイワガキを購入した人の一部が下痢を発症することが問題視されはじめていた。由利本荘市を流下して日本海にいたる子吉川の河口付近は汽水域が発達している。真偽は未確認ながら，「河口付近のテトラポットから採取したイワガキが下痢を起こすようだ」ということが地元ではささやかれていたのである。そして，由利本荘市は秋田県内でも特に腸炎ビブリオ散発患者が多かった。このように，当時，由利本荘市は血清型O3:K6(*tdh* +)の感染疫学研究に適したフィールドであったのである。

以降，腸炎ビブリオ散発下痢症の発生と，環境，食品中における*tdh*，または*trh*保有腸炎ビブリオの消長の関連に関する知見を得ることを目的として，われわれが2000年と2001年に子吉川の河川水，河川底泥，および2001年に当該地域で夏季に広く生食されるイワガキにおける，*tdh*または*trh*陽性腸炎ビブリオの分布実態と消長を調査した際に使用した方法と，その結果について記す。

2．河川水，河川底泥，イワガキからの *tdh* 陽性腸炎ビブリオの分離方法

2000年と2001年の表1と表2にそれぞれ示す日に，図1に示す子吉川河

表1　河川水，河川底泥からの *tdh* 陽性腸炎ビブリオの検出（2000年）

検体採取地点		検体採取月日（2000年）					
		5/22	5/30	6/12	7/17	8/1	8/7
本荘マリーナ	表層水	−	−	−	O3:K6	O3:K6	O3:K6
	底　水	−	−	−	O3:K6	O3:K6	NT
	底　泥	−	−	−	O3:K6	O3:K6	NT
古雪港	表層水	NT	NT	NT	NT	O3:K6	O3:K6
週平均海水温(男鹿市)(℃)		NT	16.3	17.5	22.5	28.5	26.5

検体採取地点		検体採取月日（2000年）					平均塩分濃度
		8/15	8/21	9/11	10/25	11/28	
本荘マリーナ	表層水	O3:K6	O3:K6	−	−	−	0.7%
	底　水	NT	O3:K6	−	−	−	2.2%
	底　泥	NT	O3:K6	O3:K6	−	−	
古雪港	表層水	O3:K6	−	−	−	−	0.2%
週平均海水温(男鹿市)(℃)		25.0	26.3	21.0	15.4	11.0	

O3:K6：*V. parahaemolyticus* O3:K6 (*tdh*+) 分離陽性

NT：実施せず

−：陰性

表2　河川水，河川底泥からの *tdh* 陽性腸炎ビブリオの検出（2001 年）

検体採取地点		検体採取月日（2001 年）					
		3/13	4/18	5/30	6/27	7/10	7/25
本荘マリーナ	表層水	－	－	－	－	－	－
	底　水	NT	NT	－	－	－	－
	底　泥	NT	NT	－	－	－	O10:K66
古雪港	表層水	－	－	－	－	－	－
	底　水	NT	NT	－	－	－	－
	底　泥	NT	NT	－	－	－	－
週平均海水温(男鹿市)(℃)		4.8	7.5	17.3	19.3	21.3	23.4

検体採取地点		検体採取月日（2001 年）					平均塩分濃度
		8/2	8/8	8/30	9/5	9/19	
本荘マリーナ	表層水	O3:K6	O3:K6	－	－	O5:KUT	0.9%
	底　水	－	O3:K6	O4:K68	O5:KUT	－	3.0%
	底　泥	－	－	O3:K6	O3:K6	－	
古雪港	表層水	O3:K6	－	－	O5:KUT	－	0.2%
	底　水	－	－	－	－	－	1.2%
	底　泥	－	O3:K6	－	－	－	
週平均海水温(男鹿市)(℃)		21.4	22.9	24.3	22.1	19.8	

O3:K6：*V. parahaemolyticus* O3:K6 (*tdh*+) 分離陽性
O4:K68：*V. parahaemolyticus* O4:K68 (*tdh*+) 分離陽性
O10:K66：*V. parahaemolyticus* O10:K66 (*tdh*+ *trh*+) 分離陽性
NT：実施せず
－：陰性

口の本荘マリーナ，およびその約2km上流に位置する古雪港において表層水，底水，および底泥を採取した。検水の塩分濃度は屈折計により測定した。イワガキの調査は2001年に実施し，由利本荘市内の鮮魚店などから購入した46検体を供試した。イワガキの解禁日は7月1日，禁漁日は9月1日であり，検体はこの期間のみ入手可能であった。海水温の週平均は男鹿市の観測定点における海水温から算定した。

河川水，河川底泥，イワガキからの *tdh* 陽性腸炎ビブリオの分離方法を図2に示した。河川水，河川底泥はNaClを2％加えたトリプチケースソイブロス

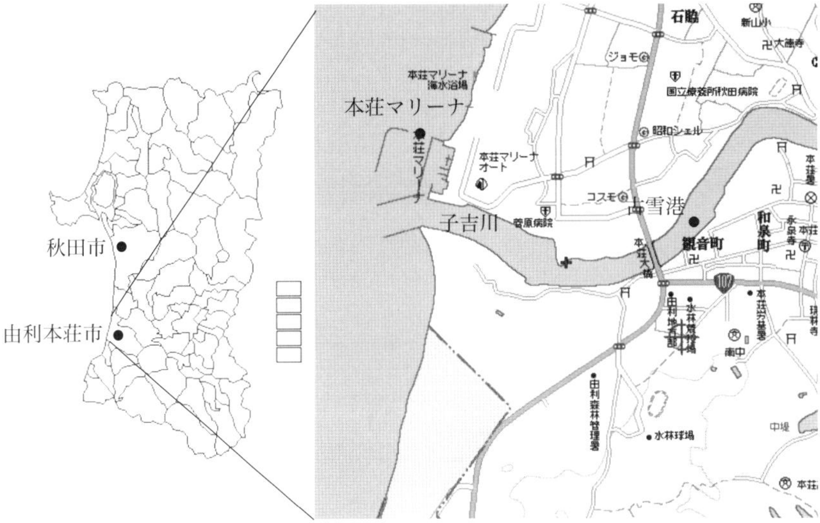

図1　検体採取地点　本荘マリーナと古雪港

(TSB, BBL) で37℃・6時間，イワガキはアルカリペプトン水 (APW, 日水製薬) で37℃・一夜前培養した後，培養液5mLを100mLの食塩ポリミキシンブイヨン (SPB, 日水製薬) に接種し，37℃・一夜選択増菌培養した。その培養液0.2mLを10mLのSPBに接種し，37℃・6時間選択増菌培養した後，Tadaらが報告[12]したプライマーTDH-3およびTDH-5を使用して，既報のPCR法[11]により *tdh* 陽性株を検索した。

tdh が検出された培養液は，一部を我妻培地で直接分離培養し，溶血活性を示す株を検索すると同時に，デンカ生研から提供された免疫磁気ビーズ（腸炎ビブリオK6「生研」）を使用し，血清型O3:K6 (*tdh* ＋) などK6抗原を保有する腸炎ビブリオを分離培養した。また，O4:K68 (*tdh* ＋) などK68抗原を保有する腸炎ビブリオを選択分離培養する目的で，Dynabeads M-280 Sheep anti-Rabbit IgG (Dynal) と腸炎ビブリオ診断免疫血清K68（デンカ生研）を使用して，刑部らの方法[6]に従い調製したK68抗体感作免疫磁気ビーズも併用した。両ビーズともに *tdh* が検出された培養液と反応させた後，TCBSとクロモアガービブリオ (CHROMagar Vibrio) に接種し，37℃・一夜培養した。

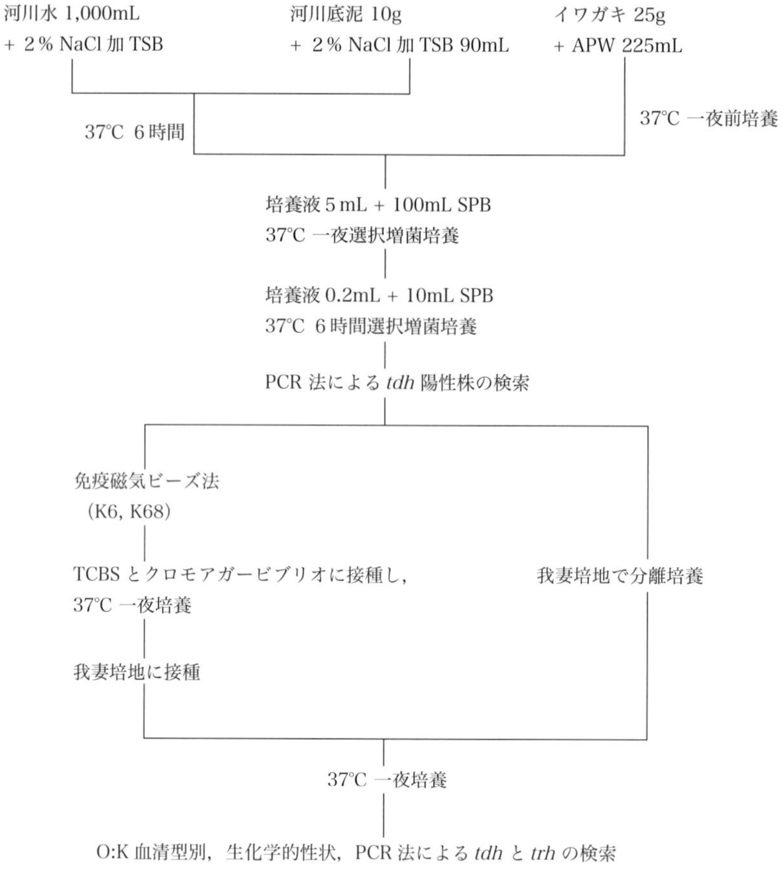

図2　河川水，河川底泥，イワガキからの *tdh* 陽性腸炎ビブリオの分離方法

発育した腸炎ビブリオ様コロニーを可能なかぎり多く（約 20 ～ 50 個）我妻培地に接種し，溶血活性を示すコロニーについて常法に従い生化学的性状から腸炎ビブリオの同定を行い，O:K 血清型別，および既報[11]の PCR 法により *tdh* および *trh* を確認した。なお，現在は免疫磁気ビーズの腸炎ビブリオ K6「生研」は入手できないので，Dynabeads M-280 Sheep anti-Rabbit IgG（Dynal）と腸炎ビブリオ診断免疫血清 K6（デンカ生研）を使用して，自家調製する必

要がある。

この免疫磁気ビーズの特異性は必ずしも高くはなく，分離されたコロニーのできるだけ多くについて *tdh* を検索する必要があったことから，われわれは我妻培地を使用してコロニーの TDH 産生性を調べた。この方法により，効率よく TDH 産生腸炎ビブリオ株を特定することができたが，検体によってはプロテウスのようにスォーミングする菌株が混在し，*tdh* 陽性株の特定が妨害されることを経験した。スォーミングの兆候は接種後数時間で視認できるので，そのような株は周辺の寒天ごと除去することにより，妨害を回避した。

一方，免疫磁気ビーズを使うかぎり，特定の K 抗原をもつ株のみが分離対象となる。それ以外の K 抗原をもつ *tdh* 陽性菌を分離するために，われわれは増菌培養液をそのまま我妻培地で分離培養するという手法を試みた。その場合，通常の画線培養では出現する単独コロニーの数に限界があるので，培養液を 10 倍段階希釈し，適切な希釈液をコンラージ棒により我妻培地に塗抹することにより，可能なかぎり多くの独立コロニーが生じるように工夫した。この手法により K6，K68 以外の *tdh* 陽性株の分離に成功したが，ここでもスォーミング株の妨害が問題であった。以上の手法により，子吉川の河川水，河川底泥，そしてイワガキから，血清型 O3:K6（*tdh* ＋）や O4:K68（*tdh* ＋）ほかの分離に成功したのである。

3．河川水，河川底泥からの *tdh* 陽性腸炎ビブリオの検出

表 1 に示すように，2000 年は本荘マリーナにおいて 7 月 17 日～9 月 11 日に採取した検体から血清型 O3:K6（*tdh* ＋）が分離された。一方，古雪港においては 8 月 1 ～ 15 日の検体から血清型 O3:K6（*tdh* ＋）が分離された。本荘マリーナの表層水，底水，および古雪港の表層水供試検体の塩分濃度の平均値は，それぞれ 0.7%，2.2%，および 0.2%であった。また表 2 に示すように，2001 年は本荘マリーナでは 7 月 25 日に採取した底泥から血清型 O10:K66（*tdh* ＋，*trh* ＋），8 月 2 日～9 月 5 日に採取した検体から血清型 O3:K6（*tdh* ＋），8 月 30 日に採取した底水から血清型 O4:K68（*tdh* ＋），9 月 5 日と 9 月 19 日に採取した検体から血清型 O5:KUT（*tdh* ＋）が分離された。一方，古雪港では 8 月 2 日と 8 月 8 日に採取した検体から血清型 O3:K6（*tdh* ＋），9 月 5 日に採取した表層水から血清型 O5:KUT（*tdh* ＋）が分離された。本荘マリーナの表層水，底水，および古雪港の表層水，底水供試検体の塩分濃度

の平均値はそれぞれ0.9％，3.0％，0.2％および1.2％であり，2000年の成績もあわせて，O3:K6を含む*tdh*陽性腸炎ビブリオが，海水よりも塩分濃度が低い汽水域に分布していることが示された。また，河川環境にはO3:K6やO4:K66だけではなく，下痢症との関連が確認されなかったO10:K66（*tdh*＋，*trh*＋）とO5:KUT（*tdh*＋）も分布していた。2000年と2001年ともに，男鹿台島観測定点における週平均海水温が20℃以上の期間に採取した検体から*tdh*陽性腸炎ビブリオが分離される傾向がみられた。

4．河川水，河川底泥，およびイワガキにおける*tdh*陽性腸炎ビブリオの消長と腸炎ビブリオ散発下痢症発生との関連

当時，腸炎ビブリオ感染疫学の研究に取り組む者の目標は，食品汚染とその背景となる環境材料の汚染と患者発生の関連を具体的にデータで示すことであった。2000年に子吉川の河川水，河川底泥から*tdh*陽性腸炎ビブリオを分離することに成功したことを踏まえて，われわれは2001年，環境材料に加えてイワガキの調査も実施することにした。さらに，由利本荘市の医療機関における腸炎ビブリオ散発患者の週別発生数もあわせて集計し，これらの関連についての検討を試みた。

図3に2001年の24～40週の週別腸炎ビブリオ散発下痢症発生数と河川環境検体，およびイワガキからの*tdh*陽性腸炎ビブリオの分離状況，および定点（男鹿市）における週平均海水温を示した。2001年は29～37週に散発下痢症患者が継続して発生し，31～36週に河川環境検体から血清型O3:K6（*tdh*＋）が分離された。35週にはそれに加えて血清型O4:K68（*tdh*＋）が河川環境検体から分離された。一方，イワガキは28週から市販され，30週，32週，35週に購入したイワガキが血清型O3:K6（*tdh*＋）分離陽性であった。イワガキ漁は8月31日（35週）に禁漁となり，散発下痢症発生数は36週から37週にかけて急減し，38週以降に0となった。

以上の結果から，われわれは散発下痢症の発生がみられる時期に採取した河川環境検体から*tdh*陽性血清型が分離されること，さらに，散発下痢症の発生時期とイワガキの市販時期がおよそ一致し，かつ，その期間に購入したイワガキの一部が血清型O3:K6（*tdh*＋）による汚染を受けていることを実証することができたのである。

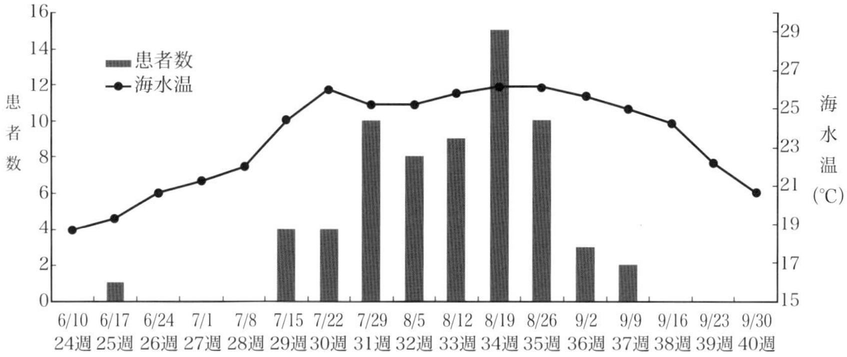

	6/10 24 週	6/17 25 週	6/24 26 週	7/1 27 週	7/8 28 週	7/15 29 週	7/22 30 週	7/29 31 週	8/5 32 週
環境材料	NT	NT	–	NT	–	–	O10:K66	O3:K6	O3:K6
市販イワガキ	/	/	/	/	–	–	O3:K6	*tdh* のみ	O3:K6

	8/12 33 週	8/19 34 週	8/26 35 週	9/2 36 週	9/9 37 週	9/16 38 週	9/23 39 週	9/30 40 週
環境材料	–	–	O3:K6 O4:K68	O3:K6 O5:KUT	–	O5:KUT	–	–
市販イワガキ	–	–	O3:K6	/	/	/	/	/

NT：実施せず
/：イワガキ市販なし
–：陰性
tdh のみ：*thd* 遺伝子のみ検出。菌分離，陰性

図 3　週別腸炎ビブリオ散発下痢症発生数，河川環境検体およびイワガキからの *tdh* 陽性腸炎ビブリオの分離状況，週平均海水温

5．おわりに

本研究を実施した 2001 年当時は，腸炎ビブリオの pandemic clone がすでに日本沿岸に定着[13～15]し，腸炎ビブリオ下痢症発生数は以降も増加する可能性があると考えられていた。そのため，われわれはイワガキ以外の感染源およ

び河川環境における *tdh* 陽性腸炎ビブリオの生態や，食品汚染の発生機構などについての研究も必要であること，また，国内のほかの地域においても同様な研究を積み重ねる必要があることを指摘した。しかし，1999 年に 152 名，2000 年に 196 名，2001 年に 109 名であった秋田県内の腸炎ビブリオ散発患者数（3 医療機関の集計）は，2002 年に 13 名，2003 年に 13 名と激減し，今日にいたるまで再び増加することはなかった。腸炎ビブリオによる健康被害発生は全国的にも急速に収束して現在にいたり，われわれの当時の研究は，それまで具体的データが得られなかった *tdh* 陽性腸炎ビブリオの感染疫学の一端を示す，数少ない研究となったのである。

◆ 参考文献 ◆

1）Okuda J, Ishibashi M, Hayakawa E, Nishino T, Takeda Y, Mukhopadhyay AK, Garg S, Bhattacharya SK, Nair GB, Nishibuchi M（1997）：Emergence of a unique O3:K6 clone of *Vibrio parahaemolyticus* in Calcutta, India, and isolation of strains from the same clonal group from Southeast Asian travellers ariving in Japan. J Clin Microbiol **35**：3150–3155.

2）Chiou CS, Hsu SY, Chiu SI, Wang TK, Chao CS（2000）：*Vibrio parahaemolyticus* sertovar O3:K6 as a cause of unusually high incidence of food-borne disease outbreaks in Taiwan from 1996 to 1999. J Clin microbiol **38**：4612–4625.

3）Centers for disease control and prevention（1999）：Outbreak of *Vibrio parahaemolyticus* infection associated witheating raw oysters and clams harvested from Long Island Sound-Connecticit, New Jersey, and New york, 1998. Morbid Mortal Weekly Rep **48**：48–51.

4）Matsumoto C, Okuda J, Ishibashi M, Iwanaga M, Garg P, Rammamurthy T, Wong HC, Depaola A, Kim YB, Albert MJ, Nishibuchi M（2000）：Pandemic spread of an O3:K6 clone of *Vibrio parahaemolyticus* and emergence of related strains evidenced by arbitrarily primed PCR and *ToxRS* sequence analysis. J Clin Microbiol **38**：578–5785.

5）国立感染症研究所，厚生省保健医療局（1999）：<特集>腸炎ビブリオ 1996 ～ 1998．病原微生物検出情報 **20**：1–2.

6）刑部陽宅，細呂木志保，磯部順子，田中大祐，北村敬（2000）：免疫磁気ビーズによる海水からの耐熱性溶血毒産生性腸炎ビブリオ O3:K6 の分離．日本食品微生物学会雑誌 **17**：5–10.

7）刑部陽宅，細呂木志保，田中大祐，清水美和子，磯部順子，永井美之（2002）：漁港における腸炎ビブリオの分布．日本食品微生物学会雑誌 **19**：113–117.

8）Tomoyasu T（1992）：Development of the immunomagnetic enrichment method selective for *Vibrio parahaemolyticus* serotype K and its application to food poisoning study. Appl Environ Microbiol **58**：2679–2682.

9）Vuddhakul V, Chowdhury A, Laohaprertthisan V, Pungrasamee P, Patararungrong N, Thianmontri P, Ishibashi M, Matsumoto C, Nishibuchi M（2000）：Isolation of a pandemic clone of a *Vibrio parahaemolyticus* strain from environmental and clinical sources in Thailand. Appl Environ Microbiol **66**：2685–2689.

10）八柳潤，齊藤志保子（2000）：腸炎ビブリオ（O3:K6）のパルスフィールドゲル電気泳動による解析．日本食品微生物学会雑誌 **17**：107–108.

11）八柳潤，齊藤志保子，宮島嘉道，原田誠三郎，鈴木紀行，大友良光，熊谷学，齋藤幸一，佐藤卓，菅原喜弘，小林良雄，高橋智子，須藤正英，大谷勝実，山口友美，畠山敬，齋藤紀行，白石廣行，廣瀬昌子，熊谷進，品川邦汎（2004）：東北地方における腸炎ビブリオ散発下痢症の発生状況，海水・海泥からの腸炎ビブリオの分離，および各分離株の分子疫学的性状．日本食品微生物学会雑誌 **21**：30–37.

12）Tada J, Ohashi T, Nishimura N, Shirasaki Y, Ozaki H, Fukushima S, Takano J, Nishibuchi M, Takeda Y（1992）：Detection of the thermostable direct hemolysin gene（*tdh*）and the thermostable direct hemolysin-related hemolysin gene（*trh*）of *Vibrio parahaemolyticus* by polymerase chain reaction. Mol Cell Probes **6**：477–87.

13）国立感染症研究所，厚生省保健医療局（1996）：<特集>腸炎ビブリオ 1994～1995．病原微生物検出情報 **17**：1–2.

14）工藤由起子，熊谷進（2003）：国内の海産物の調査研究と腸炎ビブリオ対策．日本食品微生物学会雑誌 **20**：165–169.

15）Hara-Kudo Y, Sugiyama K, Nishibuchi M, Chowdhry A, Yatsuyanagi J, Ohtomo Y, Saito A, Nagano H, Nishina T, Nakagawa H, Konuma H, Miyahara M. Kumagai S（2003）：Prevalence of pandemic TDH-producing *Vibrio parahaemolyticus* O3:K6 in seafood and the coastal environment in Japan. Appl Environ Microbiol **69**：3883–3891.

V－2．食品・環境からの検出

5）富山県における腸炎ビブリオ対策
－TDH 産生腸炎ビブリオの生態と食中毒－

磯部 順子

1．はじめに

1970 年代，夏季に腸炎ビブリオ食中毒が多発し，富山県をはじめ全国において食中毒件数の１～２位を占めていた。このため富山県は腸炎ビブリオ対策を食中毒予防の重点施策と位置づけ，科学的根拠に基づいて指導を図るため，富山県衛生研究所で 1979 年から 1995 年までは鮮魚について，1996 年からはその棲息場所である漁港海水，海泥について，本菌の汚染状況を調査してきた。そこで得られた知見に基づき，食中毒注意報発令による県民への注意喚起や食品衛生監視が行われている。

一方，この調査を通してわれわれは，年次により大きく変動する本菌による食中毒件数と医療機関で分離される本菌分離株数は，鮮魚の腸炎ビブリオ汚染度を反映しているのではないかと推定した。そして，1997 年までの調査を通じて，鮮魚の本菌汚染度は食中毒の多い７～10 月に高いこと，食中毒発生数がきわめて少ない 1982，1992，1993 年は，鮮魚の本菌汚染度が平年の 1/10 程度と低いこと，また，本菌食中毒の発生頻度と気温，海水温，降雨量にあまり相関がないことなどを明らかにした[1)]。しかしながら，本菌食中毒が多く発生した 1985，1986，1989 年において，鮮魚の本菌汚染度は平年と比べ差が認められず，本菌による鮮魚の汚染度から食中毒発生頻度を予測するのは困難であった。その理由として，本菌食中毒はそのほとんどで耐熱性溶血毒（TDH）産生菌が原因であるにもかかわらず，当時は適切な検査法がなく，食品や環境中に存在するこの TDH 産生菌を検出できなかったことによると考えられた。

1990 年代には，食中毒事例における原因食品の検査方法として，免疫磁気ビーズ法やPCR法が普及した。われわれは，これらの技術を利用すれば，病原性のあるTDH産生菌を検出することが可能となり，海水や汽水域，そして鮮魚におけるTDH産生菌の生態を明らかにすることで，有効な食中毒予防対策に役立てられるのでないかと考えた。

以上のような背景のなか，富山県衛生研究所では，1998年以降，特にTDH産生菌に重点を置き，その検査法と生態について調べた。本稿では，得られた成績について述べる。

2．海水からのTDH産生腸炎ビブリオO3:K6分離法について

国内における腸炎ビブリオ食中毒の発生は，1996～1998年にかけて血清型O3:K6の増加と並行して急増していた。富山県でも1998年には11例の本菌による食中毒が発生し，うち8例までが血清型O3:K6を原因としていた。われわれは，この原因として，海水中にTDH産生性の血清型O3:K6が増加しているためではないかと考え，同年8月，漁港海水について第1回目の調査を行った。まず，海水1,000mLを0.45 μmのメンブランフィルターで濾過し，そのフィルターを食塩ポリミキシンブイヨンへ投入，37℃・一夜培養した。その後，免疫磁気ビーズ法[2]を考案し，方法A（図1）にて菌の検出を行ったが，目的とした腸炎ビブリオO3:K6は検出されなかった。この頃，全国的に発生していた腸管出血性大腸菌感染症における食品中の原因菌検出法として，非選択培地であるtrypticase soy broth（TSB）で前培養し，その後，選択培地で培養するという2段階増菌法[3～5]が実施されていた。腸炎ビブリオにおいてもこの方法が有用ではないかと考え，同年9月に，検体（漁港海水）を3％食塩加TSBで前培養し，次にその一部をポリミキシンブイヨンに移して培養し，免疫磁気ビーズ法で検査する方法B（図1）を試みた。その結果，漁港海水10検体について，腸炎ビブリオO3:K6は方法Aでまったく検出されなかったが，2段階増菌である方法Bで4検体から検出された。また，このとき海水から分離された血清型O3:K6のパルスフィールドゲル電気泳動像は，全国各地でヒトから分離された菌と同じであった[6]。

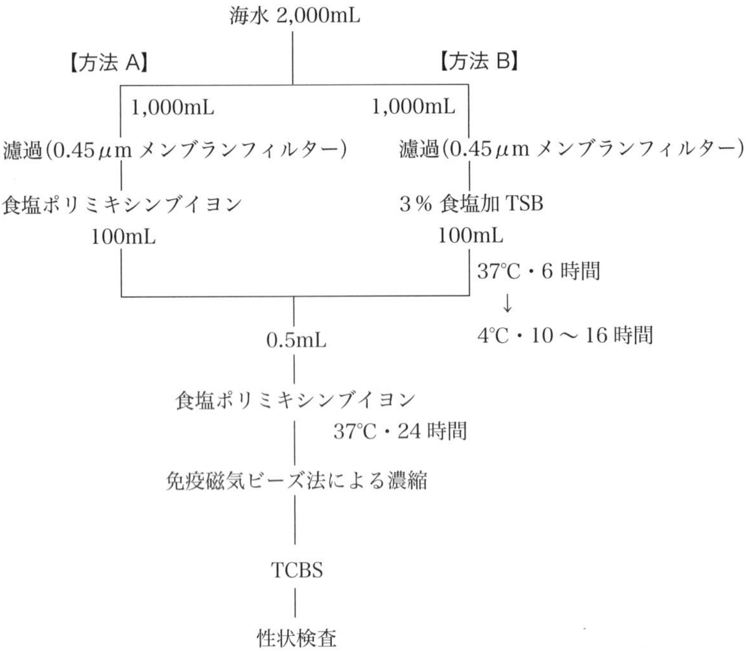

図1　免疫磁気ビーズ法による海水からの *V. parahaemolyticus* の分離

3．PCR 法による海水からの TDH 遺伝子（*tdh*）の検出

われわれは，以前より TDH 産生菌と非産生菌について，さまざまな温度，pH，嫌気性条件下での，発育，遊走性，抗生物質感受性，家兎腸管や培養細胞への付着性，そのほか多数の項目について比較検討を行っていた。しかし，TDH 産生菌を選択的に検出することはできなかった（未発表）。そこで，TDH 産生菌の動向を把握することを目的として，漁港海水の *tdh* の検出について，次の手法を試みた。海水 1,000mL を 0.45μm のメンブランフィルターで濾過し，そのフィルターを 3％ 食塩加 TSB で 6 時間培養した。海泥は 10g を同様に培養した。培養液の 100℃・10 分加熱後の遠心上清について，*tdh* を検出するプライマーを用いて PCR を行った[7)]。その結果，2000 年の 6～7

月の間に調べた海水，海泥，計 40 検体中 10 検体から *tdh* が検出された[8)]。

4．漁港海水における TDH 産生腸炎ビブリオの年次分布と食中毒発生との関係

TDH 産生菌の検査法について上記のような成績が得られたので，2000 年以降，漁港の海水，海泥を対象とした腸炎ビブリオ調査では，腸炎ビブリオ数に加え，TDH 産生腸炎ビブリオ O3:K6 と *tdh* の検出を調査項目に加えた。1996 ～ 1998 年には食中毒の多くは血清型 O3:K6 を原因としていたので，この方法の採用によって TDH 産生腸炎ビブリオの生態と食中毒発生との関係の一端が明らかになること，本菌による食中毒発生を予測できることを期待した。1996 ～ 2007 年の毎年 6 ～ 11 月に実施した調査で得られた結果を要約すると次のようである。

1）漁港海水中の腸炎ビブリオ数は 6 月下旬より増加し始め，8 ～ 9 月にかけてピーク（10^{1} ～ 10^{3} レベル /100mL）となり，11 月に減少した。年次別では，全国的に腸炎ビブリオ食中毒の多かった 1997, 1998 年には，5 漁港の平均値で 100mL 当たり 100 以上と，ほかの年に比べ多かった（図 2 B）。

2）*tdh* は早い場合には 6 月前半から検出され，7 月から 9 月にかけてピークとなり，11 月になると検出されなかった。TDH 産生腸炎ビブリオ O3:K6 も 6 月から 10 月にかけて検出された。5 漁港の海水，海泥からの *tdh* 検出率と富山県における腸炎ビブリオ食中毒患者数の年次推移の間には比較的よい相関が認められた。すなわち，漁港海水からの *tdh* 検出率，本菌食中毒患者数はともに 2000 年から 2004 年にかけて次第に高くなり，2005 年以降に減少した。また，血清型 O3:K6 の検出率は，食中毒の多発した 2004 年には 60.1％であったのに対し，本菌食中毒発生数が少なくなった 2005 年以降では 7％以下と低かった（図 2 A，C）。

一方，漁港海水中の腸炎ビブリオ数（5 漁港の平均値）と *tdh* 検出率との関係をみると，菌数が 10/100mL 以下で *tdh* 検出率が 22%，$10^{1\sim2}$ /100mL で 26%，$10^{2\sim3}$/100mL で 30% と，必ずしも一定の相関を認めなかった。また，2000 ～ 2007 年までの漁港海水中の腸炎ビブリオ数と本菌食中毒発生数の年次推移の相関は，漁港海水からの *tdh* 検出率と本菌食中毒発生との相関に比

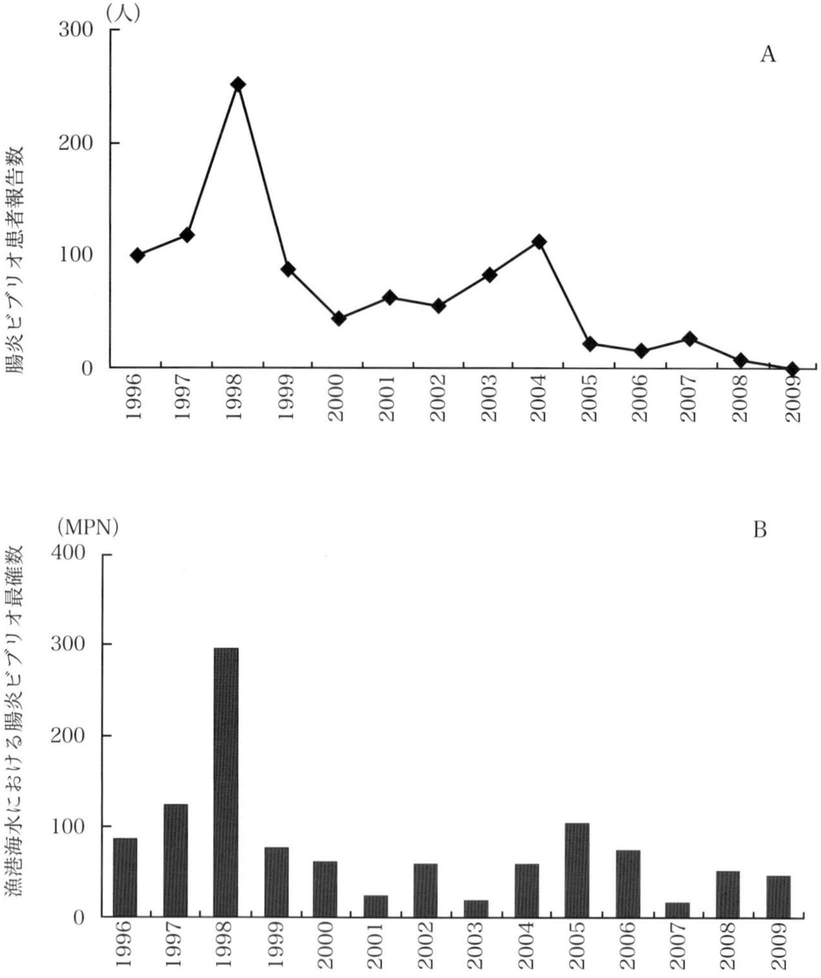

図2　富山県における腸炎ビブリオの患者数と漁港海水における分布状況の年次変化
A：医療機関から報告された腸炎ビブリオ患者数
B：富山県の漁港海水に棲息する腸炎ビブリオの菌数

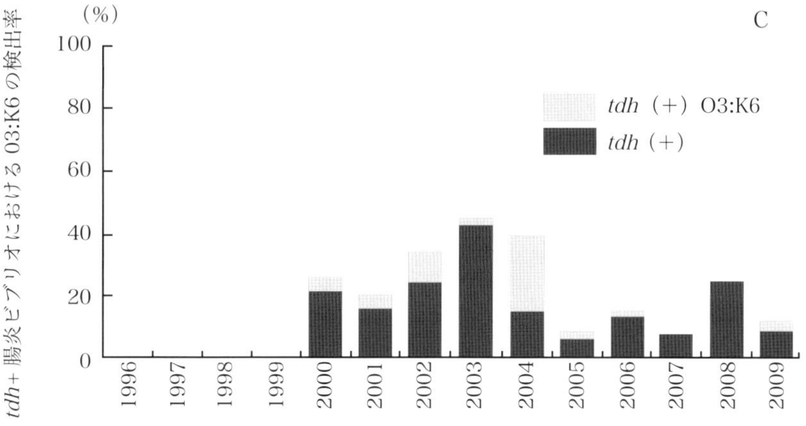

図2　富山県における腸炎ビブリオの患者数と漁港海水における分布状況の年次変化
C：漁港海水から分離された *tdh*+ 腸炎ビブリオ中に O3:K6 の占める割合

べ低かった。これらのデータの詳細は富山衛研年報[1,8] に示した。

本菌食中毒の多少は生産から消費までの社会的要因もあるので，漁港海水の腸炎ビブリオ数との関係だけで論ずることはできない。しかし，得られた結果は，少なくとも漁港海水における腸炎ビブリオ，特に TDH 産生菌の多少が食中毒発生に関係していること，そして，その発生予測は漁港海水の菌数測定に加え *tdh* 検査を加えることにより精度が上がることを示唆している。

5．腸炎ビブリオの環境中の生態

自然界における腸炎ビブリオ増殖場所として汽水域や漁港が指摘されている[9]。富山県内の 4 漁港の泥，海水について調べると，腸炎ビブリオ数は泥，下層海水，表層海水の順に多かった。また，漁港出口より漁港内部で多かった。漁港では，魚の選別が行われ商品価値の低い小魚が漁港内に捨てられることが少なくない。これらの成績より，有機物が多く含まれると思われる漁港海泥は TDH 産生腸炎ビブリオの増殖場所として重要であり，漁港の海水を鮮魚や市場の洗浄に用いないことが本菌食中毒防止に重要と考察した[6]。近年は海水を紫外線殺菌する装置が各漁港の併設市場に導入され，本菌食中毒防止に大きく寄与している。

〔共同研究者：刑部陽宅，嶋　智子，範本（細呂木）志保〕

◆ 参考文献 ◆

1）刑部陽宅，磯部順子，田中大祐，永井美之（2004）：富山県における腸炎ビブリオ食中毒と魚の汚染度および気象との関係．富山県衛生研究所年報 **27**：124–128.

2）刑部陽宅，細呂木志保，磯部順子，田中大祐，北村敬（2000）：免疫磁気ビーズによる海水からの耐熱性腸炎ビブリオ O3:K6 の分離．日本食品微生物学会雑誌 **17**：5–10。

3）(1996)：腸管出血性大腸菌 O157 の検査法について．厚生省通知(衛食第 207 号，衛乳第 199 号).

4）Takahiro Tomoyasu（1992）：Development of the immunomagnetic enrichiment method selective for *Vibrio parahaemolyticus* serotype K and its application to food poisoning study．Appl Environ Microbiol **58**：2679–2682.

5）岡崎則夫，鈴木理恵子，佐多辰，大澤朗，渡辺祐子，山井志朗，和田昭仁，渡辺治雄（1997）：ベロ毒素産生性大腸菌（VTEC）O157 の増菌培養に関する基礎的検討．日本細菌学雑誌 **52**：505–511.

6）刑部陽宅，細呂木志保，田中大祐，清水美和子，磯部順子，永井美之（2002）：漁港における腸炎ビブリオの分布．日本食品微生物学会雑誌 **19**：113–117.

7）細呂木志保，磯部順子，田中大祐，清水美和子，香取幸治，刑部陽宅，竹内崇，冨田良一（2001）：漁港における腸炎ビブリオ調査（平成 12 年）．富山県衛生研究所年報 **24**：171–174.

8）嶋智子，磯部順子，木全恵子，清水美和子，金谷潤一，倉田毅，綿引正則（2008）：富山県における腸炎ビブリオ食中毒の発生と漁港海水中の腸炎ビブリオ汚染実態について（1998 ～ 2007 年）．富山県衛生研究所年報 **31**：125–134.

9）西尾隆正，貴田正義，下内啓万（1967）：腸炎ビブリオの生態学的研究，1 海水および海底泥土における分布．広島大学医学雑誌 **15**：615–618.

Ⅵ. 血清型別の動き

VI－1．腸炎ビブリオの血清型別

腸炎ビブリオ血清型別に関する委員会

1．はじめに

腸炎ビブリオの血清型別は，本菌の疫学マーカーなどに利用されている。腸炎ビブリオの血清学的分類は滝川ら，我妻らによって導入され，坂崎らによって現行の O および K 抗原による血清型別分類法が確立された[1)]。O 抗原は現在のところ血清学的に O1 ～ 13 群までの 13 種類に分類されている（なお，O12 と O13 についてはそれぞれ O10，O3 の市販血清と凝集反応を示すことがあるので，独立抗原とするか否かは検討中となっている）。O 抗原の化学構造については次節に詳しいので，参照していただきたい（「VI－２．O 抗原の化学構造」）。K 抗原は現在のところ血清学的に K1 ～ 75 型までナンバリングされているが，２, 14, 16, 27, 35, 62 は欠番となっているので，計 69 種類に分類されている。

2．血清型別委員会

腸炎ビブリオシンポジウムでは，新血清型の提案等にかかわる混乱を避けると同時に，血清学的分類のさらなる発展のために，専門の委員会（腸炎ビブリオ血清型別に関する委員会：以下，型別委員会）を 1969 年から設置している。型別委員会では新たな O および K 抗原の追加，O:K 血清型の新しい組み合わせなどの分類学的提案について，以下の要領で審議，承認しているので，提案にあたってはご参照いただきたい。

1）O および K の新抗原の提案方法

患者材料から新抗原を有する菌株を見出した場合，当該菌株，新抗原に対する抗血清および新抗原について検討した成績の発表論文（学会抄録も可）を５セット用意し，腸炎ビブリオシンポジウム事務局（〒 565－0871 大阪府吹田市山田丘３－１，大阪大学微生物病研究所 感染症国際研究センター ゲノム病原細菌学）に送付する。送付された材料について型別委員会の指名した血清型別委員（後記）が追試し，確認できたものについてのみ，型別委員会が型番号を与え，抗原構造表に加える。提案時には各研究者独自の符号をつけ，連続型番号はつけないこと。

2）新規 O:K 組み合わせの提案方法

O および K 抗原型が従来報告されているものと一致しない新しい組み合わせを有する菌株を患者から分離した場合は，成績（論文または抄録）と当該菌株を腸炎ビブリオシンポジウム事務局へ 5 セット送付する。送付された材料をもとに血清型別委員が成績確認を行い，型別委員会が承認し，抗原構造表に載せる。

血清型別委員（2012 年現在）

荒川 英二（国立感染症研究所）
権平 文夫（デンカ生研株式会社）
勢戸 和子（大阪府立公衆衛生研究所）
松下　 秀（東京都健康安全研究センター）

3．TDH 産生腸炎ビブリオの O:K 血清型組み合わせ

最新（2011 年現在）の TDH 産生腸炎ビブリオの O:K 血清型組み合わせを表 1 に示す。2000 年以降，新 O:K 抗原組み合わせとしては O3:K46, O1:K36 が松山らによって提案され[2, 3]，承認されている（それぞれ 2008 年と 2010 年）。

4．TRH 産生腸炎ビブリオの O:K 血清型組み合わせ

1969 年の第 1 回「腸炎ビブリオ血清型別に関する委員会」より，型別委員会では患者より分離された神奈川現象陽性株，すなわち TDH 産生腸炎ビブリオの O:K 組み合わせについて整理・調整してきた。1988 年に TRH が発見され，神奈川現象陰性でも TRH 産生株はヒト病原菌となりうることが認知された。このため，TRH 産生腸炎ビブリオの血清型組み合わせについては，第 30 回腸炎ビブリオシンポジウム（1996 年）で提案されたものが取り入れられて

表 1　TDH 産生腸炎ビブリオの O:K 血清型組み合わせ

O 群	K 型																				
1	1	5	20	25	26	32	36	38	41	56	58	60	64	69							
2	3	28																			
3	4	5	6	7	25	29	30	31	33	37	43	45	46	48	54	56	57	58	59	72	75
4	4	8	9	10	11	12	13	34	42	49	53	55	63	67	68	73					
5	15	17	30	47	60	61	68														
6	18	46																			
7	19																				
8	20	21	22	39	41	70	74														
9	23	44																			
10	24	71																			
11	19	36	40	46	50	51	61														
12*	19	52	61	66																	
13*	65																				

*：O12 と O13 は，市販血清を用いた場合，O10 および O3 とそれぞれ凝集反応を示すことがあり，独立抗原とするか否か検討中。

いる。TRH 産生株の O:K 抗原構造表を表 2 に示す。

5．今後の課題

血清型別は病原細菌のタイピングの方法としては簡便・迅速であり，現在でも疫学マーカーとしてしばしば利用されている。一方で，型別検査を行うためには常に抗血清のセットを一揃い備えておく必要がある。また，新規抗原の候補に対しては，それが既存のすべての抗血清と交差しないことを確認したうえで新たな抗血清を作成する必要があり，ごく限られた施設以外ではその検討は難しい。近年，臨床分離株（特に海外での分離株）で，これまで承認されている血清型組み合わせに合致しないものもしばしば報告されているが，十分な検討が進んでいないのが現状である。このような事情もあり，最近ではタイピングの方法としては血清型別に代わり分子遺伝学的タイピング（「V－1．3）分子遺伝学的タイピングの潮流」参照）などが使われることも多い。

腸炎ビブリオの O:K 抗原表は，これまで TDH もしくは TRH の産生性を基にまとめられてきた。しかしながら，最近では分離された腸炎ビブリオ菌株の TDH や TRH の産生性そのものを検査することは少なく，PCR などでそれ

表２　TRH 産生腸炎ビブリオの O:K 血清型組み合わせ

O 群	K 型	
	確　定	追加報告待ち
1	1　5　33　41　56　58　69	9　20　23　25　32　UT
2		28
3	5　6　7　48　56　58　59　72	8　26　33　48　55　75
4	4　9　12　13　53　63	11　29　34　37　46　55　67　UT
5	15　17　19	61　UT
6	18　46	
7		
8		21　56　70　74　UT
9		UT
10	71	UT
11	15　22	5　UT
12*		(UT)
13*		(59　72　UT)

UT：市販（デンカ生研）の抗血清とは反応しない。
＊：独立した抗原とするかは検討中。

ら溶血毒の遺伝子（*tdh* および *trh*）が検査されることが多い。*tdh* および *trh* 遺伝子の保有と TDH, TRH の産生性は必ずしもパラレルではなく（たとえば *tdh* および *trh* 遺伝子両保有株は TDH の産生性が低いことが多い），遺伝子検査の結果を基に O:K 型別をまとめていくと，これまでの溶血毒産生性で分類されてきた O:K 型別と齟齬をきたす可能性も考えられる。

以上のように，血清型別は微生物検査の場において便利なタイピング法であるが，腸炎ビブリオの血清型別についてはいくつか問題点が出てきている。その利用法を含めて，総合的に再検討していくべき時期にあるといえるであろう。

◆ 参考文献 ◆

1）石橋正憲，太田建爾 島田俊雄，本田武司，杉山純一，三輪谷俊夫，横尾裕（2000）：腸炎ビブリオの OK 血清型組み合わせの現況．日本細菌学雑誌 **55**：539–541．
2）松山純子，余明順，飯田哲也，本田武司，白石祥吾，野元香織，多賀賢一郎（2004）：関西空港

Ⅵ. 血清型別の動き

検疫所において海外渡航者より分離された腸炎ビブリオについての解析．第38回腸炎ビブリオシンポジウム．
3）松山純子，余明順，本田武司（2008）：海外旅行者から分離された新しい血清型組み合わせを有する腸炎ビブリオ．感染症学雑誌 82：471–472.

Ⅵ-２．Ｏ抗原の化学構造

近藤 誠一，一色 恭徳

１．はじめに

グラム陰性菌のＯ抗原（耐熱性菌体表層抗原）は，細菌細胞の細胞壁外膜に存在するＯ抗原リポ多糖（LPS）として存在する。このＯ抗原 LPS は，通常の Smooth（S）型菌の場合，［Ｏ抗原特異多糖側鎖］－［外部コア］－［内部コア（Kdo 領域）］の構成をもつ全多糖側鎖部分と，LPS のうち毒素活性本体であるリピドＡの２つの基本部分からできている。グラム陰性菌の血清学的なＯ抗原特異性は，通常，その菌の LPS の非還元末端に存在するＯ抗原特異多糖側鎖の構成糖の種類とその構成糖間の結合様式によって決定される。S 型菌の LPS は，標準法である Westphal ら[1)] のフェノール・水法によって水層に抽出・分離され，核酸およびタンパク分解酵素処理と超遠心分離による反復洗浄によって精製する。腸炎ビブリオの LPS も，このフェノール・水法により，脱脂乾燥菌体から調製することができる。

２．Ｏ抗原 LPS の分子構築の特徴

腸炎ビブリオの各Ｏ抗原型は明らかにＳ型であるにもかかわらず，その LPS は SDS-ポリアクリルアミド電気泳動（SDS-PAGE）において，LPS 分子中のＯ抗原特異多糖側鎖の microheterogenity に由来するＳ型菌 LPS 特有のラダー状の SDS-PAGE パターンを示さない。むしろ，Ｒ型菌の LPS（またはグリコリピド）の SDS-PAGE パターンに類似している（図１）[2, 3)]。また，LPS の部分加水分解によって遊離させた LPS 多糖鎖部は，ゲル濾過クロマトグラフィーにおいて，Ｓ型菌 LPS から調製した LPS 多糖鎖部に比べてかなり低分子領域に溶出される[3)]。後述のように，実際に LPS 多糖部の構造解析によって，腸炎ビブリオ LPS の多糖部は 10 個前後の単糖で構成される低分子糖鎖であることが示されている。したがって，腸炎ビブリオのＯ抗原 LPS は，淋菌，髄膜炎菌，百日咳菌などが産生する lipooligosacchride（LOS）と呼ばれ

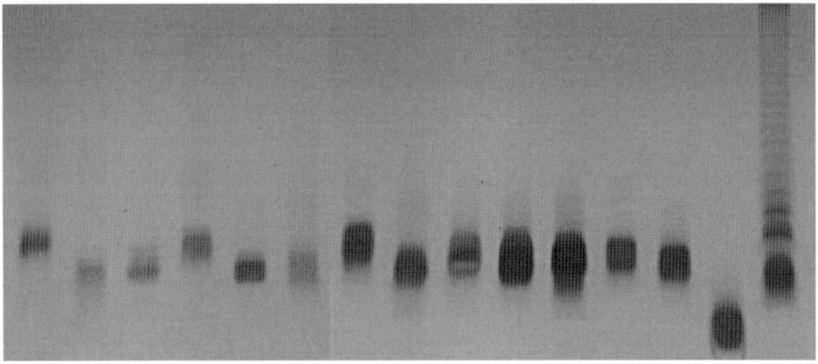

図１　腸炎ビブリオ各 O 抗原型（O1 ～ O13 ）LPS の SDS-PAGE パターン
R：*Salmonella enterica* Minnesota R595 LPS（R 型 LPS）
S：*S. enerica* Typhimurium LT2 LPS（S 型 LPS）

る LPS の範疇に入るものである[4]。

３．O 抗原 LPS の糖組成

腸炎ビブリオ O1 から O10 までの O 抗原 LPS の糖組成については，最初，Torii ら[5,6]によってペーパークロマトグラフィーによる分析結果が報告された。その後，Hisatsune ら[7]と Miyano ら[8]はガスクロマトグラフィーによる LPS の分析を行った。表１には Hisatsune らおよび筆者らのグループ[7,9,10]が明らかにした O1 から O13 までの LPS の糖組成をまとめて示す。本稿では，Ishibashi ら[11]が O1 から O12 までの O 抗原型と異なる新しい O 抗原型として提案した菌を O13 として取り扱った。

１）中性糖成分

すべての O 抗原型 LPS の共通構成糖としてグルコースと L-グリセロ-D-マンノヘプトースが見出される。また，O9 を除く他の O 抗原型 LPS にはガラクトースが存在する。これら３種の糖は，多くのグラム陰性菌 LPS の外部コアを構

表 1　腸炎ビブリオ LPS の糖組成 (%, w/w)

糖　質	LPS												
	O1	O2	O3	O4	O5	O6	O7	O8	O9	O10	O11	O12	O13
Glc	4.7	5.9	9.1	4.6	4.5	5.5	5.2	9.9	5.2	5.6	6.0	4.4	3.9
Gal	2.7	1.4	4.1	0.9	5.7	0.4	3.6	2.8	–	4.2	8.2	3.0	3.6
Fuc	–	–	–	2.1	–	–	–	–	–	–	–	–	–
Ara	–	–	–	1.8	–	–	–	–	–	–	–	–	–
L,D-Hep	7.6	4.9	7.2	7.1	6.7	7.9	7.3	6.8	7.3	7.9	7.3	6.8	6.5
D,D-Hep	–	3.1	–	–	–	–	–	–	–	–	–	–	–
Kdo-P	+	+	+	+	+	+	+	+	+	+	+	+	+
KdHex	–	–	–	–	–	–	2.4	–	–	–	–	2.2	–
GlcA	+	+	+	+	+	+	+	+	+	+	+	+	+
GalA	+	+	+	+	+	+	–	+	+	+	+	+	+
GlcN	3.5	4.8	4.0	3.4	4.1	8.1	4.0	6.2	5.8	4.7	5.6	4.4	4.5
GalN	2.7	–	–	2.6	–	–	3.1	–	3.7	3.6	–	2.9	–
3,6dGlcN	–	–	–	+	–	–	+	–	–	+	–	+	–
4,6dGlcN	–	–	–	–	–	–	–	+	+	–	–	–	–
3,6dGalN	+	–	–	–	–	–	–	–	–	–	–	–	–
4,6dGalN	–	–	–	–	+	–	–	–	–	–	+	–	–
Non5,7N	–	+	–	–	+	–	–	–	–	–	+	–	–
Non5,7,8N	–	–	+	–	–	–	–	–	–	–	–	–	+

L,D-Hep：L-グリセロ-D-マンノヘプトース，D,D-Hep：D-グリセロ-D-マンノヘプトース，Kdo-P：リン酸化 3-デオキシ-オクト-2-ウロソン酸, KdHex:3-デオキシ-2-ヘキスロソン酸, GlcA:グルクロン酸, GalA：ガラクツロソン酸，3,6dGlcN：3-アミノ-3,6-ジデオキシ-グルコース，4,6dGlcN：4- アミノ-4,6-ジデオキシ-グルコース，3,6dGalN：3-アミノ-3,6-ジデオキシ - ガラクトース，4,6dGalN：4-アミノ-4,6-ジデオキシ-ガラクトース，Non5,7N：5,7- ジアミノ-3,5,7,9-テトラデオキシ-ノン-2-ウロソン酸，Non5,7,8N：5,7,8-トリアミノ-3,5,7,8,9-ペンタデオキシ-ノン-2-ウロソン酸

成するコアオリゴ糖の常成分として知られている。このほかに，O2 LPS には D-グリセロ-D-マンノヘプトースが，O4 LPS にはフコースとアラビノースが存在する。

2）アミノ糖成分

すべての O 抗原型 LPS にグルコサミンが見出される。これは，腸炎ビブリオ LPS のリピド A のバックボーンであるグルコサミン・ジ・サッカリド（後述）を形成するグルコサミンと，リピド A 以外の部分にも存在するグルコサミンに由来する。また O 抗原型によっては，ガラクトサミン，3-アミノ-3,6-ジデオキシ-グルコース，3-アミノ-3,6-ジデオキシ-ガラクトース，4-アミノ-4,6-ジ

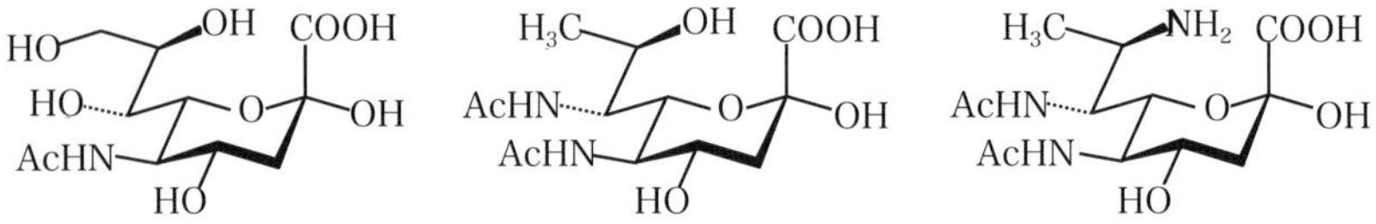

図2　腸炎ビブリオO抗原リポ多糖（LPS）構成糖として見出されたノイラミン酸類似糖質とノイラミン酸の構造

NeuAc：5-acetamido-3,5-dideoxy-D-*glycero*-D-*galacto*-non-2-ulosonic acid（ノイラミン酸）
Non5,7N：5,7-diacetamido-3,5,7,9-tetradeoxy-D-*glycero*-D-*galacto*-non-2-ulosonic acid
Non5,7,8N：5,7-diacetamido-8-amino-3,5,7,8,9-pentadeoxy-D-*glycero*-D-*galacto*-non-2-ulosonic acid

デオキシ-ガラクトースおよび4-アミノ-4,6-ジデオキシ-グルコースが見出されている[12, 13]。

3）酸性糖成分

広くグラム陰性菌LPSに共通する構成成分とみなされてきた3-デオキシ-D-マンノ-オクト-2-ウロソン酸（Kdo）は，通常，温和な加水分解条件下における過ヨウ素酸・チオバルビツール酸反応[14]によって検出される。一方，腸炎ビブリオを含めたビブリオ科細菌のLPSでは，本法によってKdoは検出されず，Kdoを欠損するようにみかけられる。しかしながら，後述するように，腸炎ビブリオLPSにもKdoは内部コアの構成成分として存在することが示されている。O7とO12のLPSには温和な加水分解で遊離し，過ヨウ素酸・チオバルビツール酸反応に陽性を示す物質が含まれるが，本物質は3-デオキシ-D-スレオ-ヘキソ-2-ウロソン酸（KdHex）[15]であることが明らかにされた。さらに，すべてのO抗原型LPSにグルクロン酸が，O7を除くO抗原型LPSにはガラクツロン酸が存在する[16]。グルクロン酸は酸加水分解に抵抗性を示すが，ガラクツロン酸は温和な酸加水分解によって容易に遊離する。腸炎ビブリオのLPSには，さらにノイラミン酸類似の糖質が構成糖として同定されている。O2およびOUT（O抗原型未同定株）LPSから分離されたノイラミン酸類似糖質は，5,7-diacetamido-3,5,7,9-tetradeoxy-D-*glycero*-D-*galacto*-non-2-ulosonic acid（Non5,7N）と同定された[17]。さらにO3のLPSには

5,7-diacetamido-8-amino-3,5,7,8,9-pentadeoxy-D-*glycero*-D-*galacto*-non-2-ulosonic acid（Non5,7,8N）の存在が報告されている[18] これらのノイラミン酸様糖質の構造を図2に示した。筆者らのグループ（未発表）は，上記以外にもO5，O11さらにO13のLPSにも未同定のノイラミン酸類似の糖質が存在することを見出している。

4. 腸炎ビブリオLPS多糖鎖の構造

前述のように，腸炎ビブリオLPSは明らかにS型の性状を示すが，腸内細菌科のS型LPSと異なり，高分子の多糖鎖をもたないLOS型である。これまでにO12，O2，OUTおよびO6のLPS多糖鎖の構造が明らかにされている。図3にこれらの構造をまとめて示した。

1）O12のLPS多糖鎖の構造

最初にLPS多糖鎖の構造が明らかされたのはO12のLPS[19, 20] であり，LPSの脱リン酸と脱アシル化によって分離精製したリピドAバックボーンを含む本LPS多糖鎖は，10個の糖で構成されるオリゴ糖であった（図3A)。O12 LPSのリピドAバックボーンは，β1→6結合のD-グルコサミン2量体であり，非還元末端グルコサミンの6位にKdoの2位がβ位でケトシド結合している。Kdoの5位は外部コアの結合位置であり，4位にはリン酸が結合している。この内部コア（Kdo領域）－リピドAバックボーンの構造は，ほかのO抗原型LPSにも共通するものである。このような内部コアの構造を有するLPSは，温和な加水分解条件下で遊離されるKdoが存在せず，また糖鎖中のKdoも過ヨウ素酸酸化によって発色原となるβ-フォルミルピルベートを生成せず，したがって過ヨウ素酸・チオバルビツール酸反応ではKdoは検出されない。また，腸炎ビブリオをはじめ多くのビブリオ科細菌のLPSの強酸加水分解産物中やメタノリシス産物中にはKdo-5リン酸が検出されるが，このKdo-5リン酸はLPSの酸処理時にリン酸基の転位によって生じる人工産物であることも，O12 LPS多糖鎖の構造解析から明らかとなった。同様なKdo領域の構造は，non-O1 *V. cholerae* O5R LPSでも報告されており[21]，広くビブリオ科細菌に共通するLPSの分子構築上の特徴であり，これらのLPSでは常法によってKdoが検出されない理由も明らかとなった。O12 LPSにはさらにピラノース

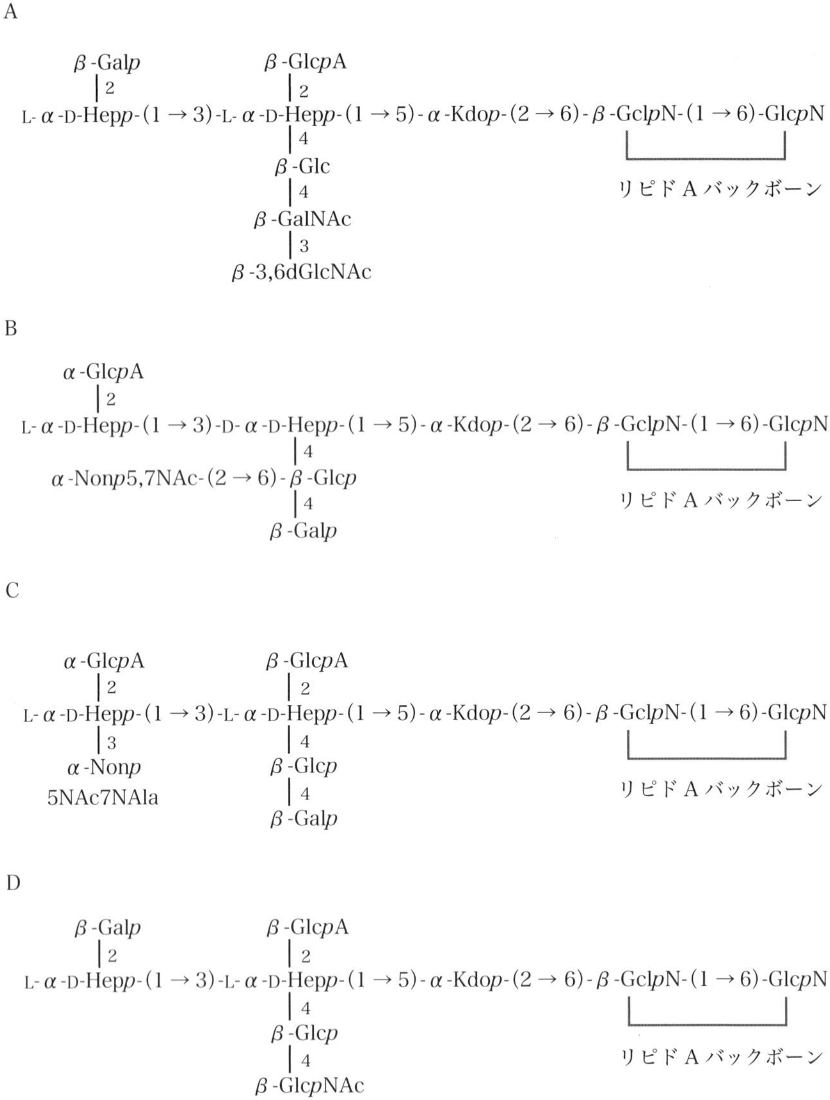

図3　腸炎ビブリオ O 抗原リポ多糖（LPS）多糖鎖の構造

A：O12，B：O2，C：OUT（O 抗原型未同定），D：O6

型のD-ガラクツロン酸とKdHex，エタノールアミンやリン酸が存在するが，いずれも脱リン酸の過程で遊離するため，それらの結合位置は不明である。

2）O2とOUT株KX-V212のLPS多糖鎖の構造

Hashiiら[22, 23]は，O2とOUT菌株（KX-V212）のLPS多糖鎖の構造を明らかにした（図3B，C）。KX-V212株は患者分離株であり，抗KX-V212抗血清とO2 LPSの間には強い交差反応原性が認められるが，KX-V212株のLPSは抗O2抗血清とは交差反応原性を示さず，本菌株に特異的なO抗原を有する株である。前述のように，これら両LPSにはノイラミン酸様の糖質Non5,7Nが含まれ，両LPSにおいてともに非還元末端糖として存在するが，その結合位置は異なっている。またNon5,7Nは，O2のLPS中で5位と7位のアミノ基がアセチル化されているのに対し，KX-V212のLPS中では5位のアミノ基はアセチル化されているが，7位のそれはD-アラニンによってアミド化されている。非還元末端に存在するこれらのNon5,7Nは，両LPSの血清学的特異性に関与することが予想されたが，O2のLPSから分離したNon5,7NはELISAによる阻止試験において，抗O2抗血清/O2 LPSの系に対して阻止活性を示すが，抗KX-V212抗血清/KX-V212 LPSの系に対してはまったく阻止活性を示さない。一方，KX-V212のLPSから分離した7位にD-アラニンをアミド結合したNon5,7Nは，上記の両反応系に対してまったく阻止活性を示さない[17]。このことは，O2のLPSにおいては，Non5,7Nはエピトープの1つとしてO2 LPSの血清学的特異性に関与するが，KX-V212のLPSではNon5,7Nは血清学的特異性にはほとんど関与していないことを示している。O2のLPSは，腸炎ビブリオでは唯一，D-グリセロ-D-マンノ-ヘプトースを含むが，本ヘプトースはKdoの5位に結合し，もう1分子のL-グリセロ-D-マンノ-ヘプトースとともにLPSのヘプトース領域の構成にかかわっている。また，O2とKX-V212のLPSにも，温和な酸加水分解や脱リン酸の過程で遊離されるD-ガラクツロン酸が存在するが，その結合位置は不明である。

3）O6のLPS多糖鎖の構造

最近，IsshikiとKondo[10]によってO6 LPS多糖鎖の構造が明らかにされた（図3D）。O6 LPSの多糖鎖は，LPSの脱リン酸と脱アシル化の後，リピドAバックボーンの還元末端をピリジルアミノ化し，HPLCによる分離を容易にすることで調製された。O6 の LPS は，初期の糖組成分析において，腸炎ビブリオでは唯一常法で Kdo が検出される，と報告されてきた。しかし，LPS 多糖部の構造解析によって O6 LPS の多糖鎖は 9 個の単糖で構成され，そのリピド A と Kdo 領域の構造は他の O 抗原型 LPS 多糖鎖のものと共通したものであることが示された。すなわち, O6 LPS の Kdo 領域には Kdo は 1 分子しか存在せず, また外部コアを含む糖鎖部にも Kdo は存在しない。これにより，かつて O6 の LPS に検出された Kdo は，莢膜成分の混入によるものであることが明らかとなった。実際に，O6:K18 や O6:K46 の血清型株から分離した莢膜画分には Kdo が検出されている（Kondo ら，未発表)。さらに，*Salmonella enterica* Minnesota R595 の LPS と，同株に対する抗血清を用いた ELISA における阻止実験により, O6 の血清学的特異性に Kdo は関与していないことも示された。

4）腸炎ビブリオ LPS の糖鎖構造の特徴

腸炎ビブリオの LPS は，SDS-PAGE パターンから低分子糖鎖をもつ LOS 型 LPS であることが示唆されていたが，その糖鎖の構造解析によってリピド A バックボーンを含めて 10 ～ 10 数個の単糖で構成されることが明らかになった。この糖鎖は，腸内細菌科の O 抗原特異多糖側鎖を欠損する R 型 LPS の糖鎖に匹敵する。これまでに解明された O 抗原型 LPS 糖鎖では，Kdo に隣接するヘプトースの 3 位にはもう 1 分子のヘプトースが結合し，4 位にはグルコースが結合した共通の構造を有しているが，そのほかの構造は O 抗原型によって異なっている。すなわち，腸炎ビブリオ LPS では腸内細菌科の LPS にみられるような，多くの O 抗原型 LPS に共通するコア構造は存在せず，コアに相当する低分子量の糖鎖構造によって各 O 抗原型 LPS の血清学的特異性が決定される。またいくつかの O 抗原型 LPS の間では，上記構造に加えてさらに共通となる構造を有することが示唆されている。こうした共通構造が，腸炎ビブリオの異なる O 抗原型間での血清学的類属反応の強さに反映されるものと考えられる。

5．リピド A

腸炎ビブリオ LPS のリピド A に関する化学的研究は非常に少ない。Rietschel ら [24] は O5 LPS の脂肪酸組成を検討し，アミド結合脂肪酸として

表２　受身溶血阻止試験における腸炎ビブリオ LPS の 50% 阻止濃度（μg/mL）

溶血系	インヒビター LPS												
(LPS/血清)	O1	O2	O3	O4	O5	O6	O7	O8	O9	O10	O11	O12	O13*2
O1/O1	**1.0**	300	–	925	–	–	370	–	–	–	–	300	–
O2/O2	–*1	**0.74**	–	–	–	–	820	–	–	–	–	950	–
O3/O3	–	420	**0.41**	–	32	–	–	–	–	–	900	860	–
O4/O4	–	710	–	**0.37**	–	–	–	–	–	–	–	360	–
O5/O5	–	260	–	890	**0.22**	–	–	–	800	–	850	820	–
O6/O6	–	760	–	870	–	**3.50**	–	–	–	–	760	200	–
O7/O7	–	400	–	270	–	–	**0.33**	–	–	–	850	**0.60**	–
O8/O8	930	230	–	930	990	–	730	**0.19**	320	320	190	300	–
O9/O9	–	190	–	940	–	–	860	–	**0.16**	–	650	400	–
O10/O10	–	340	620	300	–	–	–	300	–	**0.16**	180	300	–
O11/O11	880	960	–	990	120	–	930	940	–	1000	**0.20**	290	–
O12/O12	–	–	–	–	–	–	350	–	–	–	–	**0.45**	–
O13/O13	–	–	**1.60**	–	–	–	–	520	–	–	–	–	**0.09**

＊１：> 1,000,　＊２：O13 は未吸収

3-ヒドロキシミリスチン酸を，エステル結合脂肪酸としてはラウリン酸，2-ドデセノン酸，ミリスチン酸，3-ヒドロキシラウリン酸およびパルミチン酸が含まれることを報告した。Hisatsune ら（未発表）は，糖組成の類似した O3, O5，O11 および O13 の LPS は脂肪酸組成においても類似しており，いずれもアミド結合脂肪酸として 3-ヒドロキシミリスチン酸を，エステル結合脂肪酸としてミリスチン酸，3-ヒドロキシラウリン酸，パルミチン酸，オレイン酸およびパルミトオレイン酸を含むことを見出している。リピド A におけるこれら脂肪酸の分布については不明である。

6．O 抗原 LPS の血清学的と特異性

各 O 抗原型の LPS で感作したヒツジ赤血球を用いる homologous な受身溶血系に対する溶血阻止試験の結果を表 **2** に示した。O7 と O12 および O3 と O13 の LPS の間に半交差反応が観察されるものの，すべての O 抗原型 LPS に明瞭な O 抗原特異性が認められた[25)]。O2，O4，O7，O11 および O12 の LPS はほかの O 抗原型 LPS と類属反応原性が高いが，それぞれ高い O 抗原特異性を有している。また，O13 の LPS はほかの O 抗原型 LPS と交差反応性を示さず，きわめて高い O 抗原特異性を示す。

◆ 参考文献 ◆

1）Westphal O, Lüderitz O, Bister F（1952）：Über die Extraktion von Bacterien mit Phenol/Wasser. Z Naturforsch **7B**：148–155.

2）井口毅裕，近藤誠一，久恒和仁（1990）：SDSポリアクリルアミドゲル電気泳動によるビブリオ科細菌リポ多糖（LPS）の分子構築の検討. 日本細菌学雑誌 **45**：449.

3）Iguchi T, Kondo S, Hisatsune K（1995）：*Vibrio parahaemolyticus* O serogroup from O1 to O13 all produce R-type lipopolysaccharide：SDS-PAGE and compositional sugar analysis. FEMS Microbiol Lett **130**：287–292.

4）Hitchcock PJ, Leive L, Mäkelä PH, Rietschel ET, Strittmatter W, Morrison DC（1986）：Lipopolysaccharide nomenclature –past, present, and future–. J Bacteriol **166**：699–705.

5）Torii M, An T, Igarashi K, Sakai K, Kuroda K（1969）：Immunochemical studies on O-antigens of *Vibrio parahaemolyticus*. 1. Preparation, specificity and chemical nature of the antigens. Biken J **12**：77–84.

6）Torii M, Igarashi K（1969）：Immunochemical studies on O-antigens of *Vibrio parahaemolyticus*. 2. Effect of alkali and acid on specificity. Biken J **12**：149–159.

7）Hisatsune K, Kiuye A, Kondo S（1980）：Sugar composition of O-antigenic lipopolysaccharides isolated from *Vibrio parahaemolyticus*. Microbiol Immunol **24**：691–701.

8）Miyano K, Ishibashi M, Kunita N, Takeda Y, Miwatani T（1980）：Chemotypes of *Vibrio parahaemolyticus* lipopolysaccharides. FEMS Microbiol Lett **8**：23–28.

9）Hisatsune K, Iguchi T, Haishima Y, Tamura N, Kondo S（1993）：Lipopolysaccharide isolated from a new O-antigenic form（O13）of *Vibrio parahaemolyticus*. Microbiol Immunol **37**：143–147.

10）Isshiki Y, Kondo S（2011）：Characterization of the carbohydrate backbone of *Vibrio parahaemolyticus* O6 lipopolysaccharides. Microbiol Immunol **55**：539–551.

11）Ishibashi M, Kinoshita Y, Yanai Y, Abe H, Takeda Y, Miwatani T（1980）：Analysis of antigens of *Vibrio parahaemolyticus* strains possessing new O- and K-antigens（authors transl）. Nippon Saikingaku Zasshi **35**：701–706.

12）Hisatsune K, Kondo S, Iguchi T, Machida M, Asou S, Inaguma M, Yamamoto F（1982）：Sugar composition of lipopolysaccharides of family *Vibrionaceae*. Absence of 2-keto-3-deoxyoctonate（KDO）except in *Vibrio parahaemolyticus* O6. Microbiol Immunol **26**：649–664.

13）Miyano K, Ishibashi M, Kunita N, Takeda Y, Miwatani T（1982）：Identification of amino sugar of *Vibrio parahaemolyticus* lipopolysaccharides. FEMS Microbiol Lett **14**：145–148.

14）Weissbach A, Hurwith J（1959）：The formation of 2-keto-3-deoxy-heptonic acid in extracts of *Escherichia coli* B. J Biol Chem **234**：705–709.

15）Kondo S, Zähringer U, Rietschel ETh, Hisatsune K（1989）：Isolation and identification of 3-deoy-D-*threo*-hexulosonic acid as a constituent of the lipopolysaccharide of *Vibrio paraharmolyticus* serotype O7 and O12. Carbohydr Res **188**：97–104.

16) Hisatsune K, Kondo S, Iguchi T, Machida M, Asou S, Inaguma M, Yamamoto F (1982): Occurrence of uronic acid in lipopolysacchiarides of *Vibrionaceae*. Microbiol Immunol **26**: 1133–1138.
17) Hashii N, Isshiki Y, Iguchi T, Hisatsune K, Kondo S (2003): Structure and serological characterization of 5,7-diamino-3,5,7,9-tetredeoxy-non-2-ulosonic acid isolated from lipopolysaccharides of *Vibrio parahaemolyticus* O2 and O-untypabe strain KX-V212. Carbohydr Res **338**: 1055–1062.
18) Mazumder K, Choudhury BP, Nair GB, Sen AK (2008): Identification of a novel sugar 5,7-diaceamido-8-amino-3,5,7,8,9-pentadeosy-D-*glycero*-D-*galacto*-non-2-ulosonic acid present in the lipooligosaccharide of *Vibrio paranaemolyticus* O3:K6. Glycoconj J **25**: 345–354.
19) Kondo S, Zähringer U (1990): Identification of 2-acetamido-3-*O*- (3-acetamido-3,6-dideoxy-β-D-glucopyranosyl) -2-deoxy-D-galactopyranose isolated after degradation of the lipopolysaccharide from *Vibrio parahaemolyticus* serotype O12. Carbohydr Res **196**: 191–197.
20) Kondo S, Zähringer U, Seydel U, Sinnwell V, Hisatsune K, Rietschel ET (1991): Chemical structure of the carbohydrate backbone of *Vibrio parahaemolyticus* serotype O12 lipopolysaccharide. Eur J Biochem **200**: 689–698.
21) Kondo S, Haishima Y, Hisatsune K (1990): Analysis of the 2-keto-3-deoxyoctonate (KDO) region of lipopolysaccharide isolated from non-O1 *Vibrio cholerae* O5R. FEMS Microbiol Lett **68**: 155–158.
22) Hashii N, Isshiki Y, Iguchi T, Kondo S (2003): Structural analysis of the carbohydrate backbone of *Vibrio parahaemolyticus* O2 lipopolysaccharides. Carbohydr Res **338**: 1063–1071.
23) Hashii N, Isshiki Y, Iguchi T, Kondo S (2003): Structural characterization of the carbohydrate backbone of the lipopolysaccharide of *Vibrio parahaemolyticus* O-untypeable strain KX-V212 isolated from a patient. Carbohydr Res **338**: 2711–2719.
24) Rietschel ETh, Palin WJ, Watson DW (1973): Nature and linkages of the fatty acid present in lipopolysaccharides from *Vibrio metchnikovii* and *Vibrio parahaemolyticus*. Eur J Biochem **37**: 116–120.
25) 井口毅裕, 近藤誠一, 鮀島由二, 田村典彦, 久恒和仁 (1988): 腸炎ビブリオ O13 の O 抗原リポ多糖 (LPS) の化学的, 生物学的性状. 日本細菌学雑誌 **43**: 406.

VI-3．O および K 抗原合成にかかわる遺伝子群

大倉 正稔，大澤　朗

1．はじめに

一般に細菌（グラム陰性菌）の O 抗原（耐熱性の菌体抗原）型を決定する因子は細胞壁外膜に局在するリポ多糖（lipopolysaccharide：LPS）であり，LPS は菌体内側の脂質リピド A と外側の多分子の糖からなる O 側鎖，およびこの間を連結するコア多糖（core oligosaccharide）により構成されている。このうちの O 側鎖部分が主に O 抗原として認識されている。一方，K 抗原（莢膜抗原）型を決定する因子は莢膜であり，多くの場合，多糖体（capsular polysaccharide：CPS）で構成され，O 抗原を覆っている。

腸炎ビブリオの LPS は，ポリアクリルアミド電気泳動において，多分子の O 側鎖特有の格子状産物が認められないことから，淋菌や髄膜炎菌など O 側鎖の短い lipooligosaccharide（LOS）に近い構造を有していると考えられている[1, 2]。CPS に関しては，Enos-Berlage と McCarter によりコロニー形態の相変異（乳白色から半透明色）に関連する糖鎖（extracellular polysaccharide：EPS）が解析されており，その組成も明らかになっているが，K 抗原との関連性は示されていない[3]。

このような背景のなか，腸炎ビブリオ RIMD2210633 株（血清型 O3:K6）のゲノム配列が 2003 年に決定され[4]，その情報を利用することで，これまでに蓄積されているほかの細菌のゲノム配列や遺伝子情報との比較・解析が可能となった。本稿では腸炎ビブリオの O および K 抗原にかかわる遺伝子群について，筆者らがビブリオ属菌のゲノム配列や遺伝子情報と比較・解析を行った結果を中心に述べる。

2．腸炎ビブリオの O および K 抗原の相違に関連する遺伝子群

O 抗原（LPS）も K 抗原（CPS）もともに，複数の糖が連結したユニットの重合により合成され，ユニットにおける糖の種類や連結様式，修飾の有無など

が血清型の相違に寄与している。その組み立てには，多様な転移酵素や修飾酵素，ユニットを重合する酵素などが必要であり，関連遺伝子はゲノム上でクラスター（遺伝子群）を形成していることが，多くの細菌で明らかにされている[5,6]。

1）コレラ菌（*Vibrio cholerae*）の LPS 合成関連遺伝子群

代表的なビブリオ属菌である *Vibrio cholerae* は O 抗原により血清型別されており，現在までのところ 200 以上の血清型が存在する[7]。O 抗原や LPS にかかわる遺伝子群についてもよく研究されており，*coaD*（パンテテイン–リン酸アデニル転移酵素遺伝子）と *gmhD*（L-グリセロ-D-マンノヘプトースエピメラーゼ遺伝子）に挟まれた領域が，コア多糖の合成に関連する遺伝子群で，*gmhD* 遺伝子と *rjg* 遺伝子（right junction gene）に挟まれた領域が，O 抗原の合成に関連する遺伝子群であることが血清型 O1 において同定されており，その塩基配列が明らかになっている[8〜10]。ほかの複数の血清型についても，全長あるいは部分的に O 抗原やコア多糖の合成に関連する遺伝子群の塩基配列が決定されている[8,11]。

2）腸炎ビブリオの EPS 合成関連遺伝子群

Guvener ら[12]は，前述のコロニー形態の変異にかかわる EPS 合成に関連する遺伝子がクラスターを形成していることを明らかにし，その塩基配列を決定した。EPS 合成関連遺伝子群は，腸炎ビブリオゲノム株（血清型 O3:K6）小染色体のコード配列 VPA1402-VPA1412 間の塩基配列と 98 % 以上の相同性を有していた[13]。VPA1402-VPA1412 間については，ゲノム株の全コード配列の保有分布を全 15 血清型の株で，マイクロアレイにより調べた Izutsu ら[14]の解析により，使用した全株で保存されていることが示されている。さらに，Chen ら[15]は EPS 領域を欠失した株を作出し，欠失株が K 抗原性を失っていないことを示しており，EPS 合成関連遺伝子群は K 抗原の相違とは関連しないことが明らかとなっている。

3）腸炎ビブリオの LPS 合成関連遺伝子群

腸炎ビブリオゲノム株（RIMD2210633）と *V. cholerae* の LPS 合成関連遺伝子群（*coaD*-*rjg* 遺伝子間）について相同性解析を行うと，大染色体のコード配列 VP0190，VP0214 および VP0238 がそれぞれ *V. cholerae* の *coaD*,

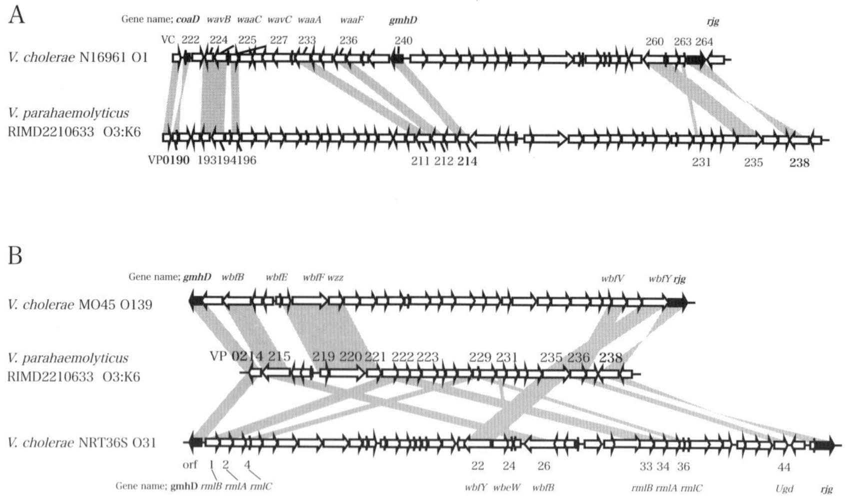

灰色領域は相同性があることを示している。

図1　腸炎ビブリオゲノム株（RIMD2210633；O3:K6 血清型）と *V. cholerae* の LPS 合成関連遺伝子群の比較

A：*V. cholerae* 血清型 O1 株のコア多糖および O 側鎖合成関連遺伝子遺伝子群との比較

B：*V. cholerae* 血清型 O139 および O31 株の O 側鎖合成連遺伝子遺伝子群との比較

gmhD および *rjg* 遺伝子と相同性を有し，VP0190–VP0214 間は *V. cholerae* 血清型 O1 株のコア多糖合成関連遺伝子群と部分的に相同性を有していた（図1A）。また，VP0214–VP0238 間は *V. cholerae* の血清型 O139 および O31 の O 抗原合成関連遺伝子群と部分的に相同性を有していた（図1B）。さらに，VP0190–VP0238 の多くが他菌種で同定済みの LPS 合成関連遺伝子を含む，糖の転移や修飾，合成に関連する遺伝子と相同性があり[4]，腸炎ビブリオの LPS 合成関連遺伝子群が *V. cholerae* と同様の遺伝子間（*coaD-rjg*）に挟まれた領域に存在することが示唆された。

4）腸炎ビブリオの O および K 抗原に関連する遺伝子群

V. cholerae のコア多糖合成関連遺伝子群と相同性を有する領域（腸炎ビブ

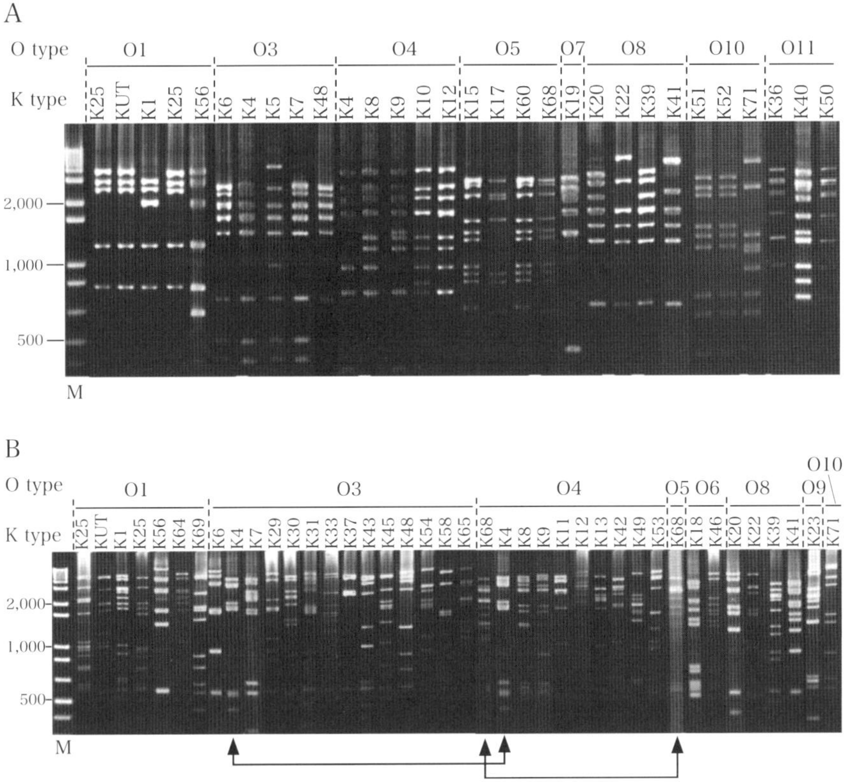

図２　腸炎ビブリオにおける *V. cholerae* の LPS 合成関連遺伝子群に相当する領域の PCR-RFLP 解析（制限酵素 *Hin*d Ⅲによる切断）

A：コア多糖合成関連遺伝子群に相当する領域

B：O 側鎖合成関連遺伝子遺伝子群に相当する領域

リオゲノム株の VP0190–VP0214 に相当する領域）内について，筆者ら[13] はさまざまな血清型株を用いて，PCR により増幅した産物の制限酵素による切断断片の多型解析（restriction fragment length polymorphism：RFLP）を行った。その結果，O2，O6 および O9 の血清型株では PCR により増幅することができなかったが，同じ O 抗原型の株は類似したパターンを示した（図２A）。以上から，この領域が腸炎ビブリオの O 抗原の相違に関連することが示唆された。

一方，*V. cholerae* の O 抗原合成関連遺伝子群と相同性を有する領域（腸炎ビブリオゲノム株の VP0214-VP0238 に相当する領域）についても同様に PCR-RFLP 解析を行った結果[13]，16 の K 抗原型株（K3，K5，K10，K15，K17，K19，K28，K36，K40，K50，K51，K52，K59，K60，K63 および K70）では PCR により増幅することができなかったが，同じ O 抗原型でもそれぞれ異なる RFLP パターンを示した（図 2 B）。しかし，同じ K 抗原型の株は O 抗原型が異なっていても非常に類似したパターンを示し（図 2 B：O3:K4 と O4:K4 および O4:K68 と O5:K68），この領域が腸炎ビブリオの O 抗原ではなく K 抗原の相違に関連していることが示唆された。

Izutsu ら[14]のマイクロアレイによる解析においても，ゲノム株（O3:K6）と同じ O 抗原である O3:K5 および O3:K20 血清型株は VP0190-VP0214 間は保存されていたが，O3 以外の O 抗原（O1，O2，O5，O8 および O10）をもつ血清型株では保存されている遺伝子は少なく，特に VP0197-VP0213 間はほとんどの株が保有していなかった。一方，O3:K5 および O3:K20 を含む O3:K6 以外の血清型株は VP0215-VP0238 間は大部分が保存されていなかった。

さらに，Chen ら[15]は VP0219-VP0237 間を欠失した変異株を作出し，ウエスタンブロッティング法により，O3 および K6 抗原との反応性を調べた。その結果，O3 抗原とは反応するが，K6 抗原と反応しなくなることを明らかにし，実際にこの領域が K 抗原性に関与することを示した。

以上から，腸炎ビブリオの O 抗原の相違は *V. cholerae* の O 抗原合成関連領域ではなく，コア多糖合成関連領域に相当する遺伝子群と関連し，*V. cholerae* の O 抗原合成関連領域に相当する遺伝子群は K 抗原の相違と関連していると考えられた。*V. cholerae* の O139 および O31 血清型株の莢膜は，O 側鎖に相当する高分子の糖鎖が LPS から遊離した形態であると考えられている[16, 17]。そして，これら LPS および莢膜の合成に関連する遺伝子は，ともに O 抗原合成関連遺伝子領域に存在する[16, 18]。したがって，腸炎ビブリオの K 抗原も，前述のように LPS の O 側鎖が非常に短いことを考慮すると，*V. cholerae* の血清型 O139 および O31 株のように，高分子の O 側鎖に相当する糖鎖が遊離した形態をしているのかもしれない。腸炎ビブリオの O および K 抗原性の詳細については，さらなる解析が必要である。

3．パンデミック株の O および K 抗原関連遺伝子群の比較・解析

1996 年以降，同一クローンに由来すると考えられる株（パンデミック株）による事例がアジアを中心として，世界的に拡大した。パンデミック株の血清型は O3:K6 であったが，現在は O4:K68 や O1:K25，O1:K untypable（UT）を含む 20 以上の血清型が存在している[19]。

V. cholerae において，コレラを起こすのはほとんどが血清型 O1 であったが，1992 年に血清型 O139 株による事例がベンガルで起こって以来[20, 21]，この O139 株もコレラ患者から分離されるようになった。O139 株は O1 株と遺伝的に非常に近縁な関係にあり，O1 株から血清型変換により出現したと考えられている[22～24]。実際，O139 株の O 抗原関連遺伝子領域は O1 とまったく異なる配列に交換している[25]。

腸炎ビブリオパンデミック株においては，さらに多様に血清型が変換した株が出現しており，筆者らは，この多様性を生み出すメカニズムについて知見を得るべく，パンデミック株の O および K 抗原にかかわる遺伝子群について O4:K68 血清型を中心に比較・解析を行ったので，その結果について述べる。

1）血清型 O4:K68 抗原関連遺伝子群

パンデミック株から派生した血清型の 1 つで，1997 年以降に事例が多く認められた O4:K68 血清型[26, 27]について，筆者らは前項の O および K 抗原関連遺伝子群（VP0190-0239）領域に該当する遺伝子群の塩基配列を決定した（accession number AB353134）[13]。大きさは約 62kb で，多くのコード配列がゲノム株と同様に糖の転移や修飾，合成に関連する酵素遺伝子と推定された。パンデミック O3:K6 血清型株であるゲノム株の O および K 抗原関連遺伝子群と比較すると，VP0190-0196 間と VP0239 は 98％以上一致し，VP0212-VP0213 間，VP0214-VP0217 間，VP0219-VP0221 間，および VP0236-VP0237 間も相同性がみられたが，90 ～ 95％とやや相同性が低かった（図 3）。一方，それ以外の領域については，非常に低い，あるいはまったく相同性がみられなかった（図 3）。また，VP0237-VP0238 間に約 1.3kb の配列が挿入されており，転移因子であるトランスポゼースと推定される遺伝子が 1 つ含まれていた。さらに VP0238（*V. cholerae* の *rjg* と相同性）の上流約 0.9kb が，8 つのコード配列（3 つはトランスポゼースと推定）を含む約 9 kb の

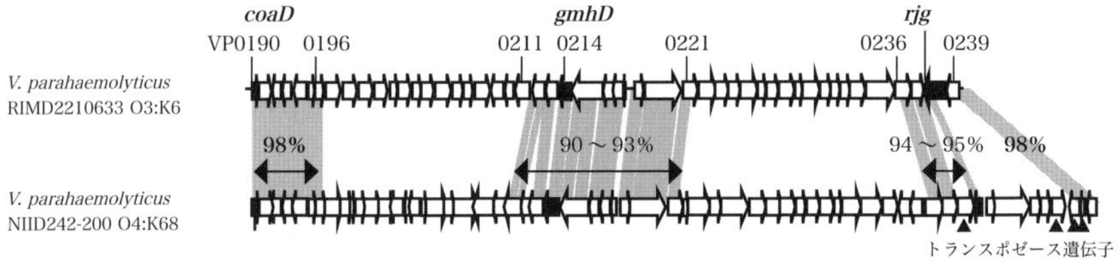

図３　パンデミック腸炎ビブリオ O3:K6 血清型株と O4:K68 血清型株の O および K 抗原関連遺伝子群の比較

配列に交換していた（図３）。この交換配列は，他の O4:K68 株だけでなく，O5:K68 株も保有しており，98% 以上の相同性で *Vibrio harveyi* ゲノム上にも存在していた[13]。以上から，水平伝播により獲得し，K68 の血清型株間で維持されていることが示唆された。

上記の筆者らのデータに加え，O4:K68 株（AN5034）のゲノムのドラフト配列（2011 年現在）が決定されており，ゲノム株（RIMD2210633）との一塩基置換の多型を解析すると，2,281 塩基（挿入配列を除く）の置換があり，その 94% にあたる 2,142 塩基は O および K 抗原関連遺伝子群の上流 2 kb および下流 88kb に集中していることが明らかとなった[28]。

したがって，O3:K6 から O4:K68 血清型への変換は，抗原関連遺伝子群を含む 100kb 以上の大規模なゲノム領域の交換により起こっていることが示唆された。

２）異なる血清型のパンデミック株間における O および K 抗原関連遺伝子群の境界領域の比較／解析

筆者ら[13]は，パンデミック O1:K25 株および O1:KUT 株について，O3:K6 株と O4:K68 株の O および K 抗原関連遺伝子群の交換の境界である VP0196 と VP0239 に相当する周辺の塩基配列を決定し，比較・解析を行った。左側境界である VP0196 周辺に関しては，パンデミック O1:K25 株も O1:KUT 株も O4:K68 株と同じ位置から O3:K6 ゲノム株と異なる配列に変わっていた（図４A）。右側境界である VP0239 周辺については，O1:K25 株も O4:K68 株とまっ

A

```
パンデミック O3:K6 (RIMD2210633)  GTGTGGATTATTGATTTTGATAAGTGCCGCAAACAAGAGCACGGCGACTGGAAAAAGCAA 207038
パンデミック O4:K68 (NIID242-200) ************************************************************ 600
パンデミック O1:K25 (AP-18000)    ************************************************************ 600
パンデミック O1:KUT (AN-16000)    ************************************************************ 600

パンデミック O3:K6 (RIMD2210633)  AACTTAGAAAGGCTTCTTCGCTCATTCAAAAAAGAACTGCTCAAACGCCAAATACATTGG 207098
パンデミック O4:K68 (NIID242-200) ***C*************************************************CAT**** 660
パンデミック O1:K25 (AP-18000)    *****************************************************CAT**** 660
パンデミック O1:KUT (AN-16000)    ***C*************************************************CAT**** 660

パンデミック O3:K6 (RIMD2210633)  AAGGAACGTGACTTCGCTGTGCTTACTGAAGCGTTATCGTGCTTAGACATAAAATAATTC 207158
パンデミック O4:K68 (NIID242-200) C*A*CGTCC**T**T*A*CATG*ACAAA**AGT*ATA*TGAAAATACGTA**GTG*GC*T 720
パンデミック O1:K25 (AP-18000)    C*A*CGTCC**T**T*A*CATG*ACAAA**AGT*ATA*TGAAAATA*GTA**GTG*GC*T 720
パンデミック O1:KUT (AN-16000)    C*A*CGTCC**T**T*A*CATG*ACAAA**AGTCATA*TGAAAATA*GTA**GTG*GC*T 720
```

＊：同一塩基，－：欠失塩基，下線：終始コドン

B

```
パンデミック O3:K6 (RIMD2210633)  TTAGGCTCCTCGGAATGAC----------------------------------------- 253493
パンデミック O4:K68 (NIID242-200) *******************GGGATTCTCATAGAATATGTCTTTTGTTTGGTTGTGTTGGA 60
パンデミック O1:K25 (AP-18000)    *******************GGGATTCTCATAGAATATGTCTTTTGTTTGGTTGTGTTGGA 60
パンデミック O1:KUT (AN-16000)    ------------------------------------------------------------

パンデミック O3:K6 (RIMD2210633)  -----------------------------------------------------AAAACTC 253500
パンデミック O4:K68 (NIID242-200) TATGCAGAGGGATAAGGTTTCTAATGTCACATAAGCTTTTGGGAGTGACAGAATTA*ACG 120
パンデミック O1:K25 (AP-18000)    TATGCAGAGGGATAAGGTTTCTAATGTCACATAAGCTTTTGGGAGTGACAGAATTA*ACG 120
パンデミック O1:KUT (AN-16000)    ----------------------------------------GAACTTTCTATTAGGT*C*C 189

パンデミック O3:K6 (RIMD2210633)  ATTAGAYCGTAGGCAAACAAAAAGGGATGCATGATGCATCCCTTTGTTATTTCTGCT-TA 253559
パンデミック O4:K68 (NIID242-200) GG*C*T**TC***************A****G**********************C***-** 179
パンデミック O1:K25 (AP-18000)    GG*C*T**TC***************A****G**********************C***-** 179
パンデミック O1:KUT (AN-16000)    CGAT*GCACA**A******************************************A**C*C 249

パンデミック O3:K6 (RIMD2210633)  AT-AAAAGCGAAATTTAGCTGCTGCCGCTCGTTTAGCGATTGCTGCGAAGCTCTTAGCGT 253618
パンデミック O4:K68 (NIID242-200) **A********************************************************* 238
パンデミック O1:K25 (AP-18000)    **A********************************************************* 238
パンデミック O1:KUT (AN-16000)    *GTT***A***G****T***TT************************************** 309
```

＊：同一塩基，－：欠失塩基，下線：終始コドン

C

パンデミック O3:K6 (RIMD2210633)

パンデミック O4:K68 (NIID242-200)

パンデミック O1:K25 (AP-18000)

パンデミック O1:KUT (AN-16000)

パンデミックではない O1:K25 (REF-K25)

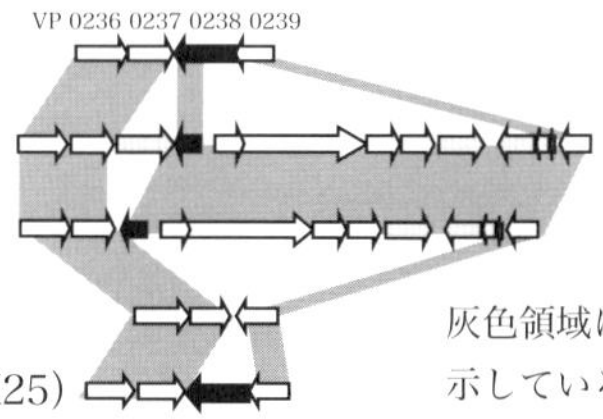

灰色領域は相同性があることを示している。

A：左側境界領域（VP0196 周辺）の塩基配列アライメント解析
B：右側境界領域（VP0239 周辺）の塩基配列アライメント解析
C：右側境界領域の遺伝子の構造の比較

図４　異なる血清型のパンデミック株間における O および K 抗原関連遺伝子群の境界領域についての解析

たく同じ位置（ゲノム株のVP0238の上流約0.9kb）に約9kbの交換配列を保有しており，99％以上相同性がみられた（図4B，C）。しかし，O1:KUT血清型株は9kbの配列は保有せず，ゲノム株のVP0238に相当する遺伝子を完全に欠失していた（図4B，C）。一方，パンデミック株ではないO1:K25株は9kbの配列は保有せず，VP0238に相当する遺伝子も欠失なく保有していた（図4C）。以上から，パンデミックO1:K25株はパンデミックO3:K6株ではなく，O4:K68株から血清型が変換することで出現したことが示唆された。

4．腸炎ビブリオパンデミック株の血清型変換

血清型の変換は表層抗原性の変異を意味し，宿主（ヒト）の体内においては免疫系からの攻撃を，また海洋環境中においては表層抗原特異的なバクテリオファージの感染を回避しうることが予想される。実際，*V. cholerae*の血清型O1株に特異的に感染し，溶菌を起こすバクテリオファージは，血清型O139株には溶菌を起こさないことが明らかとなっている[21)]。腸炎ビブリオパンデミック株ではさらに多様な血清型が出現しており，パンデミック株に特異的あるいは高頻度に変換が起こっているのであれば,新たな病原因子と考えられる。しかし，パンデミック株の血清型変換のメカニズムについてはほとんどわかっていない。

*V. cholerae*において，海洋環境に生息する生物の体表に普遍的に存在する*N*-アセチルグルコサミンのポリマーであるキチンの存在下で，貧栄養な条件で培養すると，菌体外からDNAを取り込み，形質転換が起こりうることが明らかになっている[29)]。さらに，BlokeschとSchoolnik[30)]は，この形質転換により，抗原性がO1からO139に変換した変異株を実験的に作出している。この形質転換は，ほかのビブリオ属菌である*Vibrio vulnificus*や*Vibrio fischeri*でも起こることが明らかとなり[31, 32)]，腸炎ビブリオについても，この形質転換法を応用し，遺伝子欠失株の作出に成功している[15)]。以上から，この形質転換はビブリオ属菌全般で起こりうることを示唆しており，腸炎ビブリオパンデミック株においても，特異的なファージの出現など一部の環境の変化に応じて，他の血清型の腸炎ビブリオや他のビブリオ属菌を含めた同一環境に生息する生物からDNAを取り込み，ゲノムを交換することで抗原性を変換させ，生残することで，結果として多様な血清型を有する腸炎ビブリオが出現しているのかもしれない。実際にパンデミック株で血清型変換が実験的に起こり

うるか，その頻度にパンデミック以外の株と相違があるかなどについては今後，検証する必要があろう。

◆ 参考文献 ◆

1）Han TJ, Chai TJ (1992)：Electrophoretic and chemical characterization of lipopolysaccharides of *Vibrio parahaemolyticus*. J Bacteriol **174**：3140–3146.

2）Iguchi T, Kondo S, Hisatune K (1995)：*Vibrio parahaemolyticus* O serotypes from O1 to O13 all produce R-type lipopolysaccharide：SDS-PAGE and compositional sugar analysis. FEMS Microbiol Lett **130**：287–292.

3）Enos-Berlage JL, McCarter LL (2000)：Relation of capsular polysaccharide production and colonial cell organization to colony morphology in *Vibrio parahaemolyticus*. J Bacteriol 182：5513–5520.

4）Makino K, Oshima K, Kurokawa K, Yokoyama K, Uda T, Tagomori K, Iijima Y, Najima M, Nakano M, Yamashita A, Kubota Y, Kimura S, Yasunaga T, Honda T, Shinagawa H, Hattori M, Iida T (2003)：Genome sequence of *Vibrio parahaemolyticus*：a pathogenic mechanism distinct from that of *V. cholerae*. Lancet **361**：743–749.

5）Samuel G, Reeves P (2003)：Biosynthesis of O-antigens: genes and pathways involved in nucleotide sugar precursor synthesis and O-antigen assembly. Carbohydr Res **338**：2503–2519.

6）Barrett B, Ebah L, Roberts IS (2002)：Genomic structure of capsular determinants. Curr Top Microbiol Immunol **264**：137–155.

7）Yamai S, Okitsu T, Shimada T, Katsube Y (1997)：Distribution of serogroups of *Vibrio cholerae* non-O1 non-O139 with specific reference to their ability to produce cholera toxin, and addition of novel serogroups. Kansenshogaku Zasshi **71**：1037–1045.

8）Nesper J, Kraiss A, Schild S, Blass J, Klose KE, Bockemuhl J, Reidl J (2002)：Comparative and genetic analyses of the putative *Vibrio cholerae* lipopolysaccharide core oligosaccharide biosynthesis (*wav*) gene cluster. Infect Immun **70**：2419–2433.

9）Stroeher UH, Jedani KE, Manning PA (1998)：Genetic organization of the regions associated with surface polysaccharide synthesis in *Vibrio cholerae* O1, O139 and *Vibrio anguillarum* O1 and O2：a review. Gene **223**：269–282.

10）Heidelberg JF, Eisen JA, Nelson WC, Clayton RA, Guinn ML, Dodson RJ, Haft DH, Hickey EK, Peterson JD, Umayam L, Gill SR, Nelson KE, Read TD, Tettelin H, Richardson D, Ermolaeva MD, Vamathevan J, Bass S, Quin H, Dragoi I, Sellers P, McDonald L, Utterback T, Fleishmann RD, Nierman WC, White O (2000)：DNA sequence of both chromosomes of the cholera pathogen *Vibrio cholerae*. Nature **406**：477–483.

11）Aydanian A, Tang L, Morris JG, Johnson JA, Stine OC (2011)：Genetic diversity of O-antigen biosynthesis regions in *Vibrio cholerae*. Appl Environ Microbiol **77**：2247–

2253.
12) Guvener ZT, McCarter LL (2003) : Multiple regulators control capsular polysaccharide production in *Vibrio parahaemolyticus*. J Bacteriol **185** : 5431–5441.
13) Okura M, Osawa R, Tokunaga A, Morita M, Arakawa E, Watanabe H (2008) : Genetic analyses of the putative O and K antigen gene clusters of pandemic *Vibrio parahaemolyticus*. Microbiol Immunol **52** : 251–264.
14) Izutsu K, Kurokawa K, Tashiro K, Kuhara S, Hayashi T, Honda T, Iida T (2008) : Comparative genomic analysis using microarray demonstrates a strong correlation between the presence of the 80-kilobase pathogenicity island and pathogenicity in Kanagawa phenomenon-positive *Vibrio parahaemolyticus* strains. Infect Immun **76** : 1016–1023.
15) Chen Y, Dai J, Morris JG Jr, Johnson JA (2010) : Genetic analysis of the capsule polysaccharide (K antigen) and exopolysaccharide genes in pandemic *Vibrio parahaemolyticus* O3:K6. BMC Microbiol **10** : 274.
16) Chen Y, Bystricky P, Adeyeye J, Panigrahi P, Ali A, Johnson JA, Bush CA, Morris JG Jr, Stine OC (2007) : The capsule polysaccharide structure and biogenesis for non-O1 *Vibrio cholerae* NRT36S : genes are embedded in the LPS region. BMC Microbiol **7** : 20.
17) Waldor MK, Colwell R, Mekalanos JJ (1994) : The *Vibrio cholerae* O139 serogroup antigen includes an O-antigen capsule and lipopolysaccharide virulence determinants. Proc Natl Acad Sci USA **91** : 11388–11392.
18) Comstock LE, Johnson JA, Michalski JM, Morris JG Jr, Kaper JB (1996) : Cloning and sequence of a region encoding a surface polysaccharide of *Vibrio cholerae* O139 and characterization of the insertion site in the chromosome of *Vibrio cholerae* O1. Mol Microbiol **19** : 815–826.
19) Nair GB, Ramamurthy T, Bhattacharya SK, Dutta B, Takeda Y, Sack DA (2007) : Global dissemination of *Vibrio parahaemolyticus* serotype O3:K6 and its serovariants. Clin Microbiol Rev **20** : 39–48.
20) Cholera Working Group, International Center for Diarrhoeal Disease Research, Bangladesh (1993) : Large epidemic of cholera like disease in Bangladesh caused by *Vibrio cholerae* O139 synonym Bengal. Lancet **342** : 387–390.
21) Higa N, Honma Y, Albert MJ, Iwanaga M (1993) : Characterization of *Vibrio cholerae* O139 synonym Bengal isolated from patients with cholera-like disease in Bangladesh. Microbiol Immunol **37** : 971–974.
22) Faruque SM, Mekalanos JJ (2003) : Pathogenicity islands and phages in *Vibrio cholerae* evolution. Trends Microbiol **11** : 505–510.
23) Dziejman M, Balon E, Boyd D, Fraser CM, Heidelberg JF, Mekalanos JJ (2002) : Comparative genomic analysis of *Vibrio cholerae* : genes that correlate with cholera endemic and pandemic disease. Proc Natl Acad Sci USA **88** : 5403–5407.
24) Johnson JA, Salles CA, Panigrahi P, Albert MJ, Wright AC, Johnson RJ, Morris JG Jr (1994) : *Vibrio cholerae* O139 synonym bengal is closely related to *Vibrio cholerae* El Tor but has important differences. Infect Immun **62** : 2108–2010.

25) Li M, Shimada T, Morris JG, Sulakvelidge A, Sozhamannan S (2002) : Evidence for the emergence of non-O1 and non-O139 *Vibrio cholerae* strains with pathogenic potential by exchange of O-antigen biosynthesis regions. Infect Immun 70 : 2441–2453.
26) Bhuiyan NA, Ansaruzzaman M, Kamruzzaman M, Alam K, Chowdhury NR, Nishibuchi M, Faruque SM, Sack DA, Takeda Y, Nair GB (2002) : Prevalence of the pandemic genotype of *Vibrio parahaemolyticus* in Dhaka, Bangladesh, and significance of its distribution across different serotypes. J Clin Microbiol **40** : 284–286.
27) Matsumoto C, Okuda J, Ishibashi M, Iwanaga M, Garg P, Rammamurthy T, Wong HC, Depaola A, Kim YB, Albert MJ, Nishibuchi M (2000) : Pandemic spread of an O3:K6 clone of *Vibrio parahaemolyticus* and emergence of related strains evidenced by arbitrarily primed PCR and *toxRS* sequence analyses. J Clin Microbiol **38** : 578–585.
28) Chen Y, Stine OC, Badger JH, Gil AI, Nair GB, Nishibuchi M, Fouts DE (2011) : Comparative genomic analysis of *Vibrio parahaemolyticus* : serotype conversion and virulence. BMC Genomics **12** : 294.
29) Meibom KL, Blokesch M, Dolganov NA, Wu CY, Schoolnik GK (2005) : Chitin induces natural competence in *Vibrio cholerae*. Science **310** : 1824–1827.
30) Blokesch M, Schoolnik GK (2007) : Serogroup conversion of *Vibrio cholerae* in aquatic Reservoirs. PLoS Pathogens **3** : 733–742.
31) Gulig PA, Tucker MS, Thiaville PC, Joseph JL, Brown RN (2009) : USER friendly cloning coupled with chitin-based natural transformation enables rapid mutagenesis of *Vibrio vulnificus*. Appl Environ Microbiol **75** : 4936–49.
32) Pollack-Berti A, Wollenberg MS, Ruby EG (2010) : Natural transformation of *Vibrio fischeri* requires *tfoX* and *tfoY*. Environ Microbiol **12** : 2302–2311.

Ⅶ. 腸炎ビブリオのゲノム解析

VII－1．腸炎ビブリオのゲノム解析：２つの染色体からなるゲノム構造とみえてきた新たな病原因子

飯田 哲也

1．はじめに

腸炎ビブリオ（*Vibrio parahaemolyticus*）に関しては，1950 年大阪府で発生した「シラス干し」を原因とする食中毒事件を契機に大阪大学の藤野恒三郎博士により分離・同定されて以来，数多くの研究がなされてきた[1,2]。しかしながら本菌の病原性については不明な点が多かった。腸炎ビブリオの病原性研究において１つのブレイクスルーになったのが，本菌のゲノム解析であった。本稿では腸炎ビブリオのゲノムと病原性について，私たちがこれまでに行ってきた研究を中心に解説したい。

2．２つの染色体からなるビブリオ科細菌のゲノム構造

私たちが腸炎ビブリオのゲノムについての研究を始めたのは 1990 年代中頃であった。当初はまだゲノム配列をすべて決定することは難しく，その代わり「染色体地図」を作製することで大まかなゲノム構造の決定を行っていた。染色体地図の作製という作業は，細菌からゲノム DNA を抽出し，制限酵素で切って多くの断片にしてから，それらの断片が細菌のなかで，もともとどのような順番で並んでいたかを調べていく作業で，いわばミクロなジグソーパズルである。苦労して何とかそのジグソーパズルを完成させた私たちは，結果をみて驚いた。完成した染色体地図は，腸炎ビブリオのゲノムが２個の環状の染色体からなることを示していた[3]（図１）。当時，細菌のゲノムは基本的には環状染色体１個からなると考えられていたので，私たちの結果は予想外のものであった。そこで手元にあったほかのビブリオ属菌についても調べてみたが，すべて

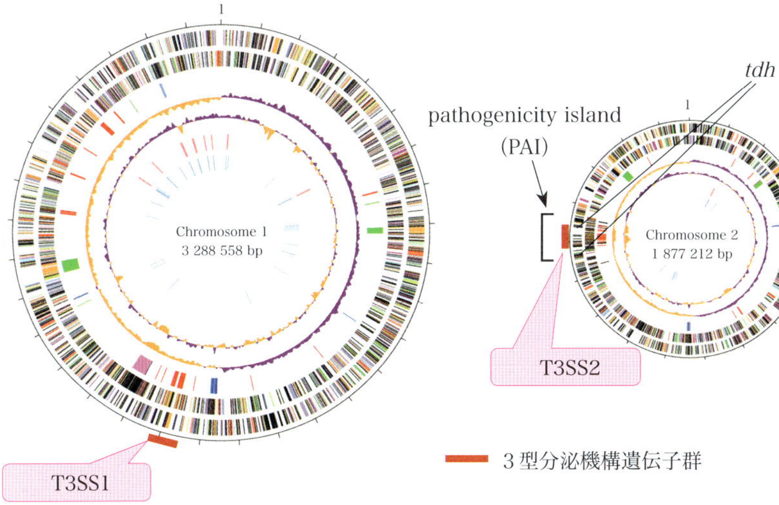

図１　腸炎ビブリオのゲノム

腸炎ビブリオ RIMD2210633 株のゲノム構造と，２セットの３型分泌装置遺伝子群（T3SS1 および T3SS2）の存在部位を示す。腸炎ビブリオをはじめとするビブリオ科細菌のゲノムは２つの環状染色体よりなっている。T3SS2 は GC 含量が全ゲノムの平均より低く PAI と考えられる DNA 領域内に存在している。２コピーの TDH 遺伝子（*tdh*）もこの領域上に存在していた。
文献６）より改変

の菌株で２個の染色体が認められた。同様の成績は，ほぼ同時期に米国のグループによってコレラ菌についても報告された[4)]。この知見は，その後のコレラ菌や腸炎ビブリオ，*V. vulnificus* などのビブリオ属菌の全ゲノム配列決定の結果によっても確認され[5〜9)]，現在では，２つの環状染色体よりなるゲノム構造はビブリオ科細菌に共通の性状であると考えられている[10, 11)]。近年，ビブリオ科以外においても複数の染色体をもつ細菌がみつかってきているが[12)]，１つの科に属するすべての細菌が複数の染色体をもつという報告は，ビブリオ科以外ではまだない。私たちの研究は，細菌のゲノム構造がこれまで考えられてきた以上に多様でありうることを示したものであった[13)]。

3．腸炎ビブリオのゲノム解析　―3型分泌装置遺伝子群の発見―

その後，私たちは，腸炎ビブリオの全ゲノム配列決定にかかわることになった。腸炎ビブリオの全ゲノム配列決定は，大阪大学と北里大学を中心とする共同研究により日本学術振興会未来開拓学術推進事業として行われ，2003年に論文発表された[6)]。ゲノム解析に用いた菌株は，1996年に関西空港検疫所において下痢症患者より分離された，神奈川現象陽性腸炎ビブリオRIMD2210633株（いわゆるパンデミッククローン）であった。ゲノム配列決定は基本的にランダムショットガン法により行い，約9万の配列データのアセンブル，コンティグ間のギャップ結合などを経て，最終的に3,288,558bpからなる大染色体と1,877,212bpからなる小染色体の全塩基配列を得た。

腸炎ビブリオのゲノム解析により，TDH遺伝子（*tdh*）が存在する近傍は，実は「病原性の島」（pathogenicity island：PAI）と考えられる領域を形成していることが明らかになった[6)]（図1）。PAIは尿路で病気を起こす大腸菌で最初に提唱された概念で，その後多くの病原菌で報告されている[14)]。PAI領域には病原性にかかわる遺伝子が集中して存在しており，また染色体全体の平均GC含量とは異なるGC含量で構成されている。非病原株には存在しておらず，あたかも病原菌の染色体上に島のように存在している領域であるので，このように呼ばれている。PAIは比較的最近，水平伝達により獲得されたDNA領域であると考えられている。おそらくは水平伝達により菌体内に取り込まれたファージやプラスミド，conjugative transposonなどが染色体に組み込まれた後，突然変異や欠失，遺伝子挿入などを経て現在のPAIになったものと考えられる。

私たちがゲノム解析を行った腸炎ビブリオRIMD2210633株の小染色体上に見出されたPAIには，ほかの菌で病原性への関与が示唆されているいくつかの遺伝子がみつかったが，それらのなかで私たちが最も注目したのは3型分泌装置の遺伝子群であった。3型分泌装置は，細菌のタンパクを宿主である真核生物の細胞内に直接注入することができるタンパク分泌装置であり，赤痢菌やサルモネラ，ペスト菌やある種の植物病原菌など，宿主細胞と密接な相互作用をして病気を起こす病原細菌の主要な病原因子である[15)]（図2）。このような遺伝子群が腸炎ビブリオのPAI上に見出されたので，私たちは腸炎ビブリオの病原性に対するこの遺伝子群の関与について興味をもった。ところがよく

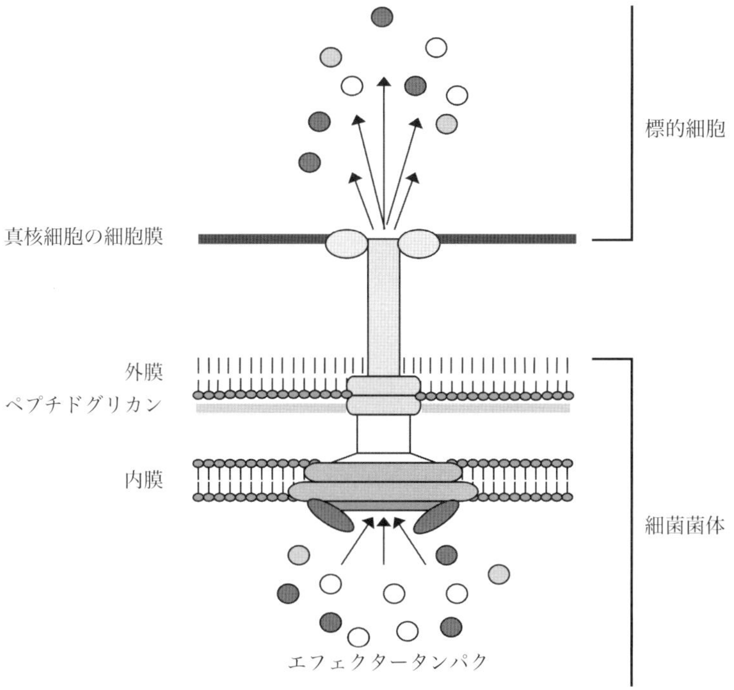

図２　３型分泌装置

グラム陰性細菌の内膜と外膜を貫通するタンパク分泌装置であり，細菌の菌体外にタンパクを分泌するだけでなく，標的真核細胞の細胞質内に直接みずからのタンパクを注入することができる。標的細胞と密接な相互作用をして病気を起こす病原細菌の病原性に重要な役割を果たしている。

よくゲノム配列を調べてみると，PAI 上に存在するもののほかに，別にもう１セットの３型分泌装置遺伝子群が大染色体上に存在していることが明らかになった[6]（図１）。つまりゲノム配列を決定した腸炎ビブリオには２セットの３型分泌装置遺伝子群が存在していたわけである。

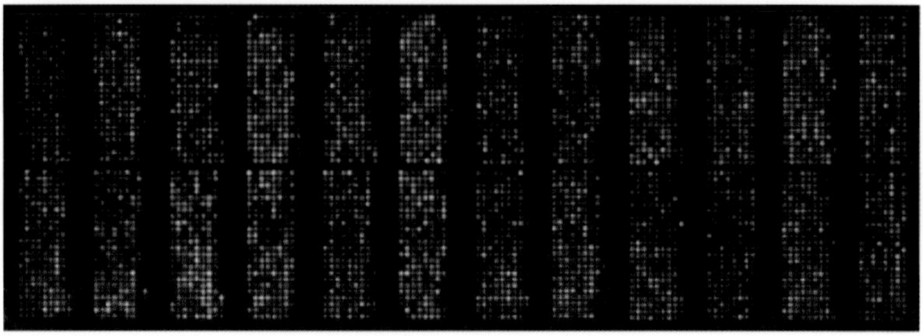

図３　DNAマイクロアレイによる腸炎ビブリオの遺伝子レパートリーの解析

腸炎ビブリオRIMD2210633株の全遺伝子を貼り付けたDNAマイクロアレイによって，腸炎ビブリオ菌株の遺伝子保有状況を解析した１例を示す。各スポットが各遺伝子に相当する。RIMD2210633株が保有する遺伝子のうち，供試菌株にも存在する遺伝子は黄緑色，供試菌株に存在しない遺伝子は赤色のシグナルで示される。

４．腸炎ビブリオの３型分泌装置

腸炎ビブリオのゲノム解析の結果見出された２セットの３型分泌装置遺伝子群のうち，１セット（T3SS2と名づけた）は前述したように小染色体上に存在するPAI領域のなかにあるもので，臨床分離株や環境分離株などさまざまな腸炎ビブリオ菌株について調べたところ，神奈川現象陽性株のみが保有していた。一方，大染色体上に見出されたもう１セット（T3SS1と名づけた）の存在するDNA領域のGC含量は，腸炎ビブリオの平均GC含量と比べ大きなズレはなく，外来性のDNA領域の特徴はみられなかった。またT3SS1は神奈川現象陽性株のみならず，臨床分離株や環境分離株を含めたすべての腸炎ビブリオ菌株に見出された[6,16]（図３）。つまりT3SS1は腸炎ビブリオ菌株に普遍的に存在している３型分泌装置遺伝子群であるといえる。

そこで，３型分泌装置のなかで活性に不可欠と考えられるいくつかの遺伝子をT3SS1，T3SS2の遺伝子群から選んで，その欠損株を作製して調べてみた[17]。野生型の腸炎ビブリオをヒト由来のHeLa細胞に感染させると，短時間（４時間程度）でHeLa細胞を殺す。TDHにも細胞を殺す作用があるため，TDH遺伝子を欠損させた変異株を作製して調べたところ，その細胞毒性は野生型とかわらなかった。つまり，ここでみている細胞毒性はTDH以外のものに起因すると考えられる。

そこで次に，T3SS1，T3SS2の各遺伝子欠損株について調べてみたところ，T3SS2の遺伝子を欠損させたときには野生型と同じように細胞毒性が観察され，T3SS2はHeLa細胞への毒性に関係ないことが明らかになった。それに対し，T3SS1の遺伝子を欠損させると細胞はほとんど死ななくなった。このことから，腸炎ビブリオのHeLa細胞に対する細胞毒性には，T3SS1が関与していることが明らかになった。

腸炎ビブリオの病原性を調べるもう１つの方法であるウサギの腸管を使った実験系（ウサギ結紮腸管ループ試験）でも調べてみた。ウサギの腸管を結紮し，そこに検体を入れて一晩置いておくと，下痢原性があれば腸管内に分泌液が貯留する。この液体貯留量を測定することによって，下痢原性を評価することができる。

結論だけを述べると，T3SS1を欠損させても有意差はみられなかったが，T3SS2を欠損させると腸管毒性がほぼ完全に消失した。また，T3SS1だけを欠損させても腸管上皮の組織は障害されるが，T3SS2の欠損株をチャレンジした場合，組織にほとんど障害はみられなかった。このことから腸炎ビブリオの腸管毒性にはT3SS2が関与することが示された。

以上の解析により，T3SS1は培養細胞（たとえばHeLa細胞）に対する腸炎ビブリオの早期（数時間以内）の細胞毒性に，T3SS2は腸炎ビブリオの下痢原性（ウサギ結紮腸管ループ試験における液体貯留活性）に，それぞれ関与することが明らかになった[17)]。

5．３型分泌装置のヒト病原性への関与と自然界での役割

これまで述べてきたように，ゲノム解析の結果，神奈川現象陽性腸炎ビブリオに２つの３型分泌装置が見出された。T3SS1，T3SS2にそれぞれコードされている装置はどちらもタンパク分泌装置として機能している。また，ヒト下痢症由来の神奈川現象陰性株（TRH産生株）には，T3SS1に加え，神奈川現象陽性株のT3SS2そのものではないが，関連したT3SS2遺伝子群が存在することも明らかになった[18)]。現段階で私たちが考えている２つの３型分泌装置のヒト病原性，特に下痢原性への関与についてまとめてみる（表１）。PAIに

表1　腸炎ビブリオの２つの３型分泌装置のヒト病原性への関与

	T3SS1	T3SS2
分　布	すべての腸炎ビブリオが保有	下痢症由来株のみが保有
関与する表現系	細胞毒性	下痢原性
ヒト病原性への関与	敗血症に関与？	急性胃腸炎に関与

存在するT3SS2は，ヒト病原株にのみ存在し，実験結果から下痢を起こすことに関与していることが明らかとなった。したがってT3SS2はTDH（あるいはTRH）と一緒に働いてヒトへの病原性（下痢原性）に直接関与していると考えられる。一方，T3SS1は病原株だけでなく非病原株にも存在していることから，形質としては細胞毒性に関与するが，ヒト病原性への関与については以下の２つの可能性が考えられる。１つ目は，T3SS1はヒトへの病原性に関与していない可能性，もう１つは，T3SS1だけをもっていてもヒトには病気を起こせないが，菌がT3SS2を同時にもっている場合，何らかの形でT3SS1もヒトに病気を起こすことに関与しているという可能性である。

T3SS1は，HeLa細胞のみならずさまざまな種類の培養細胞への毒性に関与する[19～21)]。それらの細胞のなかにはマクロファージ系の細胞も含まれる。そこで１つの可能性として考えているのは，ヒト体内では，腸炎ビブリオの感染初期にT3SS1が，免疫系細胞を攻撃することにより病気を起こすのを助けているというものである。この可能性について確認するためには今後さらに実験的につめていく必要がある。なお，腸炎ビブリオは（特に米国では），ヒトに敗血症や創傷感染などの腸管感染症以外の病態を起こすことが知られている（「Ⅳ－１．腸炎ビブリオ感染症の臨床」参照）が，これにはTDHやTRHの産生性やPAIの存在との相関は知られていない。つまり，TDH/TRHやT3SS2がなくてもヒトにこのような病態を起こしうると考えられる。このような病態にT3SS1が関与している可能性については，今後検討していく必要がある[22)]。

腸炎ビブリオについては，長い間，TDHやTRHが主要な病原因子と考えられており，その作用機序を明らかにしようと努力がなされてきた。ゲノムの全塩基配列の決定を契機に，PAIや２つのT3SSの存在が明らかとなり，腸炎ビブリオの研究に新しい展開がもたらされた。この数年は，T3SS1，T3SS2からそれぞれ分泌されるタンパク（エフェクター）についていくつかのグループから相次いで報告がなされており[23～28)]，ホットな研究領域となっている（「Ⅷ

–３．３型分泌装置とエフェクター」参照)。今後，さらに腸炎ビブリオの病原性の発現制御メカニズムなどが明らかとなることによって，感染予防や治療につながる知見が得られることが期待される。

ところで，医学細菌学に携わっている人間はどうしても病原菌の医学的側面(病原性など）に目が向きがちであるが，私たちが今回，腸炎ビブリオのゲノム解析とその後の解析を行った結果，興味をもったのは，T3SS1がヒトに病気を起こす菌株だけではなく非病原性の腸炎ビブリオにも存在しているということであった。３型分泌装置は細菌と真核細胞の密接な相互作用のための装置と考えられている。非病原株を含むすべての腸炎ビブリオがT3SS1をもつことから，そもそも腸炎ビブリオの自然界（海洋環境中）での生活環[29, 30]のなかに，何らかの真核生物（魚なのか貝なのかは不明であるが）と密接に相互作用するステージがあることが推測される。腸炎ビブリオの自然界での生活環についてはいまだ不明な点が多いが，ゲノム解析によりその一端が垣間みえてきたようである。

６．おわりに

これまで細菌感染症の治療には，まず抗菌薬であった。抗菌薬投与は確かに有効な治療法であるが，反面，多くの耐性菌を生んで社会的な問題になっている。私たちが目ざしているのは，(腸炎ビブリオに限らず）病原菌が病気を起こすメカニズムを遺伝子レベル，分子レベル，ゲノムレベルで明らかにすることである。そのような解析により明らかになる病原菌の病原性にかかわる装置やシステムをターゲットに，その活性を阻害することで病気を治療・予防することを最終的な目標としている。抗菌薬は細菌を殺すことで病気を治療するが，その結果，耐性菌の出現は避けられない。しかしながら，たとえば３型分泌装置をターゲットにした治療であれば，細菌の増殖そのものには影響を与えないため，病気は抑えるが菌は殺さない。すなわち耐性菌が出現しない新しい予防法，治療法につながる可能性がある。最近，腸炎ビブリオにおいて，このようなアプローチの１例を示すことができた[31]。現在も細菌感染症に対する新しい発想の治療法開発を目ざし研究を続けているところである。このような目的のために，ゲノム解析は有効な手段の１つであると考えられる。

◆ 参考文献 ◆

1) Honda T, Iida T (1993) : The pathogenicity of *Vibrio parahaemolyticus* and the role of the thermostable direct haemolysin and related haemolysins. Rev Med Microbiol **4** : 106–113.
2) Iida T, Park KS, Honda T (2006) : *Vibrio parahaemolyticus*. The Biology of Vibrios (Thompson FL *et al*. ed.), pp 340–348, American Society for Microbiology.
3) Yamaichi Y, Iida T, Park KS, Yamamoto K, Honda T (1999) : Physical and genetic map of the genome of *Vibrio parahaemolyticus* : Presence of two chromosomes in *Vibrio* species. Mol Microbiol **31** : 1513–1521.
4) Trucksis M, Michalski J, Deng YK, Kaper JB (1998) : The *Vibrio cholerae* genome contains two unique circular chromosomes. Proc Natl Acad Sci USA **95** : 14464–14469.
5) Heidelberg JF, Eisen JA, Nelson WC, Clayton RA, Gwinn ML, Dodson RJ, Haft DH, Hickey EK, Peterson JD, Umayam L, Gill SR, Nelson KE, Read TD, Tettelin H, Richardson D, Ermolaeva MD, Vamathevan J, Bass S, Qin H, Dragoi I, Sellers P, McDonald L, Utterback T, Fleishmann RD, Nierman WC, White O, Salzberg SL, Smith HO, Colwell RR, Mekalanos JJ, Venter JC, Fraser CM (2000) : DNA sequence of both chromosomes of the cholera pathogen *Vibrio cholerae*. Nature **406** : 477–483.
6) Makino K, Oshima K, Kurokawa K, Yokoyama K, Uda T, Tagomori K, Iijima Y, Najima M, Nakano M, Yamashita A, Kubota Y, Kimura S, Yasunaga T, Honda T, Shinagawa H, Hattori M, Iida T (2003) : Genome sequence of *Vibrio parahaemolyticus* : a pathogenic mechanism distinct from that of *V. cholerae*. Lancet **361** : 743–749.
7) Chen CY, Wu KM, Chang YC, Chang CH, Tsai HC, Liao TL, Liu YM, Chen HJ, Shen AB, Li JC, Su TL, Shao CP, Lee CT, Hor LI, Tsai SF (2003) : Comparative genome analysis of *Vibrio vulnificus*, a marine pathogen. Genome Res **13** : 2577–2587.
8) Ruby EG, Urbanowski M, Campbell J, Dunn A, Faini M, Gunsalus R, Lostroh P, Lupp C, McCann J, Millikan D, Schaefer A, Stabb E, Stevens A, Visick K, Whistler C, Greenberg EP (2005) : Complete genome sequence of *Vibrio fischeri* : a symbiotic bacterium with pathogenic congeners. Proc Natl Acad Sci USA **102** : 3004–3009.
9) Vezzi A, Campanaro S, D'Angelo M, Simonato F, Vitulo N, Lauro FM, Cestaro A, Malacrida G, Simionati B, Cannata N, Romualdi C, Bartlett DH, Valle G (2005) : Life at depth : *Photobacterium profundum* genome sequence and expression analysis. Science **307** : 1459–1461.
10) Okada K, Iida T, Kita-Tsukamoto K, Honda T (2005) : Vibrios commonly possess two chromosomes. J Bacteriol **187** : 752–757.
11) Iida T, Kurokawa K (2006) : Comparative genomics : genome configuration and the driving forces in the evolution of vibrios. The Biology of Vibrios (Thompson FL et al. ed.), pp 67–75, American Society for Microbiology.
12) Egan ES, Fogel MA, Waldor MK (2005) : Divided genomes: negotiating the cell cycle in prokaryotes with multiple chromosomes. Mol Microbiol **56** : 1129–1138.
13) Kolsto AB (1999) : Time for a fresh look at the bacterial chromosome. Trends Microbiol **7** :

223–226.
14) Groisman EA, Ochman H (1996) : Pathogenicity islands : bacterial evolution in quantum leaps. Cell **87** : 791–794.
15) Hueck CJ (1998) : Type III protein secretion systems in bacterial pathogens of animals and plants. Microbiol Mol Biol Rev **62** : 379–433.
16) Izutsu K, Kurokawa K, Tashiro K, Kuhara S, Hayashi T, Honda T, Iida T (2008) : Comparative genomic analysis using microarray demonstrates a strong correlation between the presence of the 80-kilobase pathogenicity island and pathogenicity in Kanagawa phenomenon-positive *Vibrio parahaemolyticus* strains. Infect Immun **76** : 1016–1023.
17) Park KS, Ono T, Rokuda M, Jang MH, Okada K, Iida T, Honda T (2004) : Functional characterization of two type III secretion systems of *Vibrio parahaemolyticus*. Infect Immun **72** : 6659–6665.
18) Okada N, Iida T, Park KS, Goto N, Yasunaga T, Hiyoshi H, Matsuda S, Kodama T, Honda T (2009) : Identification and characterization of a novel type III secretion system in *trh*-positive *Vibrio parahaemolyticus* strain TH3996 reveal genetic lineage and diversity of pathogenic machinery beyond the species level. Infect Immun **77** : 904–913.
19) Bhattacharjee RN, Park KS, Okada K, Kumagai Y, Uematsu S, Takeuchi O, Akira S, Iida T, Honda T (2005) : Microarray analysis identifies apoptosis regulatory gene expression in HCT116 cells infected with thermostable direct hemolysin deletion mutant of *Vibrio parahaemolyticus*. Biochem Biophys Res Com **335** : 328–334.
20) Ono T, Park KS, Ueta M, Iida T, Honda T (2006) : Identification of proteins secreted via the *Vibrio parahaemolyticus* type III secretion system 1. Infect Immun 74 : 1032–1042.
21) Bhattacharjee RN, Park KS, Kumagai Y, Okada K, Yamamoto M, Uematsu S, Matsui K, Kumar H, Kawai T, Iida T, Honda T, Takeuchi O, Akira S (2006) : VP1686, a *Vibrio* type III secretion protein, induces Toll-like receptor independent apoptosis in macrophage through NF-κB inhibition. J Biol Chem **281** : 36897–36904.
22) Hiyoshi H, Kodama T, Iida T, Honda T (2010) : Contribution of *Vibrio parahaemolyticus* virulence factors to cytotoxicity, enterotoxicity, and lethality in mice. Infect Immun **78** : 1772–1780.
23) Broberg CA, Calder TJ, Orth K (2011) : *Vibrio parahaemolyticus* cell biology and pathogenicity determinants. Microbes Infect **13** : 992–1001.
24) Namgoong S, Boczkowska M, Glista MJ, Winkelman JD, Rebowski G, Kovar DR, Dominguez R (2011) : Mechanism of actin filament nucleation by *Vibrio* VopL and implications for tandem W domain nucleation. Nat Struct Mol Biol **18** : 1060–1067.
25) Yu B, Cheng HC, Brautigam CA, Tomchick DR, Rosen MK (2011) : Mechanism of actin filament nucleation by the bacterial effector VopL. Nat Struct Mol Biol **18** : 1068–1074.
26) Hiyoshi H, Kodama T, Saito K, Gotoh K, Matsuda S, Akeda Y, Honda T, Iida T (2011) : VopV, an F-actin-binding type III secretion effector, is required for *Vibrio parahaemolyticus*-induced enterotoxicity. Cell Host Microbe **10** : 401–409.
27) Zhang L, Krachler AM, Broberg CA, Li Y, Mirzaei H, Gilpin CJ, Orth K (2012) : Type

Ⅲ effector VopC mediates invasion for *Vibrio* species. Cell Rep **1**：453–460.
28) Matsuda S, Okada N, Kodama T, Honda T, Iida T (2012)：A cytotoxic type Ⅲ secretion effector of *Vibrio parahaemolyticus* targets vacuolar H(+)-ATPase subunit c and ruptures host cell lysosomes. PLoS Pathog **8**：e1002803.
29) Thompson FL, Iida T, Swings J (2004)：Biodiversity of vibrios. Microbiol Mol Biol Rev **68**：403–431.
30) Reen FJ, Almagro-Moreno S, Ussery D, Boyd EF (2006)：The genomic code: inferring *Vibrionaceae* niche specialization. Nat Rev Microbiol **4**：697–704.
31) Gotoh K, Kodama T, Hiyoshi H, Izutsu K, Park KS, Dryselius R, Akeda Y, Honda T, Iida T (2010)：Bile acid-induced virulence gene expression of *Vibrio parahaemolyticus* reveals a novel therapeutic potential for bile acid sequestrants. PLoS One **5**：e13365.

Ⅷ. 病原因子

1．耐熱性溶血毒および類似毒素の作用機序
2．耐熱性溶血毒の構造学的解析
3．３型分泌装置とエフェクター
4．プロテアーゼ

Ⅷ－１．耐熱性溶血毒および類似毒素の作用機序

松田 重輝

１．序　論

腸炎ビブリオは，その発見当初から溶血活性を有することが知られていた。本菌は溶血活性の有無により２種類に大別され，臨床分離株は主に溶血性，環境分離株は主に非溶血性である。1968年，神奈川県衛生研究所において，腸炎ビブリオの溶血性の有無の判定を容易かつ明瞭にした特殊な血液寒天培地（我妻培地）が開発された[1]。この我妻培地上で腸炎ビブリオを培養した際の溶血反応の有無は神奈川現象（KP）と呼ばれる。Sakazakiらは大規模な疫学調査を行い，腸炎ビブリオの患者分離株の96.5%がKP陽性であるのに対し，海水や魚介類などの環境から分離される株の99%がKP陰性であることを報告し[2]，腸炎ビブリオの病原性と神奈川現象との関連性が強く示唆されてきた。

KPの原因物質として分離，同定された溶血毒が耐熱性溶血毒（thermostable direct hemolysin：TDH）である。TDHは165アミノ酸残基よりなるタンパク毒素で，100℃・10分の加熱に耐える耐熱性を特徴とする。TDHは多くの生物活性（溶血活性，培養細胞に対する細胞毒性，下痢原性，心臓毒性）を有しており，また前述のようにTDHはKP原因物質であり，KPが腸炎ビブリオの病原性と強い相関関係を示すことからも，本毒素が腸炎ビブリオの主要な病原因子であると考えられてきた。

一方，TDH非産生性であるKP陰性菌による感染事例も，KP陽性菌に比べて少数ながら知られている。1987年，モルジブ旅行者にKP陰性腸炎ビブリオによる集団下痢症が発生していることから，モルジブ由来KP陰性菌から新たな病原因子の探索が行われた。その結果，HondaらによりTDH類似毒素（TDH-related hemolysin：TRH）が分離，同定された[3]。TRHは，TDHと異なり易熱性であるものの，一次構造で67%の相同性を有することから，その作用機序も類似していると考えられている。旅行者下痢症において分離される菌株の約10%はKP陰性菌であり[4]，その多くがTRH産生性である。

以上のように，TDH/TRHは，腸炎ビブリオの病原性と密接に関連する毒素

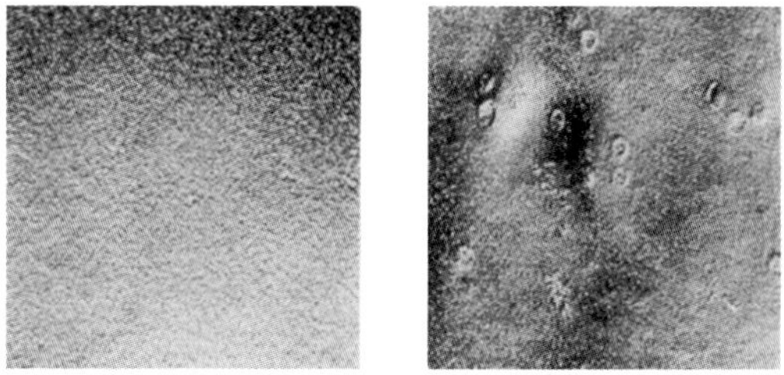

図1　TDHによる赤血球膜上の孔形成

A：TDH非処理，B：TDH処理赤血球膜の電子顕微鏡写真。TDH処理時には径約30～40 nmの小孔（内腔は約2nmと推定される）が観察される。
文献6）より引用

である。本項ではTDHの生物活性とその作用機序について，『腸炎ビブリオ〈第Ⅲ集〉』発刊からこの20年間での新たな知見を中心に概説する。

2．溶血作用

TDHの生物活性としては溶血活性が最も研究されている。TDHに対する赤血球の感受性には種差があり，ウサギ，ヒト＞ヒツジ＞ウマの順である（ウマ赤血球は溶血しない)。一方，TRHではヒツジ＞ウサギ，ヒト＞ウマの順となっている[5)]。TDHは赤血球に対して孔形成毒素として作用することが示されており，溶血作用は2段階のステップ，第1に温度依存性の赤血球膜へのTDHの結合および小孔の形成過程，第2に温度非依存性の膠質浸透圧による赤血球内圧の上昇と物理的な赤血球膜破壊過程により，溶血が進行すると考えられている。

Hondaらはコロイド物質によるTDHの溶血作用に対する阻害実験から，TDHが赤血球膜に形成する小孔のサイズを径約2nmと推定している[6)]。また，TDHを処理した赤血球膜を電子顕微鏡で解析し，赤血球膜上のTDHにより形成される小孔を直接観察することで，TDHが孔形成毒素であることを示した（図1)。赤血球膜上のTDH受容体としてはGT_1ガングリオシドが報告されている[7)]。一方で，GT_1 ガングリオシドだけでは血球感受性の差を十分説明できないなどの報告もある[8)]。Yoh らは赤血球膜に TDH を処理すると，分子量約 25kDa のタンパク質のリン酸化が観察されることを見出している[9)]。プロテインキナーゼ C 阻害剤の処理により，TDH による 25kDa のタンパク質のリン酸化および溶血作用が阻害されることから，このリン酸化反応が TDH の溶血作用に重要であると推測される。しかし，このリン酸化反応が溶血作用にどのように関与しているかの詳細は不明であり，リン酸化される 25kDa のタンパク質の同定も含め，さらなる解析が必要とされる。

3．細胞毒性

TDH を培養細胞に処理すると，微絨毛の消失，細胞質の縮小，核の崩壊などの形態的変化が伴い，細胞死が誘導される[10)]。この細胞毒性についても，細胞によって TDH に対する感受性に差があることが示されている[11)]。

TDH による細胞毒性の作用機序は，溶血活性と同様に，細胞膜への孔形成によるものと想像されてきたが，TDH 処理により細胞内にカルシウムイオン流入が生じること，またカルシウムイオン流入により細胞形態の変化が起きることなど以外は不明な点も多い[12, 13)]。Naim らはさまざまな物質による TDH の細胞毒性の阻害実験を行い，TDH の溶血作用を阻害するコロイド物質が細胞毒性を阻害できないこと，monodansylcadaverine（MDC）が TDH の溶血作用は阻害しないが，細胞毒性を阻害することを報告した[14)]。この結果から，赤血球への溶血作用（孔形成）と有核細胞への細胞毒性の作用機序が異なる可能性が浮上した。

また，筆者らは methyl-β-cyclodextrin（MβCD）が TDH の細胞毒性を阻害することを見出した[15)]。MβCD はコレステロールと高い親和性を有する薬剤であり，細胞に処理すると細胞膜からコレステロールを引きぬく作用を示す。細胞膜からコレステロールが除去されることにより，「ラフト」と呼ばれる細胞膜マイクロドメインが破壊されることが知られている。生体膜はグリセロリン脂質，スフィンゴ脂質，ステロールに大別される脂質により構成される二重膜と，タンパク質から成り立っているが，近年，グリセロリン脂質が優位な液晶状態の膜中に，スフィンゴ脂質とコレステロールが集中した秩序液体相のマイクロドメインの存在が提唱されている。このドメインは細胞膜という海に浮かぶ筏（raft）のような構造とされ，特定の膜部分の輸送や細胞内シグナル伝達に重要な役割を果たしていると考えられている[16]。TDH を処理した細胞を分画すると，TDH はラフト画分から検出されることから，TDH はラフトにアソシエイトして細胞毒性を発揮していると考えられる。一方，TDH による培養細胞のカルシウムイオン透過性の上昇および赤血球に対する溶血作用は，MβCD により阻害されなかった。以上の結果は，TDH の赤血球に対する溶血作用および培養細胞に対するカルシウムイオン透過性亢進作用はラフト非依存的であるのに対し，培養細胞に対する細胞毒性はラフト依存的であると考えられ，TDH の溶血作用と有核細胞への細胞毒性の作用機序が異なる可能性を示唆するものである。また，ラフトの重要な構成成分であるスフィンゴミエリンを除去することでも，TDH の細胞毒性が阻害された。スフィンゴミエリン除去によって，TDH のラフトへのアソシエイションが消失することから，スフィンゴミエリンは TDH のラフトへのアソシエイションに重要であると考えられた。ラフトはさまざまな病原体，病原因子の標的となっていることが報告されている[17, 18]。その理由としては，病原体，病原因子の受容体のラフト上での集積があげられている。

MDC による TDH の細胞毒性の阻害機序は不明であるが，細胞のクラスリン依存的なエンドサイトーシスを阻害する作用があることから，TDH が細胞内に移行して作用する可能性も考えられている。一方で筆者らの成績から，エンドサイトーシスを阻害しても TDH の細胞毒性に影響しないことなどから(未発表)，TDH の細胞毒性の作用機序においても細胞膜上での孔形成が重要であると考えられる。多くの孔形成毒素はオリゴマーを形成し細胞膜に孔を形成するが，ラフトで濃縮されることでオリゴマー形成が有利になると考えられている。TDH の場合も，ラフトで集積して細胞毒性を発揮しているのかもしれない。

4．下痢原性

TDH の下痢原性は，精製 TDH を用いた解析により示唆されている。すなわち，ウサギ結紮腸管ループ試験で 100μg 以上の精製 TDH の投与により，腸管内に液体貯留がみられる。一方で，その投与量の大きさから考えると TDH 自体の下痢原性は弱いと考えられている。

Takahashi らは電気生理学的手法による解析から，TDH は腸管上皮細胞のイオン輸送に影響を与えることを示している[19, 20]。すなわち，TDHをCaco-2細胞に処理すると，プロテインキナーゼCが活性化され，カルシウムイオンの流入が起こる。さらにアニオン輸送阻害剤である4,4'-diisothiocyanostilbene-2,2'-disulfonic acid（DIDS）感受性のカルシウムイオン依存性クロライドイオンチャネルが開孔してクロライドイオン分泌が誘導される。これは細菌性下痢毒素として代表的なコレラ毒素の例と比較すると，コレラ毒素は腸管細胞内に侵入し，細胞内のアデニル酸シクラーゼを活性化する。これによりcAMP濃度を上昇させ，嚢胞性線維症膜コンダクタンス制御因子（CFTR）を開口し，腸管腔へのクロライドイオンの分泌を惹起して下痢を誘導する。一方，TDHは細胞内のカルシウムイオン濃度を上昇させることにより，クロライドイオン分泌を誘導することで，下痢を引き起こす可能性が考えられている。

5．致死活性

精製TDHをマウス，ラットに数μg静脈注射すると，1～2分で死亡する強力かつ即時的な致死活性を示す。この致死活性は，TDHによる心臓毒性によると考えられている。精製TDHをマウス培養心筋細胞に処理すると，心筋の拍動が停止すること，またヒトの腸炎ビブリオ食中毒患者の心電図に異常がみられることなどが観察されている。腸炎ビブリオ食中毒事例でまれにみられる死亡例は，このTDHによる心臓毒性によるものと考えられている。

Hondaらによる心臓毒性の発見の経緯やその解説は，『腸炎ビブリオ〈第Ⅲ集〉』やその他の成書[21]に詳しいので，興味のある方はぜひ参照してほしい。

6．まとめ

腸炎ビブリオ感染症の病態形成，特に下痢症状におけるTDHの役割は，これまでも議論されてきたが，近年のゲノム解析と以降の解析から，腸炎ビブリオの下痢原性における3型分泌装置の重要性への認識が高まっている。一方で，TDHの病原因子としての役割に対する理解も新たな展開を迎えている（「Ⅷ-3．3型分泌装置とエフェクター」参照）。

TDHは，その分離，同定以来40年が経過している。1990年の『腸炎ビブリオ〈第Ⅲ集〉』発刊から今日までのTDH研究における進展の1つは，TDH

が孔形成毒素として作用することが示されたことである。また近年，次節「Ⅷ－2．耐熱性溶血毒の構造学的解析」で述べられるようにTDHの構造学的解析が大きく進展し，TDHに関するいくつかの謎（アレニウス効果のメカニズム，何量体を形成しているのか）が解明された。ほかにも多くの研究がTDH研究の進展に貢献してきたが，いまだTDHの作用機序の全容は明らかではなく，今後のさらなる解明が望まれる。

◆ 参考文献 ◆

1）我妻正三郎（1968）：腸炎ビブリオの溶血試験用培地について．メディヤサークル **13**：159–162.

2）Sakazaki T, Tamura K, Kato T, Obata Y, Yamai S（1968）：Studies on the enteropathogenic, facultatively halophilic bacterium, *Vibrio parahaemolyticus*. Ⅲ. Enteropathogenicity. Jpn J Med Sci Biol **21**：325–331.

3）Honda T, Ni YX, Miwatani T（1988）：Purification and characterization of a hemolysin produced by a clinical isolate of Kanagawa phenomenon-negative *Vibrio parahaemolyticus* and related to the thermostable direct hemolysin. Infect Immun **56**：961–965.

4）Honda S, Goto I, Minematsu I, Ikeda N, Asano N, Ishiashi M, Kinoshita Y, Nishibuchi M, Honda T, Miwatani T（1987）：Gastroenteritis due to Kanagawa negative *Vibrio parahaemolyticus*. Lancet **1**：331–332.

5）Honda T, Iida T（1993）：The pathogenicity of *Vibrio parahaemolyticus* and the role of the theromostable direct hemolysin and related hemolysins. Rev Med Microbiol **4**：106–113.

6）Honda T, Ni Y, Miwatani T, Adachi T, Kim J（1992）：The thermostable direct henolysin of *Vibrio parahaemolyticus* is a pore-forming toxin. Can J Microbiol **38**：1175–1180.

7）Takeda Y, Takeda T, Honda T, Miwatani T（1976）：Inactivation of the biological activities of the theromostable direct hemolysin of *Vibrio parahaemolyticus* by ganglioside GT_1. Infect Immun **14**：1–5.

8）Yoh M, Honda T, Miwatani T（1988）：Comparison of hemolysins of *Vibrio cholerae* non-O1 and *Vibrio hollisae* with thermostable direct hemolysin of *Vibrio parahaemolyticus*. Can J Microbiol **34**：1321–1324.

9）Yoh M, Tang GQ, Iida T, Morinaga N, Noda M, Honda T（1996）：Phosphorylation of a 25 kDa protein is induced by thermostable direct hemolysin of *Vibrio parahaemolyticus*. Int J Biochem **28**：1365–1369.

10）Sakurai J, Honda T, Jinguji Y, Arita M, Miwatani T（1976）：Cytotoxic effect of thermostable direct hemolysin produced by *Vibrio parahaemolyticus* on FL cells. Infect

Immun **13**：876–883.

11) Tang GQ, Iida T, Inoue H, Yutsudo M, Yamamoto K, Honda T (1997)：A mutant cell line resistant to *Vibrio parahaemolyticus* thermostable direct hemolysin (TDH)：its potential in identification of putative receptor for TDH. Biochem Biophys Acta **1360**：277–282.

12) Tang GQ, Iida T, Yamamoto K, Honda T (1994)：A mutant toxin of *Vibrio parahaemolyticus* thermostable direct hemolysin which has lost hemolytic activity but retains ability to bind to erythrocytes. Infect Immun **62**：3299–3304.

13) Fabbri A, Falzano L, Frank C, Donelli G, Matarrese P, Raimondi F, Fasano A, Fiorentini C (1999)：*Vibrio parahaemolyticus* thermostable direct hemolysin modulates cytoskeletal organization and calcium homeostasis in intestinal cultured cells. Infect Immun **67**：1139–1147.

14) Naim R, Iida T, Takahashi A, Honda T (2001)：Monodansylcadaverine inhibits cytotoxicity of *Vibrio parahaemolyticus* thermostable direct hemolysin on cultured rat embryonic fibroblast cells. FEMS Micriobiol Lett **196**：99–105.

15) Matsuda S, Kodama T, Okada N, Okayama K, Honda T, Iida T (2010)：Association of *Vibrio parahaemolyticus* thermostable direct hemolysin with lipid rafts is essential for cytotoxicity but not hemolytic activity. Infect Immun **78**：603–610.

16) Simons K, Ikonen E (1997)：Functional rafts in cell membranes. Nature **387**：569–572.

17) Manes S, del Real G, Martinez-A C (2003)：Pathogens：raft hijackers. Nat Rev Immunol **3**：557–568.

18) Lanfont F, Abrami L, van der Goot FG (2004)：Bacterial subversion of lipid rafts. Curr Opin Microbiol **7**：4–10.

19) Takahashi A, Kenjo N, Imura K, Yoh M, Honda T (2000)：Cl- secretion in colonic epithelial cells induced by the *Vibrio parahaemolyticus* hemolytic toxin related to thermostable direct hemolysin. Infect Immun **68**：5435–5438.

20) Takahash A, Sato Y, Shiomi Y, Cantarelli VV, Iida T, Lee M, Honda T (2000)：Mechanism of chloride secretion induced by thermostable direct hemolysin of *Vibrio parahaemolyticus* thermostable in human colonic tissue and a human intestinal epithelial cell line. J Med Microbiol **49**：801–810.

21) 本田武司 (1977)：腸炎ビブリオの産生する耐熱性溶血毒の致死作用に関する研究. 日本細菌学雑誌 **32**：777–784.

Ⅷ－２．耐熱性溶血毒の構造学的解析

柳原　格，中平 久美子

１．はじめに

耐熱性溶血毒（TDH）は神奈川現象（KP）の原因となる毒素として，多くの先人たちによって解析が進められてきた腸炎ビブリオ病原因子である。しかしながら，それまでの毒素研究では，その病因病態論的な解釈ができていない点があった。たとえば，『腸炎ビブリオ〈第Ⅲ集〉』の竹田の項（第11章）にあるように，TDHの下痢原性はきわめて低いと予想されている一方で，TDHが腸管毒性を有すると考えられてきた。さらに「３型分泌装置の下痢に対するかかわり」という新たなパラダイムの提唱（「Ⅷ－３．３型分泌装置とエフェクター」参照）とあいまって，TDHの病原因子としての役割そのものが不明瞭になった。TDHは臨床分離のための単なるメルクマールの１つであるのか？

そこで振り返って『腸炎ビブリオ〈第Ⅲ集〉』の三輪谷の項（第１章），善養寺の項（第２章）などを読み返してみると，①腹部の軽度圧痛を認めるものの筋防御（筋性防御）はない，など，いわゆる腹膜炎の臨床症状が認められない，②ひどい下痢をしているとは思わなかったとの周囲の話にもかかわらず患者は亡くなっている，③頻脈で触手しにくく，直接の死亡原因が下痢であるとは考えにくい，など，非常に興味深く示唆に富んだ内容が記載されている。そして，そのことを裏づけるかのように「大村得三らによる剖検所見」では，腸粘膜には著しい充血を認めるものの，回腸・空腸の糜爛は軽度で，全身の充血あるいはうっ血・肺出血を認めている。播種性血管内凝固症候群（DIC），多臓器不全を伴った循環不全に陥っていたことがうかがえる。そして，本田らはこれらの疑問に答えるかのように，TDHの心毒性を発見した[1)]。さて，これまでTDHの生物学的な毒性の生理作用については多くの報告がなされたにもかかわらず，その構造学的な裏づけは行われてこなかった。本稿では，TDHの名前の由来ともなった耐熱性メカニズムの解析や，原子レベルでの構造からみた毒性発揮機構について言及する。

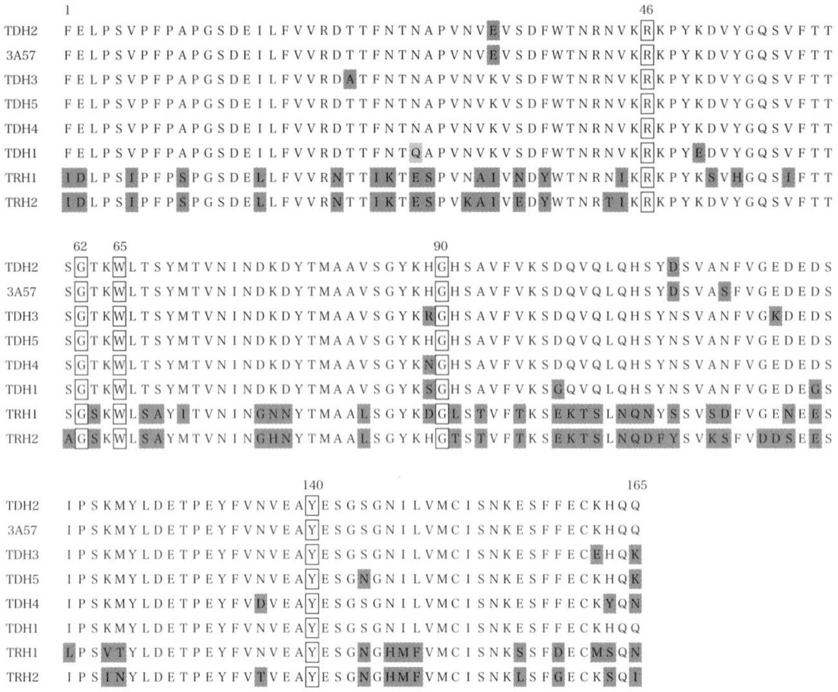

図1 TDH, TRH のアミノ酸配列の比較

アミ掛け：ほかの配列と異なるアミノ酸，四角囲い込み：4量体の形成あるいは溶血活性に必須なアミノ酸，番号：シグナルペプチドを除いた成熟型毒素のアミノ酸番号

2. TDH をコードする遺伝子と分類，細菌間の伝播

1985 年，Nishibuchi，Kaper によって TDH をコードする遺伝子が報告された[2)]。前後して KP 陽性株には *tdh* 遺伝子が存在すること，*tdh* 遺伝子を 2 コピーもつ株が存在すること，TDH をコードする *tdh* 遺伝子には 5 種類のサブタイプ（*tdh*1 ～ *tdh*5）が存在し，それらは DNA 塩基配列上 97％一致すること，などが次々と報告された[3)]。そして牧野らによる RIMD2210633 株の全ゲノム配列決定では，2 個の染色体の小さい方に *tdh* 遺伝子が 2 コピー確認された[4)]。一方，Honda らは KP 陰性の臨床分離株から易熱性の耐熱性溶血毒類似

毒素（TDH-related hemolysin：TRH）を発見した[5)]。*tdh* 遺伝子と TRH をコードする *trh* 遺伝子の間では約 68％の一致を認め，*trh* 遺伝子は *trh*1 と *trh*2 の 2 つのサブタイプに分けられ，84％の配列が一致していた（図 1 ）。

これまでの解析で腸炎ビブリオ以外の細菌における *tdh* あるいは *trh* 遺伝子の保有については，*Vibrio cholerae* non-O1，*Grimontia hollisae*（*V. hollisae*），*V. mimicus*，*V. alginolyticus* の一部で確認されていた[6)]。さらに，タンパク質としての発現は確認されなかったものの *trh* 遺伝子をもつ *Aeromonas veronii* も Raghunath らにより報告されている[7)]。ビブリオ属以外の細菌への病原因子遺伝子の水平伝播がうかがえる。

3．TDH の Arrhenius 効果の解明

TDH は 189 個のアミノ酸からなり，N 末端の 24 残基はシグナル配列であるため，成熟型の TDH は 165 個のアミノ酸より構成される。その分子量は約 18,600 である。TDH は，100℃・10 分の加熱後に溶血活性を有し，レシチンの添加によってその活性が増強されなかったことから，耐熱性溶血毒と命名された[3)]。

1907 年，スウェーデン生まれの S. A. Arrhenius（1903 年，電解質の解離の理論にてノーベル化学賞受賞）は，黄色ブドウ球菌の α 毒素が中温域の加熱で失活するものの，さらなる加熱では毒素活性が保たれることを発見した[8)]。その後，1970 年代から *Pseudomonas aeruginosa* exotoxin A[9)]，*Bacillus cereus* 溶血毒[10)]，*Klebsiella pneumoniae* 溶血毒[11)] などで同様の活性を認める毒素が次々と報告され，細菌毒素の Arrhenius 効果として知られるようになった。TDH については，1972 年 Miwatani らによって Arrhenius 効果が存在することが示された[12)]。報告では TDH は 60℃の加熱で失活するが，100℃の加熱では溶血活性が認められた。TDH はタンパク質毒素であるので，この熱に対する風変わりな性質はどういったメカニズムで起こっているのだろうか。

われわれは円偏光二色性（CD）スペクトルの解析により，TDH が 60℃前後の加熱で異なる状態となることを発見した。常温における天然状態の TDH は，遠紫外 CD スペクトルで 218 nm にピークをもち，TDHn と名づけた溶血活性を有する構造である（図 2 A)。TDHn は 100℃の加熱により熱変性

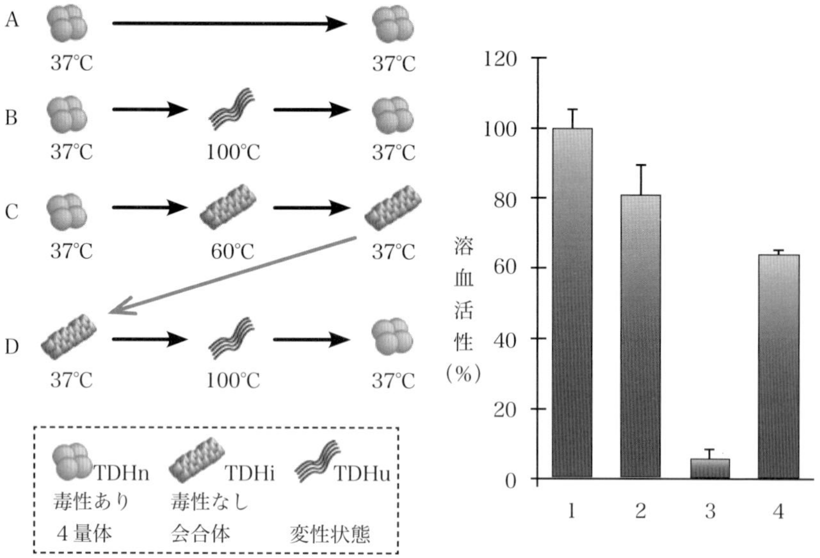

図2　Arrhenius 効果の証明
文献 13）を改変

した（TDHu）。TDHu は冷却することにより TDHn に巻き戻すことが可能で，しかも溶血活性を回復していた。TDHu の存在は，TDH が実は耐熱性タンパク質ではないことを示した（図2B，熱による構造可逆性の証明）。他方，TDH は 60℃前後の加熱で 212 〜 215nm に深い負のピークを形成する（TDHi）。TDHi は，常温環境下では溶血活性をほぼ失っていた（図2C）。次に TDHi の形成にかかわる条件を詳細に検討した結果，TDHi の形成にはタンパク質の濃度と加熱時間が重要であることが明らかとなった。また TDHi はさらなる加熱により熱変性した（TDHu）。TDHu はゆっくり冷却する（0.1℃ / 分）と TDHi を形成し，急速冷却（30℃ / 分）すると TDHn に巻き戻ることを見出した。さらに 60℃で熱失活させた TDHi をさらなる加熱により TDHu に熱変性させ，この TDHu を急速冷却させることによって活性のある TDHn に戻すことにも成功した（図2D）。数 mg のレコンビナント TDH を一瞬にして加熱凝集させる実験を繰り返し行い，加熱による Arrhenius 効果をおよそ 1 世紀ぶりに説明することができた。

当初 TDHi は加熱による中間体であると考え intermediate の i を冠したが，inactive（溶血活性を失った）という意味も兼ねていた。興味深いことに変性実験において中間体と考えていた TDHi は，天然状態の TDHn よりも熱力学的に安定であるという逆説的な結果を得た。このことはわれわれを十分悩ませる結果であったが，さらなる解析により TDHi が大きな会合体であるために，計算上は天然状態より安定であると見積もられていたことに気づいた。そこで，TDHi が会合体であることを証明するために，分析的ゲル濾過クロマトグラフィー，電子顕微鏡による解析を行った。TDHi は tangled ribbon と名づけた湾曲した線維状の巨大なタンパク質分子の会合体であった。また，TDHi は熱変性後時間経過とともに伸長し，チオフラビン T を用いた解析でアミロイド様の性質があることも見出した。これらの結果から，TDH のもつ可逆的アミロイド毒素（reversible amyloid toxin）としての性質が，Arrhenius 効果を起こす分子メカニズムの本態であることを突き止め，ついに「Arrhenius の謎」の全容を解明した[13)]。近年，Wang らによって *Grimontia hollisae* TDH においても Arrhenius 効果について，われわれと同様の結果が報告された[14)]。

4．TDH の低解像度立体構造解析

これまでのわれわれのゲル濾過による解析から，天然状態にある TDHn は溶液中（10mmol/L リン酸バッファー pH7.4）で 4 量体を形成していることが推測された。超遠心分析による沈降平衡法で求めた分子量は 75,000，沈降速度法では 74,600 であり，溶液中の TDH は 4 量体を形成していた。さらに TDHn をネガティブ染色し電子顕微鏡画像を解析した結果，TDHn は 4 回の対称性（C_4）を示し，4 量体として矛盾するものではなかった。一方，SPring-8 での X 線小角散乱（SAXS）解析の結果，慣性半径 Rg は 29.0Å，Kratky プロット解析では 2 つのピークを認め，低解像度の 4 量体構造モデルを作成した。ちなみに対角の長さは 65Å，85Å の楕円形と推測され，最大半径は 98Å であった[15)]。

5．TDH の X 線結晶構造解析

TDH の結晶化はレコンビナント TDH（図 1 の 3A57）を用い，ハンギングドロップ法にて行った。スクリーニングの結果，0.1mm 以下ではあったが数個の良好な結晶を得た。またソーキングにより $KAu(CN)_2$ を用いた重原子誘導体結晶を得ることができた。ネイティブ結晶の回折データは SPring-8 のビームライン BL41XU を用いて収集し，金誘導体結晶の回折データは PF-AR ビームライン NW12A で収集し，最終 1.5Å の分解能のデータをもとに構造精密化を行った。単量体の TDH は 10 本の β ストランド（β1 ～ β10）と 2 本のヘリックス（α1，3_{10}）から構成された β サンドイッチ構造をしていた（図 3 A，PDB ID：3A57）。N 末端の 11 残基は観測できず，SAXS，NMR，電子顕微鏡像からも，特定の構造をとっていないと推測された。DALI サーバーによる検索で，アミノ酸配列の相同性はほとんどないにもかかわらず，イソギンチャクの孔形成毒素である equinatoxin II（PDB ID：1IAZ）とキッコウアワタケのレクチン XCL（PDB ID：1X99）との構造類似性が示された。

TDH は結晶学的 4 回軸によって関係づけられた 4 量体を形成し，その中心には直径 23Å，深さ 50Å の孔が確認された（図 3 B）。このことは，Honda らが以前 TDH が孔形成毒素であり，その孔の直径はおよそ 2 nm(20Å）であるとした報告[16]とほぼ一致する結果であった。β 3 と β 4，β 9 と C 末端領域が 4 量体の形成に関与し，分子内には 1 カ所のジスルフィド結合を認めた。結晶構造は，電子顕微鏡像による単粒子解析結果ともよくマッチし，NMR 解析によって予想されたサブユニット間の相互作用を起こしている部位とも矛盾しなかった。Arg46(β 3）の側鎖は，隣接するサブユニットの Tyr140 の側鎖と π-cation 相互作用を形成していた。そこで Arg46，Tyr140 に変異を導入し，ゲル濾過カラムクロマトグラフィーを行った結果，R46E，Y140A 変異体はそれぞれ単量体で存在すると予想された。超遠心分析および電子顕微鏡観察からも R46E 変異体は 4 量体構造をとらず単量体であることが明らかになった。一方，芳香族側鎖を維持している Y140F 変異体は，4 量体構造を維持していた。以上のことから，Arg46，Tyr140 の間の π-cation 相互作用が TDH の 4 量体形成に重要であることが明らかとなった。これら変異体の溶血活性を調べたところ，Y140F は野生型と同程度の溶血活性を有したが，R46E は溶血活性を示さなかった。これらの結果から 4 量体形成が TDH の溶血活性に必

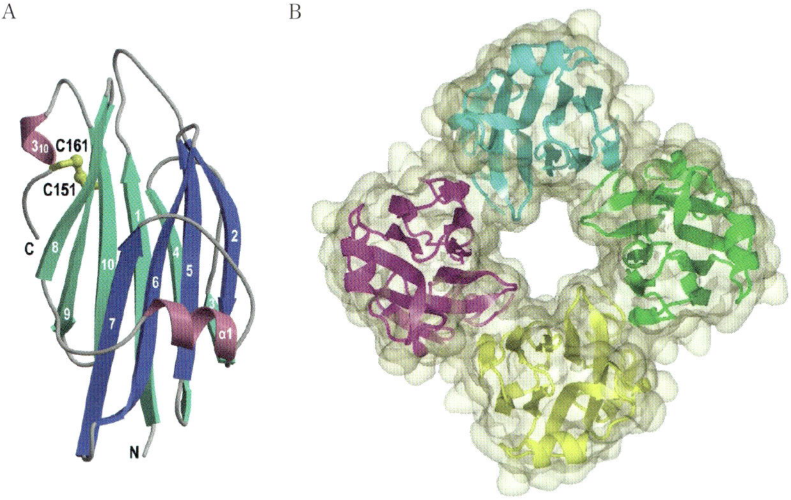

図3　TDH の構造

A：単量体構造リボンモデル（ジスルフィド結合はスティックと球で表示）
B：４量体構造（リボンモデルと半透明の分子表面で表示）
文献 17）を一部改変

須であることが明らかとなった[17)]。

Baba ら[18)] あるいは Toda ら[19)] による部位特異的変異体の解析から，Gly62，Trp65，Gly90 の重要性が示されてきた。これら Gly62，Trp65，Gly90 は，いずれも４量体の形成にはかかわっておらず，４量体の N 末端の外側に存在する。Tang らは N 末端側を認識するモノクローナル抗体(2A-13C)が膜との結合を阻害すると報告しており[20)]，Gly62，Trp65，Gly90 は膜との結合にかかわる部位であるのかもしれない。

これまでの Takahashi ら[21)] あるいは Hardy ら[22)] の報告から，TDH が人工膜にチャネルを形成することが知られている。また，アミロイドに代表される凝集性のミスフォールディングタンパク質は，そのスモールオリゴマーが毒性発揮に重要であるとされている[23)]。結晶構造から４量体の中心に孔を認めたが，この孔構造がチャネルとして機能しうるか，分子動力学（MD）シミュレーションを行った。あくまでも結晶構造の形で膜上に存在していると仮定したことはお断りせねばならない。MD シミュレーションは *CHARMM22/CMAP* の力場パラメータ，プログラム *MARBLE* を用い，約 30,000 個の水分子と 36 個のイオンを含む 102×102×102Å の区画に 1 分子の TDH を配置し，10 ナノ秒（ns）の MD シミュレーションを行った。10ns の MD シミュレーションの間に，約 700 個の水分子が中央の孔（central pore）を通過した。さらにサブユニット間にも水分子が通過できる孔（side pore）があり，10ns の間に約 300 個の水分子が側面の孔を通過できることがわかった。また，side pore は電子顕微鏡単粒子解析の結果とも一致した。さらに SAXS データから計算された上位 20 個の構造を重ね合わせ，結晶構造と比較した結果，N 末端の 11 アミノ酸残基は孔をふさぐのではなく，N 末端外部にフレキシブルな状態で存在していることが推測された。フレキシブルな N 末端のため，前述の SAXS の d_{max} は 98Å と結晶構造よりも大きいと考えられた[15]。リポソームとの相互作用を電顕観察した結果，TDH は 4 量体構造を保ったままで膜にアクセスする diagonal attachment と名づけた特徴的な対角結合様式をとっていた[17]。

6．今後の課題

多くの孔形成毒素は，通常は単量体で菌体外に放出され，膜上でオリゴマー化し孔を形成する。しかし，TDH は孔形成毒素であるにもかかわらず，溶液中ですでに可溶性の 4 量体を形成している。MD シミュレーションから 4 量体で形成される孔がチャネルとして機能し，毒性を発揮すると考えられる。TDH の溶血メカニズムの全容を明らかにするためには，膜における詳細な空間的，時間的な構造解析が望まれる。

◆ 参考文献 ◆

1）Honda T, Goshima K, Takeda Y, Sugino Y, Miwatani T（1976）：Demonstration of the cardiotoxicity of the thermostable direct hemolysin（lethal toxin）produced by *Vibrio parahaemolyticus*. Infect Immun **13**：163–171.
2）Nishibuchi M, Kaper JB（1985）：Nucleotide sequence of the thermostable direct hemolysin gene of *Vibrio parahaemolyticus*. J Bacteriol **162**：558–564.
3）Nishibuchi M, Kaper JB（1995）：Thermostable direct hemolysin gene of *Vibrio parahaemolyticus*：a virulence gene acquired by a marine bacterium. Infect Immun **63**：2093–2099.
4）Makino K, Oshima K, Kurokawa K, Yokoyama K, Uda T, Tagomori K, Iijima Y, Najima M, Nakano M, Yamashita A, Kubota Y, Kimura S, Yasunaga T, Honda T, Shinagawa H, Hattori M, Iida T（2003）：Genome sequence of *Vibrio parahaemolyticus*：a pathogenic mechanism distinct from that of *V. cholerae*. Lancet **361**：743–749.
5）Honda T, Ni Y, Miwatani T（1988）：Purification and characterization of a hemolysin produced by a clinical isolate of Kanagawa phenomenon-negative *Vibrio parahaemolyticus* and related to the thermostable direct hemolysin. Infect Immun **56**：961–965.
6）González-Escalona N, Blackstone GM, DePaola A（2006）：Characterization of a *Vibrio alginolyticus* strain, isolated from Alaskan oysters, carrying a hemolysin gene similar to the thermostable direct hemolysin-related hemolysin gene（*trh*）of *Vibrio parahaemolyticus*. Appl Environ Microbiol **72**：7925–7929.
7）Raghunath P, Maiti B, Shekar M, Karunasagar I, Karunasagar I（2010）：Clinical isolates of *Aeromonas veronii* biovar veronii harbor a nonfunctional gene similar to the thermostable direct hemolysin-related hemolysin（*trh*）gene of *Vibrio parahaemolyticus*. FEMS Microbiol Lett **307**：151–157.
8）Arrhenius SA（1907）：The Application of the principles of physical chemistry to the study of the biological antibodies. Immunohistochemistry, pp187–188, Macmillan Publishing.
9）Vasil ML, Liu PV, Iglewski BH（1976）：Temperature-dependent inactivating factor of *Pseudomonas aeruginosa* exotoxin A. Infect Immun **13**：1467–1472.
10）Coolbaugh JC, Williams RP（1978）：Production and characterization of two hemolysins of *Bacillus cereus*. Can J Microbiol **24**：1289–1295.
11）Albesa I, Barberis LI, Pajaro MC, Farnochi MC, Eraso AJ（1985）：A thiol-activated hemolysin in gram-negative bacteria. Can J Microbiol **31**：297–300.
12）Miwatani T, Takeda Y, Sakurai J, Yoshihara A, Taga S（1972）：Effect of heat（Arrhenius effect）on crude hemolysin of *Vibrio parahaemolyticus*. Infect Immun **6**：1031–1033.
13）Fukui T, Shiraki K, Hamada D, Hara K, Miyata T, Fujiwara S, Mayanagi K, Yanagihara K, Iida T, Fukusaki E, Imanaka T, Honda T, Yanagihara I（2005）：Thermostable direct hemolysin of *Vibrio parahaemolyticus* is a bacterial reversible amyloid toxin. Biochemistry **44**：9825–9832.
14）Wang YK, Huang SC, Wu YF, Chen YC, Lin YL, Nayak M, Lin YR, Chen WH, Chiu YR, Li TT, Yeh BS, Wu TK（2011）：Site-directed mutations of thermostable direct

hemolysin from *Grimontia hollisae* alter its arrhenius effect and biophysical properties. Int J Biol Sci **7**：333–346.

15) Hamada D, Higurashi T, Mayanagi K, Miyata T, Fukui T, Iida T, Honda T, Yanagihara I (2007)：Tetrameric structure of thermostable direct hemolysin from *Vibrio parahaemolyticus* revealed by ultracentrifugation, small-angle X-ray scattering and electron microscopy. J Mol Biol **365**：187–195.

16) Honda T, Ni Y, Miwatani T (1992)：The thermostable direct hemolysin of *Vibrio parahaemolyticus* is a pore-forming toxin. Can J Microbiol **38**：1175–1180.

17) Yanagihara I, Nakahira K, Yamane T, Kaieda S, Mayanagi K, Hamada D, Fukui T, Ohnishi K, Kajiyama S, Shimizu T, Sato M, Ikegami T, Ikeguchi M, Honda T, Hashimoto H (2010)：Structure and functional characterization of *Vibrio parahaemolyticus* thermostable direct hemolysin. J Biol Chem **285**：16267–16274.

18) Baba K, Yamasaki S, Nishibuchi M, Takeda Y (1992)：Examination by site-directed mutagenesis of the amino acid residues of the thermostable direct hemolysin of *Vibrio parahaemolyticus* required for its hemolytic activity. Microb Pathog **12**：279–287.

19) Toda H, Sakiyama F, Yoh M, Honda T, Miwatani T (1991)：Tryptophan 65 is essential for hemolytic activity of the thermostable direct hemolysin from *Vibrio parahaemolyticus*. Toxicon **29**：837–844.

20) Tang G, Iida T, Yamamoto K, Honda T (1997)：Analysis of functional domains of *Vibrio parahaemolyticus* thermostable direct hemolysin using monoclonal antibodies. FEMS Microbiol Lett **150**：289–296.

21) Takahashi A, Yamamoto C, Kodama T, Yamashita K, Harada N, Nakano M, Honda T, Nakaya Y (2006)：Pore formation of thermostable direct hemolysin secreted from *Vibrio parahaemolyticus* in lipid bilayers. Int J Toxicol **25**：409–418.

22) Hardy SP, Nakano M, Iida T (2004)：Single channel evidence for innate pore-formation by *Vibrio parahaemolyticus* thermostable direct haemolysin (TDH) in phospholipid bilayers. FEMS Microbiol Lett **240**：81–85.

23) Bucciantin M, Giannoni E, Chiti F, Baroni F, Formigli L, Zurdo J, Taddei N, Ramponi G, Dobson CM, Stefani M (2002)：Inherent toxicity of aggregates implies a common mechanism for protein misfolding diseases. Nature **416**：507–511.

Ⅷ－３．３型分泌装置とエフェクター

児玉 年央

1．3型分泌装置

腸炎ビブリオRIMD2210633株の全ゲノム配列解読の結果，本菌の大小2つの染色体にそれぞれ1セットずつ，計2セットの3型分泌装置（Type Ⅲ secretion system：T3SS）遺伝子群がコードされていることが明らかとなった[1)]。それぞれ，大染色体上にコードされるT3SSはT3SS1，小染色体上のT3SSはT3SS2と呼ばれている。

一般的にT3SSは，エフェクターと総称される，細菌由来のタンパク質を宿主細胞の細胞質に直接注入できるグラム陰性細菌にみられるタンパク質分泌装置である[2〜5)]。T3SSは当初，植物や動物に病原性をもつ細菌に多く見出され，病原細菌に特化した病原因子と考えられてきたが，近年さまざまな細菌のゲノム配列が明らかにされるにしたがって，共生細菌といった病原性をもたないと考えられる細菌にも，本遺伝子群が存在することが報告されている。20〜30種類のタンパク質の複合体が，T3SSの基部構造を形成する内膜リング，外膜リング，その2つのリングを連結するロッド構造，基部構造から菌体外に突出するニードル構造を形成する。構造的にT3SSは鞭毛と類似しており，進化の過程で鞭毛より派生したものであると考えられている。実際にいくつかのT3SSを構成するタンパク質は，ほかの細菌のT3SSと相同性があるだけではなく，鞭毛の分泌装置とも相同性をもつ。このようなニードル様構造を宿主細胞に突き刺し，エフェクターを注入する。注入されたエフェクターは，宿主細胞の正常機能をうまく利用もしくは改変，撹乱する。このようなエフェクターの作用により，病原細菌感染ではさまざまな病態が引き起こされると考えられている。

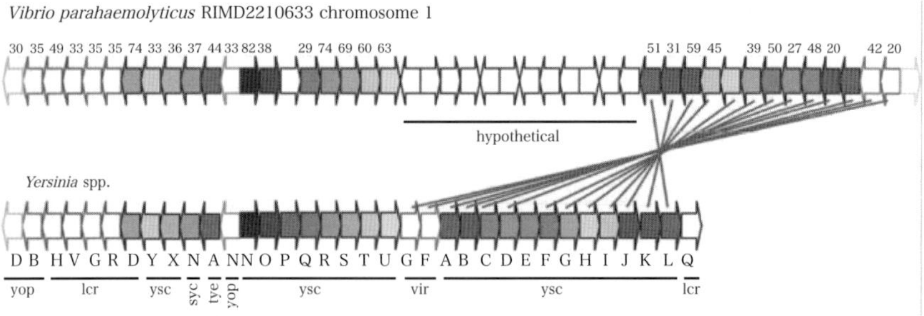

図1　T3SS1 遺伝子群の遺伝子構成

T3SS1 遺伝子群の構成をエルシニアの T3SS 遺伝子群と比較した。T3SS1 遺伝子群はエルシニアの T3SS 遺伝子群と遺伝子構成が非常に類似している。中央部分には既知の遺伝子と相同性のみられない機能未知の遺伝子が集中して存在している（hypothetical）。
文献8）より引用

2．T3SS1

T3SS1 遺伝子群は，本菌の大染色体上にコードされ，臨床分離，環境分離を問わず，すべての腸炎ビブリオ菌株に存在することが知られている[6,7]。T3SS の構造遺伝子はエルシニア属や緑膿菌がもつ T3SS と相同性が高い（図1）。特にエルシニア属で報告されている T3SS 遺伝子群とは一部の遺伝子が反転している以外，遺伝子構成が非常に類似している[1,8]。中央付近には機能未知（hypothetical）の ORF がコードされているが，その後の解析により，これらの遺伝子の一部は T3SS1 のエフェクターとそれらエフェクターの分泌に必要なシャペロンがコードされていることが明らかとなった[8,9]。

1）生物活性

T3SS1 はさまざまな種類の培養細胞に細胞致死活性を示す。T3SS1 による細胞死の際にはアポトーシスやオートファジー，オンコーシスが伴うとの報告があるが，詳細な細胞死の機構は現在のところ明らかになっていない[8,10〜13]。感染動物実験においては，腹腔内もしくは肺内接種によって誘導されるマウスの致死活性に T3SS1 が寄与するという報告があり，本菌感染症においてまれに

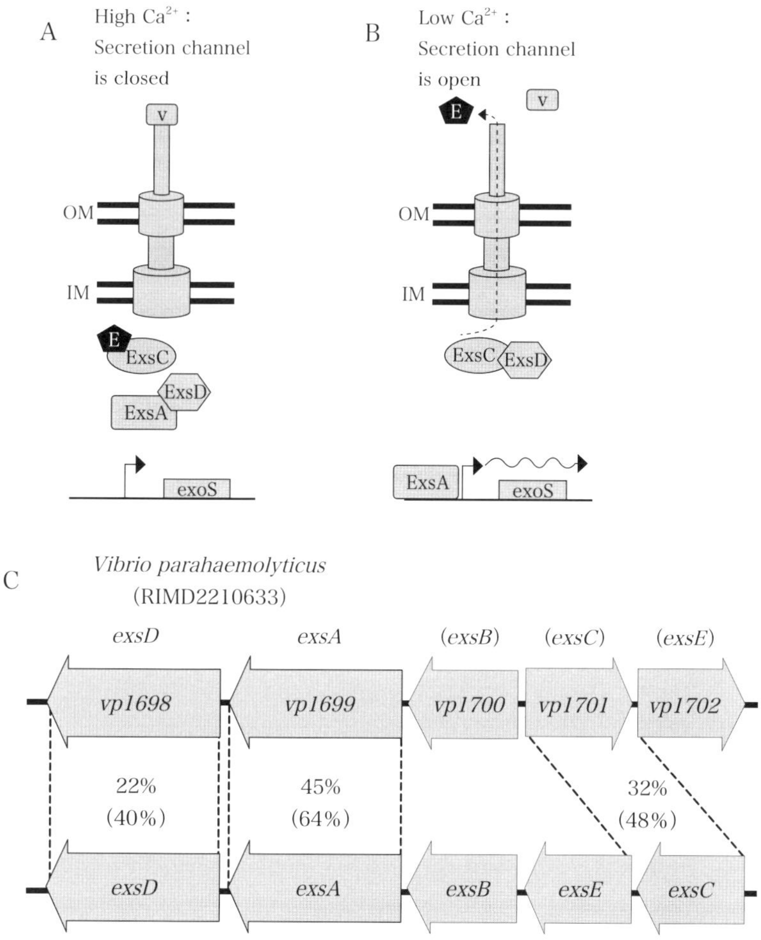

図２　Exs 系による T3SS 遺伝子群の発現制御

A：非誘導条件下（高カルシウム濃度）では ExsE は分泌されず，菌体内で ExsE-ExsC，ExsD-ExsA 複合体が形成され，T3SS 遺伝子群の発現が抑制される。

B：誘導条件下（低カルシウム濃度）では ExsE が分泌され，ExsC-ExsD 複合体が形成され，ExsA が遊離する。その結果，転写因子である ExsA が T3SS 遺伝子群の発現を上昇させる。

C：腸炎ビブリオ T3SS1 の Exs 系転写調節因子

文献 18，20）より引用

認められる敗血症との関連性が示唆されている[14,15]。

2）T3SS1 遺伝子群の遺伝子発現制御

T3SS1 遺伝子群の発現は，緑膿菌の T3SS の発現制御因子である Exs（ExoS synthesis）系タンパク質による遺伝子発現機構と同様の機構によって制御されていると考えられている[16,17]。緑膿菌の Exs 系は 3 つの調節タンパク質（ExsC，ExsD，ExsE）の相互作用によって，最終的に AraC ファミリーの転写因子である ExsA の転写活性が制御される[18,19]。高カルシウム濃度といった非誘導条件下では，ExsA は抗活性化因子である ExsD に結合し，転写活性化能を失う。この条件下では，ExsE は自身のシャペロンである ExsC に結合する（図 2 A）。低カルシウム濃度といった誘導条件下では，ExsE は T3SS より分泌され，ExsC が遊離する。遊離した ExsC は ExsD に結合し，この結果 ExsA が遊離し，T3SS1 遺伝子群の転写の活性化ができるようになる（図 2 B）。腸炎ビブリオの T3SS1 領域には，緑膿菌の ExsA，ExsC，ExsD と相同性をもつ ORF がコードされており，それらが機能的にも相同であることが報告されている[16,17,20]。また，その近傍には ExsE と機能的に相同な ORF がコードされていること，また緑膿菌 Exs 系と同様に低カルシウム濃度による発現誘導が起こること，正の転写因子である ExsA は T3SS1 遺伝子群の発現および T3SS1 依存的な細胞毒性活性に必須であることから，腸炎ビブリオの T3SS1 遺伝子群の発現は，緑膿菌の T3SS 遺伝子群と同様の様式をとっていると考えられる（図 2 C）。T3SS1 遺伝子群の発現制御については，ホルモンの一種であるノルエピネフリン，ヒストン様タンパク質の 1 つである H-NS やクオラムセンシング（quorum sensing）の制御を受けているという報告もあり，Exs 系のほかに，複数の転写制御を受けている可能性が考えられている[20,21]。

3）エフェクター

T3SS1 のエフェクターとして現在のところ，表 **1** に示すように 4 種類が知られている。

VepA（VP1680，VopQ とも呼ばれる）は，T3SS1 依存的細胞毒性活性に寄与するエフェクターとして同定された[8]。この細胞死の際にはアポトーシス（DNA の断片化，フォスファチジルセリンの細胞の外部への露出）[8]，オートファジー（LC-3-Ⅰの LC-3-Ⅱへの転換や凝集）[10,12,13] やオンコーシス[11] といったさまざまな現象が伴う。しかしながら，T3SS1依存的な細胞死はアポトーシスの阻害剤であるカスパーゼ阻害剤，PI3K（phosphoinositide 3-kinase）阻害剤（一般的にオートファジーが阻害される）で阻害されないのとの報告があり，直接的な細胞死の原因はいまだ明らかとされていない。VepAはまた上皮細胞に対してJNK，p38やERKといったMAPK（mitogen-activated protein kinase）経路を活性化し，IL-8の分泌を誘導するとの報告がなされている[22, 23]。このIL-8の分泌亢進にはERKやp38の活性化が必要である。VepAのT3SS1依存的分泌に必要なシャペロンとしてVecA（VP1682）が同定されており，VecAはVepAの活性発揮に必須である[9]。

VopS（VP1686）は，感染で引き起こされる細胞のroundingに寄与するエフェクターである。VopSはFicドメイン（filamentation induced by cAMP）を介して，低分子量Gタンパク質のRho，Rac，Cdc42のスイッチ1領域の保存されたトレオニン残基に adenosine 5'-monophosphate（AMP）を付加する（AMPylation）。AMPylationを受けた低分子量Gタンパク質は下流のエフェクター分子と結合することができず，一連のシグナル伝達が遮断される。その結果，アクチンの構築が阻害され，細胞のroundingが引き起こされると考えられている[24, 25]。VopSの生物活性としてほかにも，マクロファージに対してNF-κBの活性化阻害に伴うアポトーシス誘導[26]やRhoBの発現上昇に伴う貪食作用の亢進[27]が報告されている。

VPA0450は，真核生物がもつsynaptojaninのイノシトールポリリン酸-5-フォスファターゼ（inositol polyphosphate 5-phosphatase：IPP5C）ドメインと相同性がある。細胞膜にあるphosphatidylinositide（4,5）-bisphosphate〔PtdIns（4,5）P2〕を脱リン酸化し，アクチン結合タンパク質の細胞膜との相互作用を破壊する。VPA0450は単独で細胞膜にblebbingを引き起こす活性をもつ。感染系では，ほかのT3SS1エフェクターと協調して細胞融解を引き起こすことが報告されている[28]。

表1　腸炎ビブリオの

T3SS	エフェクター	ドメイン
T3SS1	VepA/VopQ（VP1680）	Unknown
	VP1683	Unknown
	VopS（VP1686）	Fic ドメイン
	VPA0450	イノシトールポリリン酸-5-フォスファターゼ　ドメイン
T3SS2	VopC（VPA1321）	cytotoxic necrotizing factor
	VopT（VPA1327）	ADP-リボシルトランスフェラーゼ　ドメイン
	VopA/P（VPA1346）	アセチルトランスフェラーゼ
	VopL（VPA1370）	Wiskott-Aldrich homology 2 (WH2) ドメイン
	VopV（VPA1357）	リピート領域

3．T3SS2

T3SS2 遺伝子群は小染色体上にコードされている。T3SS2 遺伝子群がコードされる領域は Vp-PAI（*V.parahaemolyticus* pathogenicity island）と呼ばれ，*tdh* 陽性もしくは *trh* 陽性臨床分離株に特異的に存在する。また一部のコレラ毒素非産生のコレラ菌（non-O1/non-O139 *V. cholerae*）や *V. mimicus* も，腸炎ビブリオと類似の T3SS 遺伝子群を保有していることが確認されている[29～31]。Vp-PAI 領域には，赤痢菌やサルモネラ属菌や病原性大腸菌の T3SS 構造遺伝子と相同性をもつ遺伝子，エフェクターや毒素と相同性をもつ遺伝子がコードされているが，ほかのほとんどの ORF は機能未知である。Vp-PAI 領域の GC 含量は染色体全体の平均 GC 含量と比較すると低く，この領域が比較的最近になって水平伝達によって獲得された DNA 領域であることが予想されている[1]。

T3SS エフェクター

活性	作用	文献
Unknown	細胞毒性 （アポトーシス,オートファジー, オンコーシス）	8，10～13）
Unknown	Unknown	8）
AMPylation（Rho family）	細胞骨格（アクチン）の崩壊	24，25）
PtdIns（4,5）P2 の脱リン酸化	細胞融解	8，28）
低分子量Gタンパク質の脱アミド化？	細胞骨格（アクチン）の再構築？	33）
Ras の ADP リボシル化	細胞毒性	33）
MAPK 経路の阻害	サイトカイン産生阻害？	33，38，39）
アクチン重合核形成	アクチンストレスファイバーの形成	40，41）
F- アクチン結合活性	下痢誘導活性	32）

1）生物活性

さまざまな動物種（ウサギ，ラット，子ブタ）を用いた感染実験において *tdh* 陽性腸炎ビブリオのT3SS2が腸管毒性活性をもつことが報告されている[6, 14, 15]（図３）。この腸管毒性に寄与するエフェクターとして VopV が同定されている[32]。T3SS2 遺伝子群が *tdh* 陽性株のみならず *trh* 陽性株にも特異的に存在すること，*trh* 陽性株の T3SS2 遺伝子群も下痢原性に寄与していること，一部の non-O1/non-O139 *V. cholerae* も T3SS2 と類似の T3SS 遺伝子群をもち，これもまた下痢原性に寄与していること，VopV がこれらの菌株にも保存されており，下痢原性に寄与していることから，T3SS2 が種を超えてこれらの菌の病原性（腸管毒性）に寄与していることが示唆される[32]。T3SS2 は，*in vitro* において T3SS1 とは異なり，限られた細胞株（Caco-2 や HCT-8）に細胞毒性活性を有することが報告されている[33]。この T3SS2 依存的な細胞毒性活性に部分的に寄与するエフェクターとして VopT が同定されている[33]。

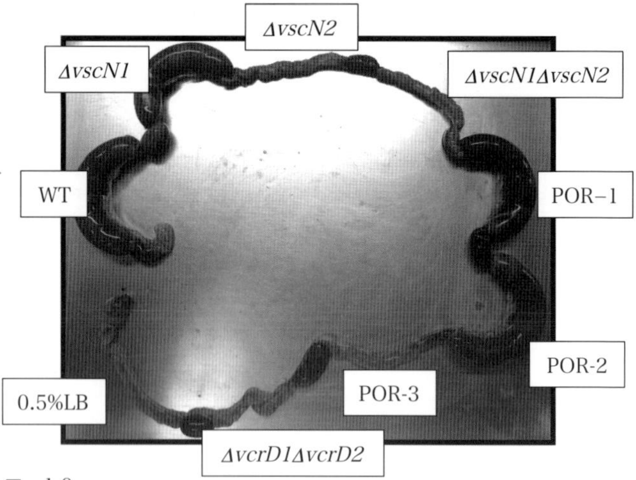

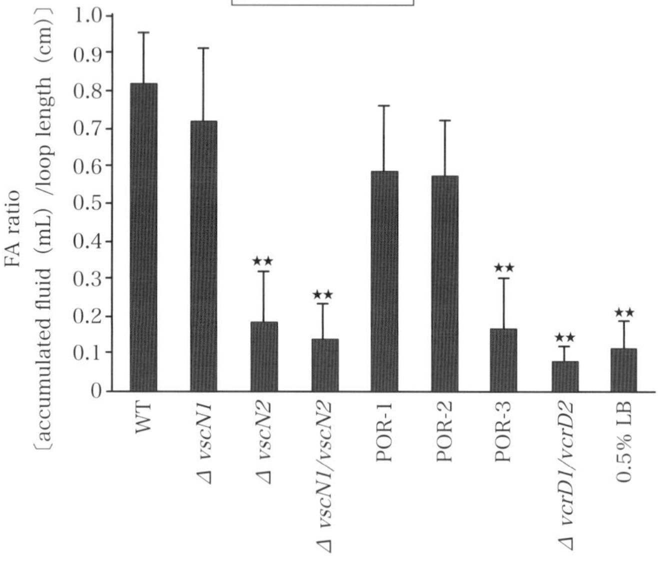

図３　T3SS2 依存的腸管毒性（下痢誘導）活性

ウサギ腸管ループ試験を用いて下痢誘導活性を評価した。野生株（WT）から T3SS1 遺伝子欠損（*ΔvscN1*），T3SS2 遺伝子欠損（*ΔvscN2*），T3SS1，２遺伝子欠損（*ΔvscN1/ΔvscN2*）株，および *tdh* 遺伝子欠損株（POR-1）から T3SS1 遺伝子欠損（POR-2），T3SS ２遺伝子欠損（POR-3），T3SS1，２遺伝子欠損（*ΔvscD1/ΔvscD2*）株の腸管毒性を評価した。*tdh* 遺伝子の有無にかかわらず，T3SS2 が下痢原性に必須であることが示された。
文献 14）より引用

2）遺伝子発現制御

T3SS2 遺伝子群を含めた Vp-PAI の正の発現調節因子として VtrA (VPA1332) と VtrB (VPA1348) が同定された[34]。VtrA, VtrB はともに Vp-PAI 領域にコードされている。コレラ菌や腸炎ビブリオの ToxR と若干の相同性（それぞれ 32% と 34%）をもち，二次構造上，転写因子である OmpR ファミリーの Winged-Helix-Turn-Helix DNA 結合ドメインと類似の構造をもつ。VtrA は *vtrB* 遺伝子のプロモーター領域に直接結合し，*vtrB* 遺伝子の発現を上昇させる。発現した VtrB は Vp-PAI の遺伝子群の発現を特異的に上昇させる。これらの一連の転写カスケードは T3SS2 の生物活性である細胞毒性や腸管毒性活性発揮に必須である。本菌が生体内で T3SS2 遺伝子群の発現を上昇し，宿主に下痢を誘導するには，ヒトの腸管に到達したことを認識する必要がある。この T3SS2 発現誘導物質が，腸管に豊富に存在する胆汁の主成分である胆汁酸であることが明らかとなった[35]。DNA マイクロアレイ解析の結果，胆汁や胆汁酸によって Vp-PAI 領域の遺伝子群が強力かつ特異的に発現誘導される（図4）。これらの胆汁や胆汁酸による発現誘導には先に述べた 2 つの転写因子である VtrA と VtrB が必須である。また，ウサギを用いた感染実験で，胆汁酸吸着除去剤で内在性の胆汁酸を除去することで，腸炎ビブリオ感染によって誘導される下痢原性が有意に阻害されることから，胆汁酸が生体内の T3SS2 遺伝子群発現誘導物質の 1 つであることが考えられている。一方，ホルモンの一種であるノルエピネフリンがマウスにおいて T3SS2 依存的な腸管毒性活性を上昇させるという報告もあり[36]，腸炎ビブリオは胆汁酸以外にも複数の生体内物質を認識し，生体内で T3SS2 遺伝子群の発現を特異的に上昇させ，効率的に宿主に下痢を誘導している可能性が考えられる。

3）エフェクター

T3SS2 のエフェクターとして現在のところ，表 1 に示すように 5 種類が知られている。

VopC（VPA1321）は，一部の病原性大腸菌が産生する外毒素である cytotoxic necrotizing factor（CNF）と相同性をもつ。CNF は Rho, Rac, Cdc42 といった低分子量 G タンパク質の GTPase の活性ドメインにあるグルタミン残基を脱アミド化する。脱アミド化を受けた低分子量 G タンパク質は GTP 加水分解活性を失い，恒常的活性化型になり，下流に正のシグナルを送

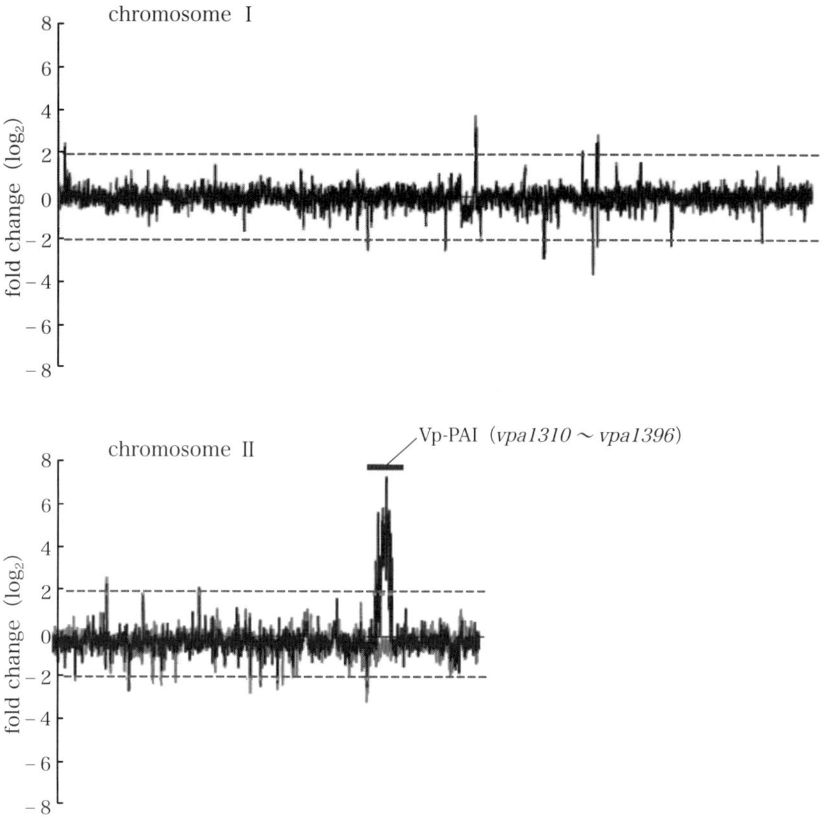

図4　胆汁誘導性遺伝子のマイクロアレイ解析

野生株（black line）では小染色体（chromosome Ⅱ）上のVp-PAI遺伝子群の発現が，胆汁刺激によって特異的に上昇しているが，*vtrA* 遺伝子欠損株（gray line）ではまったく認められない。
文献35）より引用

り続ける。その結果，アクチンストレスファイバーの形成といったさまざまな作用を引き起こす。VopCがCNFと同様の活性を有しているかどうかについてはいまだ解析されていない[33)]。VopCのT3SS2依存的な分泌に必要なシャペロンとしてVocC（VPA1334）が同定されている[37)]。

VopT（VPA1327）は，緑膿菌のエフェクターであるExoSやExoTの

ADP-リボシルトランスフェラーゼドメインと相同性をもつ。ExoS は FAS (factor activating exoenzyme S) と名づけられた細胞質因子の存在下で，さまざまなタンパク質を ADP リボシル化する活性をもつが，細胞内での主な標的分子は低分子量 GTP タンパク質（Ras，Rab，Ral，Rap）であると考えられている。VopT も ExoS と同様に，FAS 結合ドメイン依存的に Ras を ADP リボシル化する活性をもつ[33]。この VopT の ADP- リボシルトランスフェラーゼ活性は Caco-2 細胞に対する VopT 依存的な細胞毒性活性に必須である。

VopP（VPA1346，VopA とも呼ばれる）は，エルシニアのエフェクターである YopJ と相同性をもつ。YopJ は MAPKKs の保存されたセリン，トレオニン，リジン残基をアセチル化することによって MAPK シグナル伝達を阻害する。YopJ が MAPK 経路だけでなく，NF-κ B 経路も阻害するのに対して，VopP/A の阻害作用は MAPK 経路のみであるという点で YopJ と基質特異性が異なる[38, 39]。

VopL（VPA1370）は，Wiskott-Aldrich homology 2（WH2）ドメインをもつタンパク質として同定された。WH2 ドメインはモノマーのアクチンと結合でき，アクチン重合核形成能をもつことが知られている。non-O1/non-O139 *V. cholerae* は，VopL と類似したドメイン構造をもつ VopF をもつ。生化学的解析より VopL と VopF はともに，単独でアクチン重合活性をもつことが明らかにされている。しかしながら，トランスフェクションを用いた解析では，VopL はストレスファイバーを形成するが，VopF は細胞表面にアクチンリッチな突起を誘導することが報告されており，表現型が両者で異なる[40, 41]。また，VopF は幼若ウサギを用いた経口感染実験より，腸への定着に寄与していることが報告されている[41]。

VopV（VPA1357）は，T3SS2 依存的な下痢原性に寄与するエフェクターとして同定された[32]。1,622 アミノ酸残基からなる非常にサイズの大きなエフェクターで，全長の半分以上は特徴的なリピート領域で占められている（図５）。VopV は C 末端領域および 1 つのリピート配列に F-アクチン結合活性をもつ。この F-アクチン結合活性は下痢誘導活性と相関することから，VopV は F-アクチンを標的として下痢誘導活性を発揮していると考えられている（図５）。VopV と相同性のある遺伝子は，コレラ毒素非産生コレラ菌の T3SS 遺伝子群内にもコードされており（VopM と呼ばれる），VopM もこの菌の下痢原性に寄与していることから，種を超えてビブリオ属菌による下痢の発症に重要な役割を果たしていることが示唆される。

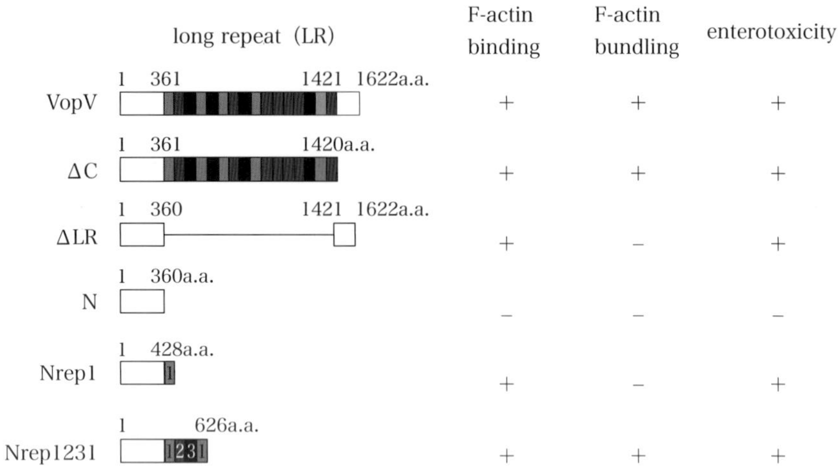

	long repeat (LR)	F-actin binding	F-actin bundling	enterotoxicity
VopV	1　361　　　　　1421 1622a.a.	+	+	+
ΔC	1　361　　　　　1420a.a.	+	+	+
ΔLR	1　360　　　　　1421 1622a.a.	+	−	+
N	1　360a.a.	−	−	−
Nrep1	1　428a.a.	+	−	+
Nrep1231	1　626a.a.	+	+	+

図5　VopVの構造とF-アクチン結合活性および下痢誘導活性

VopVは3種類のリピート配列をもち，そのうちの1つのリピート（rep1）とC末端領域がF-アクチンとの結合活性をもつ．このF-アクチンとの結合活性はVopVの下痢誘導活性と相関している．
文献32）より引用

4．おわりに

　神奈川現象陽性腸炎ビブリオが2つのT3SSをもつことが明らかになって以来，本菌のT3SSの機能解析が精力的に行われ，さまざまな興味深い知見が報告されている．しかしながら，いまだにT3SSの役割の全体像は完全にはみえてきていない．今後さらなる解析が行われ，T3SSの役割や意義について理解され，本菌の感染予防や治療，検出，同定に役立てられることが望まれる．

◆ 参考文献 ◆

1）Makino K, Oshima K, Kurokawa K, Yokoyama K, Uda T, Tagomori K, Iijima Y, Najima M, Nakano M, Yamashita A, Kubota Y, Kimura S, Yasunaga T, Honda T, Shinagawa H,

Hattori M, Iida T (2003) : Genome sequence of *Vibrio parahaemolyticus* : a pathogenic mechanism distinct from that of *V. cholerae*. Lancet 361 : 743–749.

2) Cornelis GR (2006) : The type III secretion injectisome. Nat Rev Microbiol **4** : 811–825.

3) Galan JE, Wolf-Watz H (2006) : Protein delivery into eukaryotic cells by type III secretion machines. Nature **444** : 567–573.

4) Izoré T, Job V, Dessen A (2011) : Biogenesis, regulation, and targeting of the type III secretion system. Structure **19** : 603–612.

5) Marlovits TC, Stebbins CE (2010) : Type III secretion systems shape up as they ship out. Curr Opin Microbiol **13** : 47–52.

6) Park KS, Ono T, Rokuda M, Jang MH, Okada K, Iida T, Honda T (2004) : Functional characterization of two type III secretion systems of *Vibrio parahaemolyticus*. Infect Immun 72 : 6659–6665.

7) Izutsu K, Kurokawa K, Tashiro K, Kuhara S, Hayashi T, Honda T, Iida T (2008) : Comparative genomic analysis using microarray demonstrates a strong correlation between the presence of the 80-kilobase pathogenicity island and pathogenicity in Kanagawa phenomenon-positive *Vibrio parahaemolyticus* strains. Infect Immun 76 : 1016–1023.

8) Ono T, Park KS, Ueta M, Iida T, Honda T (2006) : Identification of proteins secreted via *Vibrio parahaemolyticus* type III secretion system 1. Infect Immun 74 : 1032–1042.

9) Akeda Y, Okayama K, Kimura T, Dryselius R, Kodama T, Oishi K, Iida T, Honda T (2009) : Identification and characterization of a type III secretion-associated chaperone in the type III secretion system 1 of *Vibrio parahaemolyticus*. FEMS Microbiol Lett 296 : 18–25.

10) Burdette DL, Seemann J, Orth K (2009) : Vibrio VopQ induces PI3-kinase-independent autophagy and antagonizes phagocytosis. Mol Microbiol **73** : 639–649.

11) Zhou X, Konkel ME, Call DR (2009) : Type III secretion system1of *Vibrio parahaemolyticus* induces oncosis in both epithelial and monocytic cell lines. Microbiology **155** : 837–51.

12) Burdette DL, Yarbrough ML, Orth K (2009) : Not without cause : *Vibrio parahaemolyticus* induces acute autophagy and cell death. Autophagy **5** : 100–102.

13) Burdette DL, Yarbrough ML, Orvedahl A, Gilpin CJ, Orth K (2008) : *Vibrio parahaemolyticus* orchestrates a multifaceted host cell infection by induction of autophagy, cell rounding, and then cell lysis. Proc Natl Acad Sci USA 105 : 12497–12502.

14) Hiyoshi H, Kodama T, Iida T, Honda T (2010) : Contribution of *Vibrio parahaemolyticus* virulence factors to cytotoxicity, enterotoxicity, and lethality in mice. Infect Immun 78 : 1772–1780.

15) Pineyro P, Zhou X, Orfe LH, Friel PJ, Lahmers K, Call DR (2010) : Development of two animal models to study the function of *Vibrio parahaemolyticus* type III secretion systems. Infect Immun 78 : 4551–4559.

16) Zhou X, Konkel ME, Call DR (2010) : Regulation of type III secretion system 1 gene expression in *Vibrio parahaemolyticus* is dependent on interactions between ExsA, ExsC, and ExsD. Virulence **1** : 260–272.

17) Zhou X, Shah DH, Konkel ME, Call DR (2008) : Type III secretion system 1 genes in

Vibrio parahaemolyticus are positively regulated by ExsA and negatively regulated by ExsD. Mol Microbiol 69：747–764.
18) Rietsch A, Vallet-Gely I, Dove SL, Mekalanos JJ (2005)：ExsE, a secreted regulator of type Ⅲ secretion genes in *Pseudomonas aeruginosa*. Proc Natl Acad Sci USA 102：8006–8011.
19) Urbanowski ML, Lykken GL, Yahr TL (2005)：A secreted regulatory protein couples transcription to the secretory activity of the *Pseudomonas aeruginosa* type Ⅲ secretion system. Proc Natl Acad Sci USA **102**：9930–9935.
20) Kodama T, Yamazaki C, Park KS, Akeda Y, Iida T, Honda T (2010)：Transcription of *Vibrio parahaemolyticus* T3SS1 genes is regulated by a dual regulation system consisting of the ExsACDE regulatory cascade and H-NS. FEMS Microbiol Lett 311：10–17.
21) Gode-Potratz CJ, McCarter LL (2011)：Quorum sensing and silencing in *Vibrio parahaemolyticus*. J Bacteriol **193**：4224–4237.
22) Shimohata T, Nakano M, Lian X, Shigeyama T, Iba H, Hamamoto A, Yoshida M, Harada N, Yamamoto H, Yamato M, Mawatari K, Tamaki T, Nakaya Y, Takahashi A (2011)：*Vibrio parahaemolyticus* infection induces modulation of IL-8 secretion through dual pathway via VP1680 in Caco-2 cells. J Infect Dis 203：537–544.
23) Matlawska-Wasowska K, Finn R, Mustel A, O'Byrne CP, Baird AW, Coffey ET, Boyd A (2010)：The *Vibrio parahaemolyticus* Type Ⅲ Secretion Systems manipulate host cell MAPK for critical steps in pathogenesis. BMC Microbiol 10：329.
24) Yarbrough ML, Li Y, Kinch LN, Grishin NV, Ball HL, Orth K (2009)：AMPylation of Rho GTPases by *Vibrio* VopS disrupts effector binding and downstream signaling. Science 323：269–272.
25) Luong P, Kinch LN, Brautigam CA, Grishin NV, Tomchick DR, Orth K (2010)：Kinetic and structural insights into the mechanism of AMPylation by VopS Fic domain. J Biol Chem 285：20155–20163.
26) Bhattacharjee RN, Park KS, Kumagai Y, Okada K, Yamamoto M, Uematsu S, Matsui K, Kumar H, Kawai T, Iida T, Honda T, Takeuchi O, Akira S (2006)：VP1686, a *Vibrio* type Ⅲ secretion protein, induces toll-like receptor-independent apoptosis in macrophage through NF-kappaB inhibition. J Biol Chem 281：36897–36904.
27) Bhattacharjee RN, Park KS, Chen X, Iida T, Honda T, Takeuchi O, Akira S (2008)：Translocation of VP1686 upregulates RhoB and accelerates phagocytic activity of macrophage through actin remodeling. J Microbiol Biotechnol 18：171–175.
28) Broberg CA, Zhang L, Gonzalez H, Laskowski-Arce MA, Orth K (2011)：A *Vibrio* effector protein is an inositol phosphatase and disrupts host cell membrane integrity. Science 329：1660–1662.
29) Okada N, Matsuda S, Matsuyama J, Park KS, de los Reyes C, Kogure K, Honda T, Iida T (2011)：Presence of genes for type Ⅲ secretion system 2 in *Vibrio mimicus strains*. BMC Microbiol 10：302.
30) Okada N, Iida T, Park KS, Goto N, Yasunaga T, Hiyoshi H, Matsuda S, Kodama T, Honda T (2009)：Identification and characterization of a novel type Ⅲ secretion system

in trh-positive *Vibrio parahaemolyticus* strain TH3996 reveal genetic lineage and diversity of pathogenic machinery beyond the species level. Infect Immun 77：904–913.

31) Dziejman M, Serruto D, Tam VC, Sturtevant D, Diraphat P, Faruque SM, Rahman MH, Heidelberg JF, Decker J, Li L, Montgomery KT, Grills G, Kucherlapati R, Mekalanos JJ (2005)：Genomic characterization of non-O1, non-O139 *Vibrio cholerae* reveals genes for a type III secretion system. Proc Natl Acad Sci USA 102：3465–3470.

32) Hiyoshi H, Kodama T, Saito K, Gotoh K, Matsuda S, Akeda Y, Honda T, Iida T (2011)：VopV, an F-Actin-Binding Type III Secretion Effector, Is Required for *Vibrio parahaemolyticus*-Induced Enterotoxicity. Cell Host Microbe 10：401–409.

33) Kodama T, Rokuda M, Park KS, Cantarelli VV, Matsuda S, Iida T, Honda T (2007)：Identification and characterization of VopT, a novel ADP-ribosyltransferase effector protein secreted via the *Vibrio parahaemolyticus* type III secretion system 2. Cell Microbiol 9：2598–2609.

34) Kodama T, Gotoh K, Hiyoshi H, Morita M, Izutsu K, Akeda Y, Park KS, Cantarelli VV, Dryselius R, Iida T, Honda T (2010)：Two regulators of *Vibrio parahaemolyticus* play important roles in enterotoxicity by controlling the expression of genes in the Vp-PAI region. PLoS One 5：e8678.

35) Gotoh K, Kodama T, Hiyoshi H, Izutsu K, Park KS, Dryselius R, Akeda Y, Honda T, Iida T (2010)：Bile acid-induced virulence gene expression of *Vibrio parahaemolyticus* reveals a novel therapeutic potential for bile acid sequestrants. PLoS One 5：e13365.

36) Nakano M, Takahashi A, Sakai Y, Nakaya Y (2007)：Modulation of pathogenicity with norepinephrine related to the type III secretion system of *Vibrio parahaemolyticus*. J Infect Dis 195：1353–1360.

37) Akeda Y, Kodama T, Saito K, Iida T, Oishi K, Honda T (2011)：Identification of the *Vibrio parahaemolyticus* type III secretion system 2-associated chaperone VocC for the T3SS2-specific effector VopC. FEMS Microbiol Lett 324：156–164.

38) Trosky JE, Mukherjee S, Burdette DL, Roberts M, McCarter L, Siegel RM, Orth K (2004)：Inhibition of MAPK signaling pathways by VopA from *Vibrio parahaemolyticus*. J Biol Chem 279：51953–51957.

39) Trosky JE, Li Y, Mukherjee S, Keitany G, Ball H, Orth K (2007)：VopA inhibits ATP binding by acetylating the catalytic loop of MAPK kinases. J Biol Chem 282：34299–34305.

40) Liverman AD, Cheng HC, Trosky JE, Leung DW, Yarbrough ML, Burdette DL, Rosen MK, Orth K (2007)：Arp2/3-independent assembly of actin by *Vibrio* type III effector VopL. Proc Natl Acad Sci USA 104：17117–17122.

41) Tam VC, Serruto D, Dziejman M, Brieher W, Mekalanos JJ (2007)：A type III secretion system in *Vibrio cholerae* translocates a formin/spire hybrid-like actin nucleator to promote intestinal colonization. Cell Host Microbe 1：95–107.

VIII－4．プロテアーゼ

三好 伸一

1．はじめに

プロテアーゼは生物界に広く分布している酵素であり，これまでに動植物および微生物から多数のものが単離され，その性状が明らかにされている。この酵素は，基質（タンパク質やペプチド）の切断様式ならびに酵素の活性中心の相違に基づいて，いくつかのグループに分類されている。つまり，切断様式の違いに基づけば，基質を末端側から順次分解するエキソペプチダーゼ型プロテアーゼ，基質を中央部で切断するエンドペプチダーゼ型プロテアーゼに二大別される。一方，活性中心の構造の相違に基づけば，活性中心にセリン残基を含むセリンプロテアーゼ，システイン残基を含むシステインプロテアーゼ，亜鉛イオンを含む金属プロテアーゼ，アスパラギン酸残基を含むアスパラギン酸プロテアーゼなどに分類される。

プロテアーゼは単なる消化酵素として種々雑多なタンパク質を分解するとともに，ある特定のタンパク質を限定分解することにより，直接あるいは間接的にホルモンや生理活性ペプチドを生成している。つまり，細胞間あるいは細胞内の情報伝達を調節する因子としても機能している。このように生化学の領域においては，長年にわたりプロテアーゼのタンパク質分解作用は，そのほとんどが合目的で有益な作用として認識されていた。しかしながら，近年になって，無制御なタンパク質分解作用が生体に有害な作用を及ぼし，ひいては疾病を引き起こすことも明らかになってきている。一方，病原細菌学の領域においては，タンパク質分解作用は病態を悪化させるという観点から，つねにとらえられてきた。古典的な病原細菌学では，プロテアーゼの病原作用は，組織破壊作用に基づいた細菌の侵襲性の増大という漠然としたものであった。しかし 1970 年代になると，プロテアーゼの病原作用が多元的にとらえられるようになり，その作用機構が分子レベルで解明されはじめた。その結果，たとえば，緑膿菌（*Pseudomonas aeruginosa*）[1]や，セラチア菌（*Serratia marcescens*）[2～4]では，分泌性の金属プロテアーゼが細胞外マトリックスの主要成分であるプロ

表1　ヒト病原性ビブリオ属菌の分泌性プロテアーゼ

菌　種	サーモリシン様金属プロテアーゼ	コラゲナーゼ	キモトリプシン様セリンプロテアーゼ
V. alginolyticus		○	○
V. cholerae	○		
V. fluvialis	○		
V. metschnikovii			○
V. mimicus	○		
V. parahaemolyticus		○	○
V. vulnificus	○		○

テオグリカンを破壊し，角膜炎などの局所疾患の原因となることが明らかにされた。さらに1990年代には，著しく進展した分子生物学の恩恵により，作用機構が長年不明であったタンパク質毒素が金属プロテアーゼであることが見出された。その好例として，ボツリヌス菌（*Clostridium botulinum*）と破傷風菌（*Clostridium tetani*）の神経毒素をあげることができる[5,6]。つまり，これらの毒素によって，シナプトブレビン，シンタキシンなどのシナプス前膜やシナプス小胞膜に存在するタンパク質が分解され，その結果，アセチルコリンの開口分泌過程が阻害を受け，神経伝達が遮断されることが証明された。さらに，*Bacteroides fragilis* のエンテロトキシンについては，腸管上皮細胞の接着に必要なE-カドヘリンの分解により，腸管上皮のタイトジャンクションの透過性が高められ，下痢が引き起こされることが明らかにされた[7]。さらに，炭疽菌（*Bacillus anthracis*）の致死毒素の場合には，MAPK（mitogen-activated protein kinase）を特異的に分解することにより，マクロファージの細胞死をもたらすことが証明された[8]。なお，ここで例示したように，病原細菌が産生する金属プロテアーゼは，その多くがエンドペプチダーゼ型の酵素である。

ヒトに病原性を示すビブリオ属菌においても同様に，エンドペプチダーゼ型の金属プロテアーゼの病原性への関与が知られている（表1）。たとえば，コレラ菌（*Vibrio cholerae* O1/O139）のプロテアーゼでは，コレラ毒素や溶血毒素を限定分解して活性化する作用[9]などが報告されている。一方，*V. vulnificus* のプロテアーゼについては，ヒスタミンの開口分泌とブラジキニン産生系の活性化に基づいた血管透過性の亢進作用，微小循環系を破壊して出血を惹起する作用，ヘモグロビンやトランスフェリンを分解して細菌細胞に必須元素である鉄を供給する作用などの病原作用が明らかにされている[9,10]。ところで，エンドペプチダーゼ型の金属プロテアーゼは，亜鉛イオンの配位様式に基づきいくつかのファミリーに細分類されるが，前述のビブリオ属菌の金属プロテアーゼは，$H^{1}EXXH\cdots E^{25}$の亜鉛イオン配位様式をもっており，サーモリシンファミリーに分類される。

腸炎ビブリオ（*V. parahaemolyticus*）でもプロテアーゼの産生や分泌が報告されている（表**1**）。しかしながら，それらはサーモリシンファミリーとは異なるファミリーに分類される。まずIuchiとTanaka[11]は，1982年に腸炎ビブリオがセリンプロテアーゼおよびコラゲナーゼ（HEXXHに続く配位様式が不明な金属プロテアーゼ）のファミリーに分類される複数のプロテアーゼを分泌することを報告した。さらに畑ら[12]は，培養上清から50kDaのプロテアーゼを部分精製し，それがEDTA感受性のセリンプロテアーゼであることを明らかにした。一方では，1995年にはLeeら[13]が*prtV/prtVp*（アミノ酸残基562個，分子量63,156Daのコラゲナーゼ）を，2002年にはKimら[14]が*vppC*（アミノ酸残基814個，分子量89,833Daのコラゲナーゼ）を大腸菌にクローニングし発現させた。本章では，腸炎ビブリオの培養上清から単離された分泌性のプロテアーゼについて述べる。

2．セリンプロテアーゼ

2002年，Ishiharaら[15]およびLeeら[16]は，定常期初期の培養上清を出発材料として，分子量50kDaのセリンプロテアーゼ（各々にVPP1，protease Aと命名した）を単離し，その性状を解析した。しかし，それらは同じ酵素であり，ゲノム解析がなされたRIMD 2210633株ではVPA0227タンパク質に相当する。このVPA0227は677個のアミノ酸残基より構成され，その分子量は71,038Daである。精製酵素のN末端のアミノ酸配列がVPA0227のSer^{122}以降と一致したことから，成熟化の過程においてN末側の121残基が切断されることが明らかとなった。しかしながら，Ser^{122}以降の556残基では分子量が57,616Daとなることから，精製酵素ではC末側の数十残基も切り取られている可能性が高い。ところで，腸炎ビブリオのセリンプロテアーゼ（以下，VPP1/protease A）は37℃よりも25～30℃においてよく産生され，また培地にゼラチンを添加すると産生が強く誘導される。

表2　腸炎ビブリオのセリンプロテアーゼに対する競合性インヒビターの阻害効果*

競合性インヒビター	標的プロテアーゼ	IC_{50}（μmol/L）
アマスタチン	アミノペプチダーゼA	725.0
アルファメニンA	アミノペプチダーゼB	>1,000.0
アンチパイン	トリプシン，パパイン	>1,000.0
エラスタチナール	エラスターゼ	575.0
キモスタチン	キモトリプシン	2.6
ペプスタチン	ペプシン	>1,000.0
ホスホラミドン	サーモリシン	>1,000.0
ロイペプチン	トリプシン，パパイン	>1,000.0

*：精製セリンプロテアーゼ（10.0μg/mL）に競合性インヒビター（0.5～1,000nmol/L）を30℃で20分間作用させた。その後，アゾカゼインを基質として，残っているプロテアーゼ活性を測定した。そして，プロテアーゼ活性を50％阻害するインヒビターの濃度（IC_{50}）を算出した。

VPP1/protease Aは安定化のためにCa^{2+}を必要とする酵素であり，精製した酵素をCa^{2+}に特異性の高いキレート化合物（EDTAやEGTA）で処理すると，自己消化作用によって経時的に断片化を起こし失活する。したがって，畑ら[12]が部分精製したEDTA感受性の50kDaセリンプロテアーゼも同じ酵素であったと思われる。またVPP1/protease Aは，キモトリプシンの競合性インヒビターであるキモスタチンに高い感受性を示し（表**2**），他方では，キモトリプシンの特異的な合成基質（たとえば，Suc-Ala-Ala-Pro-Phe-MCA，Glt-Ala-Ala-Phe-MCAなど）をよく分解できる（未発表）。これらのことは，本酵素がキモトリプシン様のセリンプロテアーゼであることを示している。Leeら[16]は，VPP1/protease Aがさまざまな培養細胞（CHO，HeLa，Caco-2，Vero）に対する細胞毒活性を有しており，プロテアーゼを培養細胞に作用させると細胞の形態が丸く変化することを報告している。筆者らは，精製したプロテアーゼがカゼインやゼラチンなどの一般的なタンパク質基質に加え，細胞接着に寄与するラミニンやI型コラーゲンも分解することを見出している（未発表）。したがって，VPP1/protease Aによって細胞接着因子が分解されたことにより，培養細胞の形態が丸く変化したと考えられる。

以上のように，腸炎ビブリオが産生するセリンプロテアーゼVPP1/protease A（VPA0227）はキモトリプシン様の酵素であり，ラミニンやI型コラーゲンなどさまざまな宿主タンパク質を分解できる。ところで，ヒトに腸管外感染症（創傷感染症や敗血症など）を引き起こすビブリオ属菌（*V. alginolyticus*, *V. metschnikovii*, *V. vulnificus* など）も類似のセリンプロテアーゼを産生している（表1）。これらの事実は，ビブリオ属菌においては，セリンプロテアーゼが組織を破壊して細菌の組織侵入を促進する共通の病原因子として機能している可能性を示唆している。

3．コラゲナーゼ

前述のように，腸炎ビブリオは2種類のコラゲナーゼ遺伝子 *prtV*（RIMD 2210633 株では *VPA0459*）と *vppC*（RIMD 2210633 株では *VP1340*）を保有している（ただし, Lee ら[13] のクローニングした *prtV* は不完全であり，3’末端側が 762bp 欠失している）。しかしながら，通常の好気的な培養条件下では *vppC* のみが発現している。しかも，その発現量は培地の塩濃度や培養温度などに影響される。たとえば，3％ NaCl を添加した培地を用いて，26℃において定常期の初期まで培養すれば，*vppC* の発現量が増大する（図1）。なお *vppC* の発現量は菌株によって異なるが，菌株の由来（環境由来，臨床由来）や溶血性とは関連がみられない。

筆者ら[17] は，26℃で培養した定常期初期の培養上清について，硫安塩析，ゲル濾過，陰イオン交換カラムクロマトグラフィーを順次行うことにより，90kDa と 68kDa のコラゲナーゼを単離した。そして，それらの酵素のN 末端アミノ酸配列を解析したところ，どちらも同じ配列であり，VppC の Ala^{73} 以降のものと一致した。よって，90kDa のコラゲナーゼは N 末側の 72 残基が切断された VppC（アミノ酸残基 742 個，分子量 81,912Da）であり，68kDa のコラゲナーゼはさらに C 末側の 22kDa が切断された酵素であると結論された。精製された VppC はゼラチンのほか，細菌コラゲナーゼに対する特異的な合成基質である　Z-Gly-Pro-Gly-Gly-Pro-Ala も分解できた。一方では，Zn^{2+} に特異性の高いキレート化合物 TEP（tetraethylenepentamine）の処理によって失活した。これらの結果は，腸炎ビブリオの VppC が，ガス壊疽などの組織破壊性の感染症を引き起こす *Clostridium* 属や歯肉炎の起因菌となる *Porphyromonas* 属の細菌が産生・分泌するコラゲナーゼと類似の酵素であることを示している。

腸炎ビブリオの培養上清中のゼラチン分解活性は，*vppC* を破壊しても低下

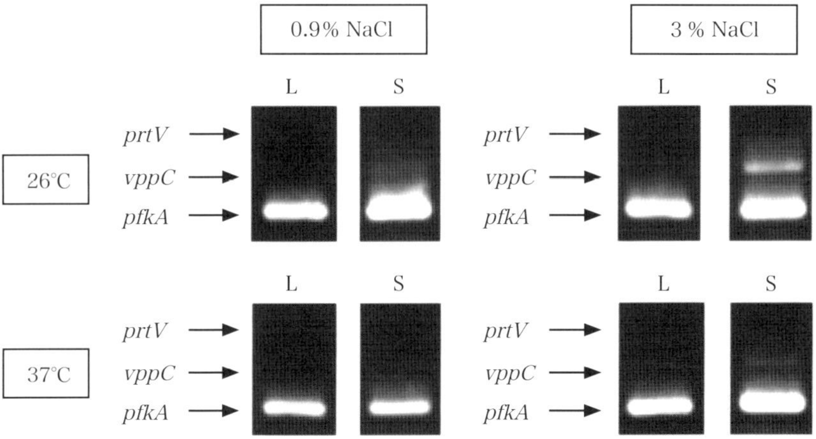

図１　培養条件に依存したコラゲナーゼ遺伝子（*prtV*，*vppC*）の発現

３% NaCl を加えたゼラチンブロス（1/10 濃度ハートインフュージョン，50mmol/L K_2HPO_4，150 μmol/L $MgSO_4$，10 μmol/L $CaCl_2$，10 μmol/L $ZnCl_2$，0.15%ゼラチン，pH8.0）を用いて，26℃もしくは 37℃で腸炎ビブリオを培養した。そして対数増殖期中期（L）および定常期初期（S）に RNA を調製し，*prtV*，*vppC* ならびに *pfkA*（陽性対照）の転写量を reverse transcription PCR 法で比較した。

しなかった。これは遺伝子の転写レベルにおいて，前述のセリンプロテアーゼ VPP1/protease A の産生が促進されるためであった（図２）。つまり，VppC の代替酵素として，VPP1/protease A が産生・分泌されると考えられた。ところで，*vppC* 破壊株では *prtV* の転写量も著しく上昇していた（図２）。しかし，細胞外への PrtV の分泌は認められなかった。このことから，PrtV は外膜またはペリプラズムに存在すると推察される。

コラゲナーゼは結合組織などの主要成分であるコラーゲンを分解する酵素であり，この酵素の産生は細菌細胞の組織内への侵入を助長するとともに，組織破壊性の病態を引き起こす。腸炎ビブリオは食中毒の原因菌として有名であるが，創傷感染症の起因菌となることも知られている。本菌による創傷感染症は一般的には軽症であるが，ときには蜂巣炎や水疱などの重篤な症状をもたらす。今後の研究の進展により，コラゲナーゼと創傷感染症との関連が明確になれば，

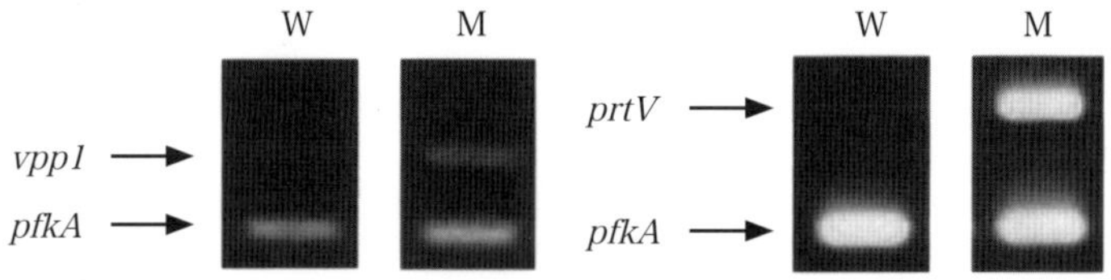

図２　*vppC* 破壊によるセリンプロテアーゼ遺伝子（*vpp1*）およびコラゲナーゼ遺伝子（*prtV*）の転写量の増大

３％ NaCl を加えたゼラチンブロスを用いて，26℃で野生株（W）および *vppC* 破壊株（M）を培養した。そして定常期初期（S）に RNA を調製し，*vpp1*，*prtV* ならびに *pfkA*（陽性対照）の転写量を reverse transcription PCR 法で比較した。

不明な点が多く残る創傷感染症の発症機序の解明や予防手段の確立へつながるものと期待できる。

４．おわりに

腸炎ビブリオは２種類のプロテアーゼ VPP1/protease A と VppC を分泌している。これらの酵素は幅広い種類の宿主タンパク質を分解するものと思われる。したがって，単なる一般的な組織破壊作用に加え，生体の生理機能を撹乱させる作用も有していると考えられる。プロテアーゼの生理活性作用や病原作用に関して，分子レベルにおいての作用機構の解明がなされることを期待する。

細菌プロテアーゼの産生・分泌は，さまざまな環境因子および宿主因子によって調節されている。腸炎ビブリオにおいても，VPP1/proteae A および VppC の産生調節系に関する研究が今後は進展するものと期待される。それにより，産生調節系の機能を人為的に抑制あるいは阻止することが可能となり，結果的にプロテアーゼの産生調節によって，病原能力を発現させることなく腸炎ビブリオを排除することができるようになるかもしれない。

◆ 参考文献 ◆

1）Wretlind B, Pavolovskis OR (1983)：*Psudomonas aeruginosa* elastase and its role in pseudomonas infection. Rev Infect Dis **5**：S998–S1004.

2）Lycrly DM, Kreger AS (1983)：Importance of serratia protease in the pathogenesis of experimental *Serratia marcescens* pneumonia. Infect Immun **40**：113–119.

3）Matsumoto K, Yamamoto T, Kamata R, Maeda H (1984)：Pathogenesis of serratial infection：activation of the Hageman factor-prekallikurein cascade by serratial protease. J Biochem **96**：739–749.

4）Kamata R, Yamamoto T, Matsumoto K, Maeda H (1985)：A serratial protease causes vascular permeability reaction by activation of the Hageman factor-dependent pathway in guinea pigs. Infect Immun **48**：747–753.

5）Schiavo G, Benfenati F, Poulain B, Rossetto O, Polverino de Laureto P, DasGupta BR (1992)：Tetanus and botulinum-B neurotoxin block neurotransemitter release by proteolytic cleavage of synaptobrevin. Nature **359**：832–835.

6）Dasgupta BR, Tepp W (1993)：Protease activity of botulinum neurotoxin type E and its light chain：cleavage of actin. Biochem Biophys Res Commun **190**：470–474.

7）Obiso RJ Jr, Lyerly DM, Van Tassell RL, Wilkins TD (1995)：Proteolytic activity of the *Bacteroisdes fragilis* enterotoxin causes fulid secretion and intestinal damage *in vivo*. Infect Immun **63**：3820–3826.

8）Duesbery NS, Webb CP, Leppla SH, Gordon VM, Klimpel KR, Copeland TD, Ahn NG, Oskarsson MK, Fukaasawa K, Paul KD, Vande Woude GF (1998)：Proteolytic inactivation of MAP-kinase by anthrax lethal factor. Science **280**：734–737.

9）Miyoshi S, Shinoda S (2000)：Microbial metalloproteases and pathogenesis. Microb Infect **2**：91–98.

10）Miyoshi S (2006)：*Vibrio vulnificus* infection and metalloprotease. J Dermatol **33**：589–595.

11）Iuchi S, Tanaka S (1982)：Separation of four extracellular protease of *Vibrio parahaemolyticus* by polyacrylamide gel electerophoresis. FEMS Microbiol Lett **15**：129–132.

12）畑篤子，本田武司，三輪谷俊夫 (1989)：腸炎ビブリオの産生するプロテアーゼの精製．臨床と微生物 **16**：263.

13）Lee CY, Su SC, Liaw RB (1995)：Molecular analysis of an extracellular protease gene from *Vibrio parahaemolyticus*. Microbiology **141**：2569–2576.

14）Kim SK, Yang JY, Cha J (2002)：Cloning and sequence analysis of a novel metalloprotease gene from *Vibrio parahaemolyticus* O4. Gene **283**：277–286.

15）Ishihara M, Kawanishi A, Watanabe H, Tomochika K, Miyoshi S, Shinoda S (2002)：Purification of a serine protease of *Vibrio parahaemolyticus* and its characterization. Microbiol Immunol **46**：298–303.

16）Lee CY, Cheng MF, Yu MS, Pan MJ (2002)：Purification and characterization of a putative virulence factor, serine protease, from *Vibrio parahaemolyticus*. FEMS Microbiol

Lett **209**：31–37.

17) Miyoshi S, Nitanda Y, Fujii K, Kawahara K, Li T, Maehara Y, Ramamurthy T, Takeda Y, Shinoda S (2008)：Differential gene expression and extracellular secretion of the collagenolytic enzymes by the pathogen *Vibrio parahaemolyticus*. FEMS Microbiol Lett **283**：176–181.

Ⅸ. 腸炎ビブリオの生理・遺伝

Ⅸ－１．腸炎ビブリオの鉄獲得戦略

田邊 知孝，舟橋 達也，山本 重雄

１．生物と鉄

「鉄」は生物の生命維持に必須の元素である。鉄を含む補欠分子族である鉄硫黄クラスターやヘムは，呼吸鎖電子伝達系，葉酸合成やDNA合成などにかかわる酵素，あるいは酸素運搬にかかわるヘモグロビンの必須構成成分である。鉄の安定な化学形態には２価鉄（Fe^{2+}）と３価鉄（Fe^{3+}）があるが，好気的である自然環境下では２価鉄は自然に３価鉄へ酸化され，そして水と速やかに反応し水酸化第２鉄［$Fe(OH)_3$］を形成する。水酸化第２鉄の溶解度はpH7.0において約10^{-18}mol/Lであり，弱塩基性ではその溶解度がさらに小さくなるため，自然環境下での鉄の生物学的利用能はきわめて低い。そのため，鉄は地球上（地殻内）で４番目に豊富な元素であるのにもかかわらず，自然環境下において生物は鉄制限ストレスにさらされている。一方，過剰量の鉄は生物内でHaber-Weiss/Fenton反応を誘発し，きわめて反応性の高い活性酸素種であるヒドロキシルラジカルを産生し，DNAや生体膜などに障害を与える。それゆえ生物は，必須元素である鉄を効率よく獲得および貯蔵する系とともに，フリーラジカル産生源である鉄の生体内濃度を厳密に制御する機構を発達させてきた。

２．細菌の鉄獲得

１）シデロフォア（siderophore）

鉄は自然環境中では３価の水不溶性鉄塩として，さらに宿主生体内においては鉄結合タンパク質と結合して存在している。細菌はこのような鉄制限環境を打破するための手段の１つとしてシデロフォアを介する鉄獲得機構を獲得してきた。シデロフォアは微生物が産生する３価鉄キレート分子（分子量500～1,500）の総称であり，これまで種々の細菌やカビから約500種が単離されている[1)]。シデロフォアは３価鉄をキレート化するために使われる官能基により，

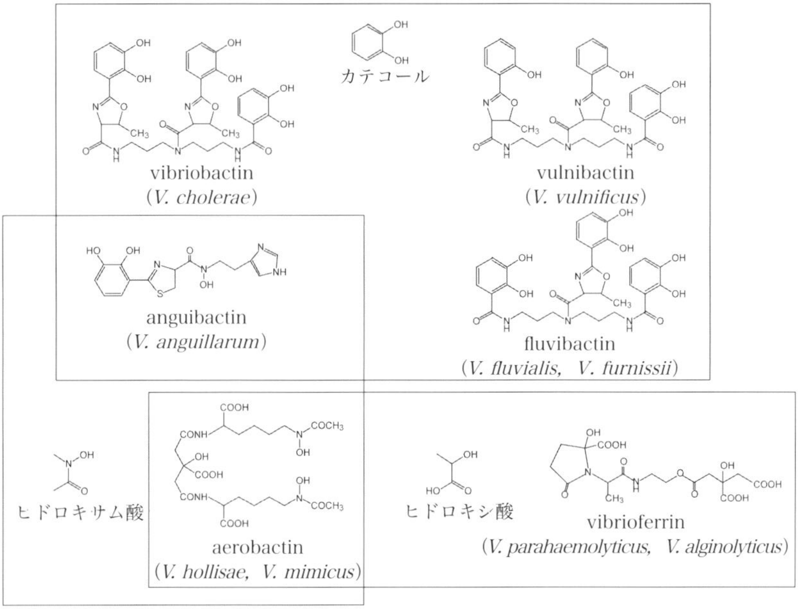

図1　ビブリオ属菌の産生するシデロフォア

大きくカテコール型，ヒドロキサム酸型，ヒドロキシ酸型の3種に分類されている[2, 3]。1例として，ビブリオ属菌が産生するシデロフォアを図1に示す。シデロフォアの3価鉄に対する結合定数は 10^{21} ～ 10^{52} $(mol/L)^{-1}$ の範囲であり，この結合定数はトランスフェリン，ラクトフェリン，フェリチンのような生体内鉄結合タンパク質の結合定数と同等もしくはそれ以上であるため，このようなものからシデロフォアは3価鉄を奪取することができる[4]。

2）シデロフォアを介する鉄の取り込み

グラム陰性細菌は3価鉄とシデロフォアの複合体（ferric siderophore：鉄シデロフォア）を菌体内に取り込むために，特異的な鉄制御外膜受容体（iron-repressible outer membrane receptor：IROMR）を発現させ，それを介して鉄シデロフォアを外膜通過させる。鉄シデロフォアがIROMRを通過するにはエネルギーが必要であるが，外膜上ではATPやGTPのようなエネルギー源が

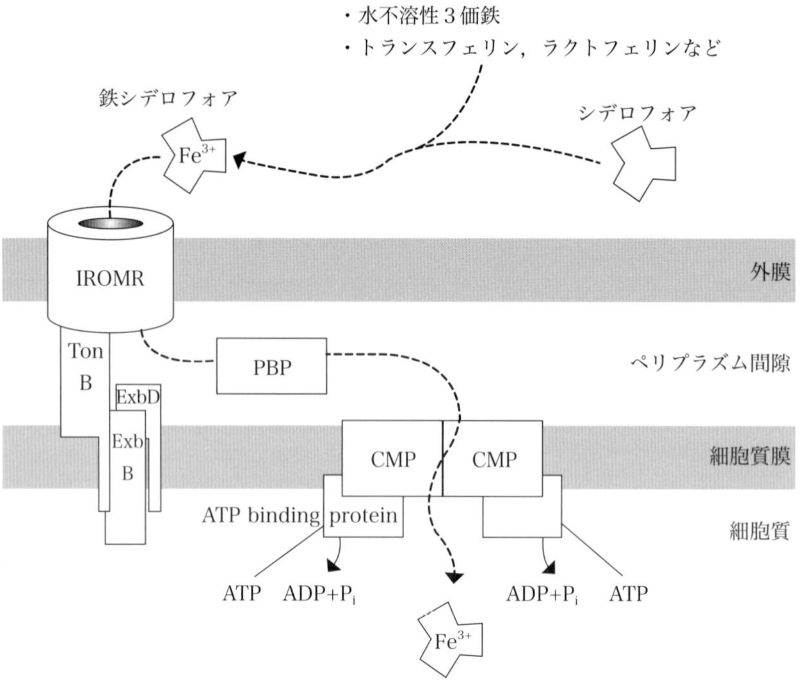

図２　グラム陰性細菌のシデロフォアを介する鉄獲得様式

CMP：細胞質膜タンパク質（cytoplasmic membrane protein）
IROMR：鉄制御外膜受容体（iron-repressible outer membrane receptor）
PBP：ペリプラズム結合タンパク質（periplasmic binding protein）

利用できない。そのためグラム陰性細菌は，細胞質膜のプロトン駆動力により鉄シデロフォアの外膜通過に必要なエネルギーを得ている。このエネルギーを供給する装置はTonB，ExbB，ExbDで構成されており，TonBシステムと呼ばれている[5)]（後述）。外膜を通過し，ペリプラズムに輸送された鉄シデロフォアは，ATP binding cassette（ABC）輸送体により細胞質膜を通過する[2)]（図２）。

３）TonBシステム

前述のように鉄シデロフォアの取り込みにかかわるIROMRはTonBシステムからエネルギーを得ている。このシステムを構成するTonB，ExbB，ExbD

は1：7：2のモル比で内膜中に存在しており[6]，この複合体がそれぞれ相互作用することでプロトン駆動力を供給する。TonBは1回膜貫通の内膜タンパク質であり，ほとんどはペリプラズムに局在する。大腸菌のTonBタンパク質では，ペリプラズムドメイン中の160番目のグルタミン残基（Gln160）がIROMRのN末端付近にあるTonB boxと相互作用し，IROMRにエネルギーを伝達することが知られている。Gln160とTonB boxが相互作用することによりIROMRのゲートが開き，鉄シデロフォアがペリプラズムに輸送されると考えられている[7]。ExbB/Dはそれぞれ3回および1回膜貫通の細胞質膜タンパク質であり，その詳細な機能については不明であるがTonBの安定化やリサイクルに寄与していることが明らかにされている[8]。

4）ヘム鉄を介する鉄獲得

多くの病原細菌は，鉄源としてヘム（Hm）やヘモグロビン（Hb）を利用することができる。これらの基本的な獲得機構は鉄シデロフォアのそれと類似している。すなわち，HmはTonB依存的IROMRにより外膜通過し，そしてABC輸送体により細胞質膜を通過し細胞質に取り込まれる。細胞質に輸送されたHmはヘムオキシゲナーゼによりすばやく分解されるか，あるいはシトクロムやほかのヘムタンパクの生成に直接利用されると考えられている[9]。

5）Fur–Fe^{2+}による鉄獲得関連遺伝子の転写制御

Fur（ferric uptake regulator）は鉄制限ストレスに応答する種々な遺伝子の同調的発現，すなわち鉄レギュロンを統括するリプレッサータンパク質である（図3A）。鉄豊富下において，Furはコリプレッサーである2価鉄と結合し，次いで，Fur-Fe^{2+}複合体（holo-Fur）の2量体として標的遺伝子（鉄獲得関連遺伝子，転写因子遺伝子，毒素遺伝子，small RNAなど）のプロモーター領域に存在するFur boxと呼ばれる特徴的な塩基配列（大腸菌コンセンサス配列：5’-GATAATGATAATCATTATC-3’）に結合することで，当該遺伝子の転写を抑制する。一方，鉄制限条件下では2価鉄をもたないFur(apo-Fur)となり，Fur boxに対する親和性がholo-Furの1/1,000程度に低下するため，当該遺伝子の転写抑制は解除される[1]（図3B）。

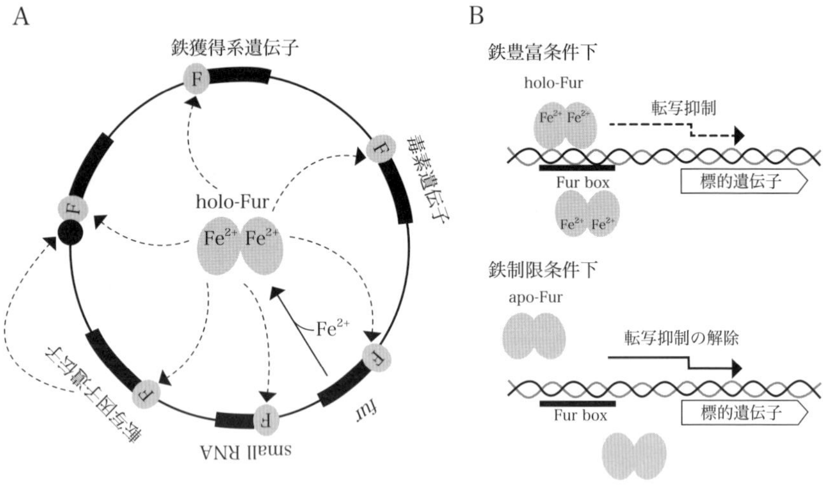

図３　鉄レギュロンの概要と Fur による転写調節の模式図

A：鉄レギュロンの概要。Fur-Fe^{2+} 複合体（holo-Fur）はいくつかの遺伝子のプロモーター領域に存在する Fur box に結合することで転写を抑制している。「F」は Fur box を示している。

B：Fur による転写調節の模式図。鉄豊富下では holo-Fur が Fur box に結合することで標的遺伝子の転写が抑制されるが，鉄制限下では apo-Fur となり標的遺伝子の転写抑制が解除される。

3．腸炎ビブリオの鉄獲得様式

1）Vibrioferrin の生合成およびそれを介する鉄獲得関連遺伝子群

腸炎ビブリオ（*Vibrio parahaemolyticus*）は鉄制限ストレスに応答して，いくつかの鉄獲得系を発現している。その１つとして，本菌が産生するシデロフォアである vibrioferrin[10]（VF）を介する系がある。VF 利用系遺伝子はクラスターを形成している。このクラスターは，VF 生合成と分泌遺伝子群である *pvsABCDE* オペロン，および ferric VF の菌体内への輸送にかかわる外膜受容体と ABC 輸送系遺伝子群からなる *pvuA1-A2-BCDE* オペロンで構成されており，それぞれ Fur により鉄制御されている[11,12]（図４）。

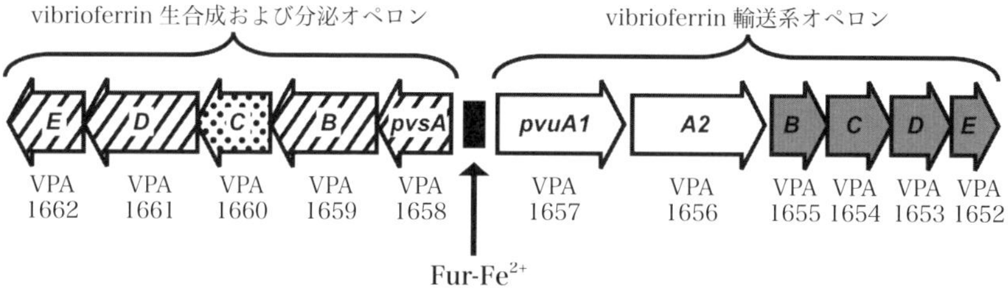

図4　VF 利用系遺伝子クラスターの構造

このクラスターは2つのオペロンからなり，それぞれ Fur により鉄制御発現をしている。
■：Fur box
（矢印）斜線：VF 生合成遺伝子，ドット：VF 分泌遺伝子，白：ferric VF の IROMR 遺伝子，
グレー：ferric VF の ABC 輸送系遺伝子

a）VF 生合成系

VF はクエン酸，エタノールアミン，L-アラニン，2-ケトグルタル酸の脱水縮合体であり，ヒドロキシ酸型のシデロフォアとして初めて見出された[10]。なお，VF の構造は全合成によって確かめられた[13]。VF の生合成には *pvsABDE* 遺伝子が関与している[12]。このことは，各々の遺伝子変異株が，①シデロフォア産生能を検定する CAS（chrome azurol S）プレート上で陰性を示したこと，②親株が増殖できる鉄制限培地〔合成鉄キレーターである EDDA（ethylenediamine di-*o*-hydroxyphenylacetic acid）を添加した LB 培地〕で増殖が抑えられたこと，③ VF を添加した鉄制限培地において親株と同程度に増殖が回復したことより明らかにした。

VF 生合成における PvsABDE の酵素学については未解明であるが，相同性検索の結果から，次のように推定できる[12]。PvsA は機能既知のタンパク質とは強い相同性は示さないが，119 ～ 304 番目の残基が D-Ala-D-Ala リガーゼファミリーの ATP-grasp ドメインと類似している。そのため PvsA は L- アラニンのカルボキシル基とエタノールアミン化合物のアミノ基のアミド結合を形成すると推察される。PvsBD は大腸菌の IucAC（aerobactin の2つのアミド結合を触媒するタンパク質）と相同性を示すため，PvsB または PvsD

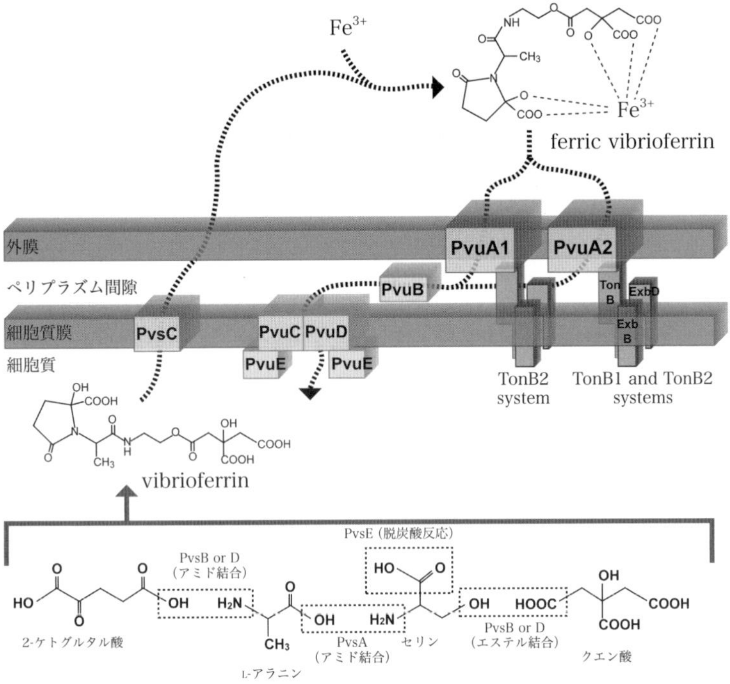

図５　VF 生合成および VF を介する鉄獲得系の模式図

は，VF 中の L-アラニンと２-ケトグルタル酸をアミド結合させる酵素と考えられる。また最近，PvsBD と相同性を示す *Pectobacterium chrysanthemi* の AcsD（シデロフォアである achromobactin の生合成酵素）は，クエン酸と L-セリンを脱水縮合させる酵素であると報告された [14] ため，PvsB または PvsD もこれと同様の働きをすると考えられる。PvsE はピリドキサール 5'- リン酸依存性脱炭酸酵素と相同性を示し，セリン化合物を脱炭酸することにより VF の構成成分であるエタノールアミンを産生していると考えられる。以上のことから推察すると，図５のような VF 生合成経路が考えられる。なお，最近，*Marinobacter* sp. も VF を産生すると報告された [15]。しかし，その遺伝子解析は行われていない。

b）VF 分泌系

鉄制限ストレスに応答して産生されるシデロフォアは，iron-free の状態では自身の鉄結合タンパク質と競合するため有害であると考えられる。また，シデロフォアはその大きさや荷電を考慮すると受動拡散しているとは考えにくいため，それを積極的に排出するポンプが必要だと考えられる。VF 分泌に関与する遺伝子としては，VF 生合成遺伝子 *pvsABDE* と同一オペロン中に 12 回膜貫通型エクスポーターをコードする *pvsC* が見出された。*pvsC* 遺伝子欠失株を作製し，菌体外への VF 分泌量を CAS プレートおよび HPLC で検定したところ，*pvsC* 遺伝子欠失株では親株に比べて VF 分泌量が有意に低下したが，*pvsC* 遺伝子の相補によりその分泌量は回復した[16]。このことは PvsC が VF の内膜通過に関与していることを強く示唆している（図 5）。しかし，PvsC を介して細胞質からペリプラズムに排出された VF が，その後どのように外膜を通過し菌体外に排出されるのかについては今のところ不明である。

c）Ferric VF 取り込み系

Ferric VF の取り込みには *pvuA1-pvuA2-pvuBCDE* オペロンが関与しており，*pvuA1* と *pvuA2* は ferric VF の外膜受容体をコードしている[11,12]（表 1）。当初 ferric VF の外膜受容体は PvuA2 のみと考えられていたが，遺伝子欠失株を用いた表現型解析により，PvuA1 も ferric VF の外膜受容体として機能していることが明らかになった[18]（図 5）。*pvuA1* と *pvuA2* は自身の産生するシデロフォアに対する外膜受容体遺伝子を同一オペロン内に複数有している初めての例であり，VF を介する鉄獲得のバックアップ機構として進化したものかもしれない。あるいは，VF 類似体との鉄複合体の受容体の可能性も考えられる。一方，*pvuBCDE* は ferric VF の内膜通過に関与する ABC 輸送系をコードしている[12]（表 1）。*pvuB* の挿入変異株を作製し表現型解析をしたところ，VF の利用能が消失した[12]。このことは PvuBCDE が ferric VF の唯一の ABC 輸送系であることを示唆している（図 5）。

表1　腸炎ビブリオの鉄獲得関連遺伝子

遺伝子	遺伝子番号[17]	リガンド	参考文献
IROMR			
pvuA1	VPA1657	vibrioferrin	11, 18)
pvuA2	VPA1656	vibrioferrin	11, 18)
iutA	VPA0979	aerobactin	19)
fhuA	VPA1435	ferrichrome	24)
irgA	VP2602	enterobactin	26)
vctA	VPA0664	enterobactin	26)
hutA	VPA0882	heme/hemoglobin	11)
hutR	VPA1466	probable heme/hemoglobin	
	VPA0150	unknown	
	VP0168	unknown	
ABC 輸送系			
pvuBCDE	VPA1655 ～ VPA1652	vibrioferrin	12)
fhuCDB	VPA1436 ～ VPA1438	ferrichrome/aerobactin	24)
vctPDGC	VPA0657 ～ VPA0660	probable enterobactin	
hutBCD	VPA0423 ～ VPA0421	probable heme/hemoglobin	
TonB システム			
tonB1-exbB1-exbD1	VPA0426 ～ VPA0424		31)
exbB2-exbD2-tonB2	VPA0153 ～ VPA0155		31)
exbB3-exbD3-tonB3	VP0165 ～ VP0163		31)

2）外因性シデロフォアを介する鉄獲得系

ある種の細菌は，自身の産生するシデロフォア（内因性シデロフォア）だけでなく，他菌種の産生するシデロフォア（外因性シデロフォア）に対する取り込み系を介して鉄を獲得することができる（シデロフォアの海賊行為）[1]。腸炎ビブリオにおいても，現在までに少なくとも以下に記す3種類の外因性シデロフォアを鉄源として利用できることがわかっている。これら外因性シデロフォアの利用は，いろいろな環境中や宿主内での他菌種との生存競争において有利に働くと考えられる。

a）Aerobactin

Aerobactin（Ab）は大腸菌などが産生するヒドロキサム酸型のシデロフォアである。腸炎ビブリオは大腸菌の ferric Ab の IROMR 遺伝子である *iutA* と相同の遺伝子を有しており，これを用いて ferric Ab を鉄源として利用できる[19]（表1）。*iutA* 遺伝子は *Grimontia*(*V.*)*hollisae*[20]，*V. mimicus*[21]，*V.*

vulnificus[22] などの病原ビブリオにおいても保存されているが，コレラ菌に関しては *iutA* 遺伝子をもっていない。興味深いことに，*V. mimicus* と *V. hollisae* は大腸菌における Ab 生合成遺伝子群（*iucABCD*）と相同な遺伝子をもっており，Ab を産生する [23]。また，ほとんどの病原ビブリオ *iutA* 遺伝子は ferric Ab の ABC 輸送系遺伝子とクラスターを形成しているが，腸炎ビブリオの *iutA* 遺伝子は単独で染色体上に存在しているのが特徴である [19]。

b）Ferrichrome

Ferrichrome（Fc）はカビ類などが産生するヒドロキサム酸型のシデロフォアであり，幅広い菌種で鉄源として利用が確認されている。Fc の取り込み系は *fhuACDB* オペロンにコードされ，腸炎ビブリオにおいてもこのオーソログが存在していた。*fhuA* および *fhuCDB*（表 1）はそれぞれ Fc 輸送のための外膜受容体および ABC 輸送系遺伝子として機能する [24]。大腸菌などでは FhuCDB がヒドロキサム酸型シデロフォアに共通の ABC 輸送系として働くことが知られており，腸炎ビブリオの FhuCDB においても Fc と ferric Ab の共通の ABC 輸送系として機能していた [24]。

c）Enterobactin

Enterobactin（Ent）は大腸菌などの腸内細菌科の菌種が産生するカテコール型シデロフォアである。ビブリオ属菌における Ent の利用については，コレラ菌の ferric Ent 受容体遺伝子である *irgA* と *vctA* がよく知られている [25]。腸炎ビブリオにおいても *irgA* と *vctA* に相同な遺伝子（表 1）が見出され，実際にこれらの遺伝子が腸炎ビブリオの Ent 利用に寄与していることがわかっている。また，*irgA* と *vctA* の発現は転写活性化因子である IrgB（VP2603）と VctR（VPA0663）により転写調節され，このとき Ent はインデューサーとして働くことが *irgB* および *vctR* 遺伝子欠失株を用いた表現型解析により明らかになった [26]。

3）ヘム鉄利用系の解析

腸炎ビブリオはシデロフォアを介する鉄獲得のほかに，Hm/Hb を鉄源として利用することができる。本菌はビブリオ属菌の Hm/Hb 受容体オーソログ遺伝子である *hutA*[11] と *hutR* の 2 種類をもっている（表 1）。また，*hutA* 遺伝子の上流にはLysRファミリー転写活性化因子遺伝子である*hutB*（VPA0883）遺伝子があり，HutBが*V. vulnificus*[27)]や*V. mimicus*[28)]と同様に*hutA*の転写を正に調節しているものと思われる。さらに，本菌はコレラ菌のヘム鉄ABC輸送系遺伝子である*hutBCD*[29)]に相同の遺伝子も有しており，これらがヘム鉄の内膜通過に利用されていると思われる。このようにビブリオ属菌におけるHmの菌体内への輸送機構については広く研究がなされているが，細胞質に取り込まれたHmから鉄を取り出すための手段については不明な点が多い。このことについては，おそらく他菌種（緑膿菌，髄膜炎菌，ジフテリア菌など）と同様に，細胞質のヘムオキシゲナーゼによりHmを分解し鉄を取り出す[9)]と考えられているが,詳細についてはさらなる検討が必要である。最近，大腸菌において，Hm鉄をHm骨格をつぶすことなく抽出することに関与する遺伝子が発見された[30)]。

4）TonB系の解析

多くのグラム陰性細菌では，外膜受容体へのエネルギー供給装置であるTonBシステムを1組有している。しかし，ビブリオ属菌ではコレラ菌のように2組のTonBシステム（TonB1，TonB2システム）を，または腸炎ビブリオのように3組のTonBシステム（TonB1，TonB2，TonB3システム）を有するものがある[31)]（表**1**）。ビブリオ属菌の複数のTonBシステムは，種々のIROMRに対して特異的に働く場合もあるが，重複して働くこともあるため，TonBシステムを複数個有することの意義については不明な点が多い。現在のところ，腸炎ビブリオにおいてはferric VF受容体であるPvuA1はTonB2システムから，PvuA2はTonB1とTonB2の両システムからエネルギーを得ていることがわかっている[18)]（図**5**）。

4．おわりに

約25億年前に地球上に酸素が出現して以来，2価鉄イオンは水不溶性の3価鉄となったため，細菌は必須元素である鉄を容易に獲得できなくなった。以来，細菌は進化を繰り返し，種々の効率的な鉄獲得システムを得てきたと思われる。これまでの私たちの研究や腸炎ビブリオゲノムシークエンスを検索した結果，本菌は表**1**に示すように機能不明なもの（VPA0150，VP0168）も含めて10種ものIROMR遺伝子を有しており，鉄制限環境下でしたたかに生き抜いてきたことがうかがえる。また多くの細菌において，このような鉄獲得システムは宿主生体内からの鉄獲得にも寄与しており，病原因子の1つであることも知られている。腸炎ビブリオの鉄獲得システムが本菌感染時にどのような役割を果たしているかを解明することは，今後の重要な課題である。

◆ 参考文献 ◆

1）Andrews SC，Robinson AK，Rodriguez-Quinones F（2003）：Bacterial iron homeostasis．FEMS Microbiol Rev **27**：215–237．

2）Miethke M，Marahiel MA（2007）：Siderophore-based iron acquisition and pathogen control．Microbiol Mol Biol Rev **71**：413–451．

3）Hider RC，Kong X（2010）：Chemistry and biology of siderophores．Nat Prod Rep **27**：637–657．

4）Ratledge C，Dover LG（2000）：Iron metabolism in pathogenic bacteria．Annu Rev Microbiol **54**：881–941．

5）Postle K，Larsen RA（2007）：TonB-dependent energy transduction between outer and cytoplasmic membranes．Biometals **20**：453–465．

6）Higgs P，Larsen RA，Postle K（2002）：Quantification of known components of the *Escherichia coli* TonB energy transduction system：TonB, ExbB, ExbD and FepA．Mol Microbiol **44**：271–281．

7）Braun V，Braun M（2002）：Iron transport and signaling in *Escherichia coli*．FEBS Lett **529**：78–85．

8）Postle K，Kadner RJ（2003）：Touch and go：tying TonB to transport．Mol Microbiol **49**：869–882．

9）Wandersman C，Delepelaire P（2004）：Bacterial iron sources：from siderophore s to hemophores．Annu Rev Microbiol **58**：611–647．

10）Yamamoto S，Okujo N，Yoshida T，Matsuura S，Shinoda S（1994）：Structure and iron transport activity of vibrioferrin, a new siderophore of *Vibrio parahaemolyticus*．J Biochem **115**：868–874．

11）Funahashi T, Moriya K, Uemura S, Miyoshi S, Shinoda S, Narimatsu S, Yamamoto S（2002）：Identification and characterization of *pvuA*, a gene encoding the ferric vibrioferrin receptor protein in *Vibrio parahaemolyticus*．J Bacteriol **184**：936–946．

12）Tanabe T，Funahashi T，Nakao H，Miyoshi S，Shinoda S，Yamamoto S（2003）：Identification and characterization of genes required for biosynthesis and transport of the siderophore vibrioferrin in *Vibrio parahaemolyticus*．J Bacteriol **185**：6938–6949．

13）Takeuchi Y, Nagao Y, Toma K, Yoshikawa Y, Akiyama T, Nishioka H, Abe H, Harayama T,

Yamamoto S (1999) : Synthesis and siderophore activity of vibrioferrin and one of its diastereomeric isomers. Chem Pharm Bull **47** : 1284–1287.

14) Schmelz S, Kadi N, McMahon SA, Song L, Oves-Costales D, Oke M, Liu H, Johnson KA, Carter LG, Botting CH, White MF, Challis GL, Naismith JH (2009) : AcsD catalyzes enantioselective citrate desymmetrization in siderophore biosynthesis. Nat Chem Biol **5** : 174–182.

15) Amin SA, Kupper FC, Green DH, Harris WR, Carrano CJ (2007) : Boron binding by a siderophore isolated from marine bacteria associated with the toxic dinoflagellate *Gymnodinium catenatum*. J Am Chem Soc **129** : 478–479.

16) Tanabe T, Nakao H, Kuroda T, Tsuchiya T, Yamamoto S (2006) : Involvement of the *Vibrio parahaemolyticus pvsC* gene in export of the siderophore vibrioferrin. Microbiol Immunol **50** : 871–876.

17) Makino K, Oshima K, Kurokawa K, Yokoyama K, Uda T, Tagomori K, Iijima Y, Najima M, Nakano M, Yamashita A, Kubota Y, Kimura S, Yasunaga T, Honda T, Shinagawa H, Hattori M, Iida T (2003) : Genome sequence of *Vibrio parahaemolyticus* : a pathogenic mechanism distinct from that of *V. cholerae*. Lancet **361** : 743–749.

18) Tanabe T, Funahashi T, Okajima N, Nakao H, Takeuchi Y, Miyamoto K, Tujibo H, Yamamoto S (2011) : The *Vibrio parahaemolyticus pvuA1* gene (formerly termed *psuA*) encodes a second ferric vibrioferrin receptor that requires *tonB2*. FEMS Microbiol Lett **324** : 73–79.

19) Funahashi T, Tanabe T, Aso H, Nakao H, Fujii Y, Okamoto K, Narimatsu S, Yamamoto S (2003) : An iron-regulated gene required for utilization of aerobactin as an exogenous siderophore in *Vibrio parahaemolyticus*. Microbiology **149** : 1217–1225.

20) Suzuki K, Tanabe T, Moon YH, Funahashi T, Nakao H, Narimatsu S, Yamamoto S (2006) : Identification and transcriptional organization of aerobactin transport and biosynthesis cluster genes of *Vibrio hollisae*. Res Microbiol **157** : 730–740.

21) Moon YH, Tanabe T, Funahashi T, Shiuchi K, Nakao H, Yamamoto S (2004) : Identification and characterization of two contiguous operons required for aerobactin transport and biosynthesis in *Vibrio mimicus*. Microbiol Immunol **48** : 389–398.

22) Tanabe T, Naka A, Aso H, Nakao H, Narimatsu S, Inoue Y, Ono T, Yamamoto S (2005) : A novel aerobactin utilization cluster in *Vibrio vulnificus* with a gene involved in the transcription regulation of the *iutA* homologue. Microbiol Immunol **49** : 823–834.

23) Okujo N, Yamamoto S (1994) : Identification of the siderophores from *Vibrio hollisae* and *Vibrio mimicus* as aerobactin. FEMS microbiology letters **118** : 187–192.

24) Funahashi T, Tanabe T, Shiuchi K, Nakao H, Yamamoto S (2009) : Identification and characterization of genes required for utilization of desferri-ferrichrome and aerobactin in *Vibrio parahaemolyticus*. Biol Pharm Bull **32** : 359–365.

25) Mey AR, Wyckoff EE, Oglesby AG, Rab E, Taylor RK, Payne SM (2002) : Identification of the *Vibrio cholerae* enterobactin receptors VctA and IrgA : IrgA is not required for virulence. Infect Immun **70** : 3419–3426.

26) Tanabe T, Funahashi T, Shiuchi K, Okajima N, Nakao H, Miyamoto K, Tsujibo H,

Yamamoto S (2012) : Characterization of *Vibrio parahaemolyticus* genes encoding the systems for utilization of enterobactin as a xenosiderophore. Microbiology **158** : 2039–2049.

27) Litwin CM, Quackenbush J (2001) : Characterization of a *Vibrio vulnificus* LysR homologue, HupR, which regulates expression of the haem uptake outer membrane protein, HupA. Microb Pathog **31** : 295–307.

28) Tanabe T, Funahashi T, Moon YH, Tamai E, Yamamoto S (2010) : Identification and characterization of a *Vibrio mimicus* gene encoding the heme/hemoglobin receptor. Microbiol Immunol **54** : 606–617.

29) Occhino DA, Wyckoff EE, Henderson DP, Wrona TJ, Payne SM (1998) : *Vibrio cholerae* iron transport : haem transport genes are linked to one of two sets of *tonB*, *exbB*, *exbD* genes. Mol Microbiol **29** : 1493–1507.

30) Letoffe S, Heuck G, Delepelaire P, Lange N, Wandersman C (2009) : Bacteria capture iron from heme by keeping tetrapyrrol skeleton intact. Proc Natl Acad Sci USA **106** : 11719–11724.

31) Kuehl CJ, Crosa JH (2010) : The TonB energy transduction systems in *Vibrio* species. Future Microbiol **5** : 1403–1412.

IX－2．腸炎ビブリオの環境因子適応機構 —抗菌薬耐性と NaCl 耐性—

黒田 照夫，土屋 友房

1．はじめに

細胞膜を介した輸送は，生物にとって必須の機能の1つである。細胞にとって必要な物質は積極的に取り込み，不要な物質は速やかに排出する。これらの機能が迅速に，そして確実に行われることによって，細胞は生命を維持できている。細菌に不要な物質，すなわち負の影響を与える物質はさまざまであるが，われわれはそのなかでも抗菌薬に代表される抗微生物物質と，環境中に多く存在するが高濃度では毒性を示す Na^{+} に焦点を当ててきた。これら環境因子に対抗し適応する手段として，腸炎ビブリオは非常に巧みな戦略を整えている。本稿では，これらの2点について最新の知見を交えながら論じたい。

2．抗微生物物質（antimicrobial agents）の排出

抗菌薬はわれわれ人類にとっては大変有用な「くすり」であるが，細菌にとっては毒以外のなにものでもない。細菌としてはこのような物質はできるだけ速やかに排出しなければならない。しかし，このような物質を排出するには，濃度勾配に逆らった輸送（能動輸送）が必要となる。そこで重要となるのが薬剤排出ポンプである。薬剤排出ポンプは，化学構造が類似した基質しか排出されない単剤排出ポンプと，類似性がほとんどみられない物質も基質として認識し排出できる多剤排出ポンプに，さらに分けられる。多剤排出ポンプは，タンパク質の一次構造や共役エネルギーの違いにより，5つに分類されている（図1）。これらのうち，腸炎ビブリオにおいて特に重要であると考えられる RND (resistance nodulation cell division) 型多剤排出ポンプと MATE (multidrug and toxic compound extrusion) 型多剤排出ポンプについて述べる。

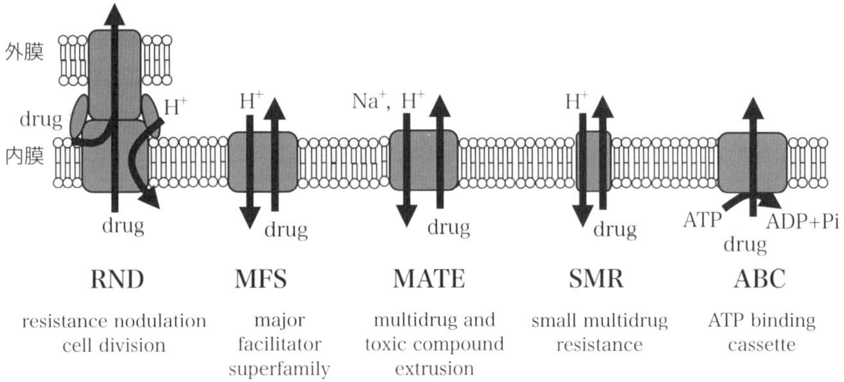

図 1　多剤排出ポンプの分類
腸炎ビブリオのゲノム上には，すべてのタイプの推定多剤排出ポンプ遺伝子が存在する。

3．RND 型多剤排出ポンプ

RND 型多剤排出ポンプは，いくつかのグラム陰性細菌において内在性の抗菌薬耐性や獲得耐性に大きく関与していることが報告されている[1〜3)]。RND 型多剤排出ポンプは，内膜成分，外膜成分，ペリプラズム成分の 3 成分から構成されている。大腸菌の AcrAB-TolC の内膜成分 AcrB については立体構造解析もなされ，その輸送機構についても議論が進んでいる。

腸炎ビブリオの RND 型多剤排出ポンプのうち，最初にクローニングされたものは VmeAB である[4)]。*vmeAB* 遺伝子は，抗菌薬感受性大腸菌 KAM3[5, 6)]が，抗菌活性をもつローダミン 6 G に対して耐性となることを指標としてクローニングされた。VmeAB を発現した KAM3 では，ローダミン 6 G だけでなく，エリスロマイシン，クロキサシリン，オキサシリン，ノルフロキサシンなどの抗菌薬や，二次胆汁酸成分であるデオキシコール酸の最小発育阻止濃度（minimum inhibitory concentration：MIC）の上昇がみられた。また VmeAB の基質となる蛍光物質エチジウムの細胞内蓄積量も低く抑えられており，VmeAB はこれらの物質をエネルギー依存的に細胞外へ排出することで，宿主大腸菌に抗菌薬耐性を付与していることが示された。

このような背景のもと，ビブリオ属菌のゲノム情報[7,8]を用いて調査したところ，腸炎ビブリオには12個の，コレラ菌には6個の，RND型多剤排出ポンプ遺伝子群が存在していることが予想された。そこでこれらの遺伝子群についてPCRによりクローニングを行い，機能解析を行った。この際*Vibrio cholerae*については*V. cholerae* O1のゲノム情報をもとに，non-O1株からクローニングを行った。その結果，6個のうち，VexEF（VC0628-0629）だけがローダミン6Gとノボビオシンの MIC を少し上昇させた[9]。この結果は，すでに報告されていたVexAB, VexCDの結果と一致しなかった[10]。その違いは，われわれの結果が当該遺伝子群を大腸菌に発現させて解析したのに対して，当該論文ではコレラ菌において解析をしていたからであろうと予想された。また3成分のうち，外膜成分の遺伝子は同一オペロンに含まれていない。いいかえると，内膜成分とペリプラズム成分は*V.cholerae*由来であるのに対して，外膜成分は大腸菌由来であり，微細なアミノ酸配列の違いにより3成分間の相互作用に何か問題が起こっていることが予想された。そこで新たにTolC$_{Vc}$（大腸菌TolCの*V. cholerae*でのオルソログ）をクローニングし，大腸菌において共発現させたところ，VexABおよびVexCDでも抗菌薬耐性が上昇した。さらにVexEFもより多くの抗菌物質のMICを上昇させた[9]。このことは内膜成分およびペリプラズム成分と外膜成分の相性が活性発揮に重要であることを示唆している。

腸炎ビブリオにおいても，すでに解析していたVmeABを除く11個の遺伝子群についてクローニングを行った。その結果，4個（VmeAB, VmeCD, VmeEF, VmeYZ）に多剤排出ポンプとしての機能があることがわかった（論文作成中）。また腸炎ビブリオの外膜成分VpoC（大腸菌TolC，コレラ菌TolC$_{Vc}$のオルソログ）を大腸菌に共発現させたところ，さらに4個に同様の機能があることがわかった。

腸炎ビブリオは本来，抗菌薬耐性について臨床現場で問題になることはほとんどない。仮に腸炎ビブリオに感染していることがわかったとしても，かなり重篤なケースを除いて抗菌薬投与が行われるケースはないからである。一方で，腸管感染を起こす病原菌であるので，胆汁酸に対して耐性をもっている。多剤排出ポンプのなかには胆汁酸耐性の機能をもったものも報告されているので，腸炎ビブリオにおいて多剤排出ポンプ遺伝子の破壊株を作成し，胆汁酸に対す

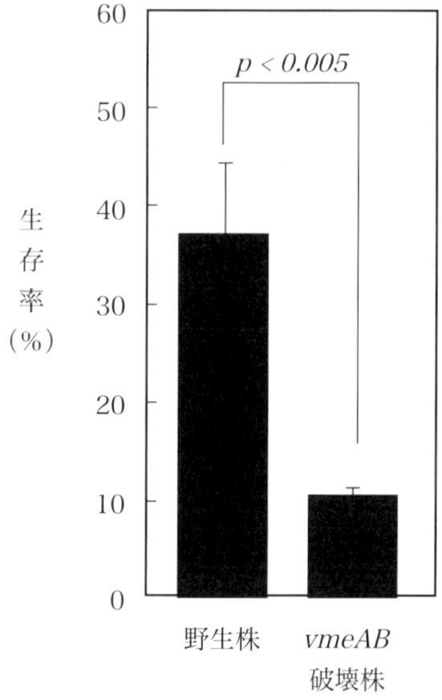

図２　デオキシコール酸暴露後の腸炎ビブリオの生存率

野生株（AQ3334 株）と *vmeAB* 破壊株（TM3 株）に対して，1 mg/mL のデオキシコール酸に 10 分間暴露した後の生存率をコロニー形成能で評価し，生存率として示した。
文献４）より改変

る影響を解析した。

まず *vmeAB* 破壊株についてデオキシコール酸存在下での生育をみたところ，野生株と比べていくぶん生育の遅延がみられた。しかしデオキシコール酸の MIC は変化していなかった。そこでデオキシコール酸に 10 分間暴露した後の生菌数を比較したところ，生菌数は野生株の約 1/4 に減少した（図２）[4]。このことから VmeAB は腸炎ビブリオのデオキシコール酸耐性に関係していることがわかった。

一方で，*vmeAB* を破壊しただけではデオキシコール酸の MIC に変化がなかったことは事実である。この理由として考えられるものは，デオキシコール酸存在下で発現誘導される多剤排出ポンプが *vmeAB* 以外にあり，デオキシコール酸耐性に深く関与しているというものである。実際にデオキシコール酸存在下で 12 個の RND 型多剤排出ポンプ遺伝子の発現を調べると，*vmeCD* の発現が上昇していた。そこで *vmeCD* 遺伝子の破壊株を作成した。野生株から *vmeCD* を破壊した場合，MIC の低下がみられた抗菌物質はほとんどなかったが，*vmeAB* と両方を破壊した場合には，劇的に MIC の低下がみられた（論文作成中)。

1つの多剤排出ポンプ遺伝子を破壊すると，ほかの排出ポンプ遺伝子の発現が上昇する可能性があることが十分に予想される。そこで12個のRND型多剤排出ポンプ遺伝子すべてを破壊した株も作成した。この株は，デオキシコール酸のMICが1/64以下となり，さまざまな抗菌物質のMICが著しく減少した。このことから腸炎ビブリオにおいてRND型多剤排出ポンプは，主要な抗菌性物質耐性機構であると考えられる。

そのほかにも，腸炎ビブリオのRND型多剤排出ポンプについては興味深い点が多く見出されている。なぜ12個も機能が類似したものを備えているのか，なぜ *V. cholerae* のものとは数も種類も異なっているのか……。これらの点は，進化の過程における多剤排出ポンプの変遷や，ビブリオ属菌の枝分かれの議論にも通じると思われる。また一部のものは，Na^+共役型のRND型多剤排出ポンプである（論文作成中)。そしてこれらのポンプが自然環境中ではどのような役割を担っているのか……，興味は尽きない。

4．MATE型多剤排出ポンプ

MATE型多剤排出ポンプは，共役カチオンとしてH^+だけでなく，Na^+も利用できる新しいタイプのポンプである。代表例であるNorMは，この腸炎ビブリオにおいてわれわれが生物界で初めて見出したものである[11, 12]。NorMの発見以来，多種多様な生物で見出されており，ヒトにおけるオルソログも見出されている[13]。

その当時，われわれの研究室では主に，メリビオース輸送タンパク質やNa^+–セリン共輸送タンパク質，後述するNa^+/H^+アンチポーターなど，大腸菌や腸炎ビブリオにおけるNa^+を輸送するタンパク質に注目していた。腸炎ビブリオは海洋性細菌であり，生育にNa^+を要求するという特徴をもっている。多剤排出ポンプについても例外ではなく，Na^+を利用するタイプが腸炎ビブリオにおいてなら見出されるのではないかということで研究が始まった。われわれの研究室では，当時，抗菌薬高感受性であり，なおかつ制限系（外部から侵入したDNAを選択的に切断分解する機能）を一部欠損していて異種細菌の遺伝子をクローニングするのに有利であるKAM3をすでに作成していた[12]。このことも追い風となり，KAM3にノルフロキサシン耐性を付与する *norM*

遺伝子のクローニングに成功した。

NorM を発現させた大腸菌は，ノルフロキサシンをはじめとするいくつかの抗菌薬に対する耐性をもっていることがわかった[12)]。そこで共役エネルギーが何であるかを調べた[11)]。まずエネルギーを枯渇させた細胞の内部にエチジウムをため込ませ，H^+駆動力を形成できる炭素源である乳酸を添加しても，エチジウムの排出はみられなかった。しかし NaCl を加えるとエチジウムの排出がみられた。またその逆に，Na^+をため込ませた細胞に対してエチジウムを添加すると，蓄積されていた Na^+が排出された。これらのことから，NorM を Na^+共役型の多剤排出ポンプであると断定した。

なお，これらの論文を公表した時点において，多剤排出ポンプは４つのカテゴリーしかなかった。われわれは，アミノ酸残基の配列から，４つのカテゴリーのなかでは最も近い MFS（major facilitator superfamily）型多剤排出ポンプとして報告した。その後，Skurray らにより「NorM は MFS ではなく，新しいカテゴリーとされるべきだ」という意見が発表され[14)]，MATE という新しいカテゴリーが誕生したわけである。われわれとしては思ってもみなかったことで大変ありがたかった。

その後，*vmrA* をクローニングし[15)]，腸炎ビブリオには複数の MATE 型多剤排出ポンプが存在することがわかった。RND 型多剤排出ポンプと同様，ゲノム情報からその数を推定すると，*norM*, *vmrA* 以外に８個存在していることがわかった。PCR によってすべてをクローニングし大腸菌に発現させたところ，６個のものに活性があることがわかった（投稿準備中）。

腸炎ビブリオをはじめとするビブリオ属菌には，比較的多くの MATE 型多剤排出ポンプが存在している[16)]。*V. cholerae* においては，６個すべてが排出ポンプとしての機能をもっていることも示された[17～19)]。腸炎ビブリオの抗菌薬耐性という点において，主戦力となるのは前項で述べたとおり RND 型多剤排出ポンプである。ではなぜ MATE 型多剤排出ポンプが腸炎ビブリオには多く存在しているのだろうか。この問いに対する答えはまだない。考えられる理由の１つは，主たる生育場所である海水に Na^+が豊富に存在し，pH が弱アルカリ性であることである。細菌細胞膜の輸送タンパク質は，総じて H^+の駆動力を利用するものが多い。しかし H^+の駆動力を利用する系は，培養条件がアルカリ性になった場合や pH が安定でない条件では少し不利である。そのようななかで Na^+との共役系を進化させたのではないだろうか。別の理由としては，ビブリオ属菌が生きていくうえで必須の機能のなかに，MATE 型多剤排出ポンプだけが担うことができるものがあるということである。これらの点については現在検討中である。

5．NaCl 耐性機構　―Na^+排出機構―

Na^+はイオンである。したがって細菌がNa^+に対して抵抗するすべは，細胞内に不必要に入ってきたNa^+を細胞外に排出するしかない。Na^+を細胞外に排出するシステムはいくつか存在するが，生物界で最も広く知られているのが，Na^+/H^+アンチポーター（Na^+/H^+エクスチェンジャー）であろう。Na^+/H^+アンチポーターは，細胞膜においてNa^+とH^+を交換輸送するタンパク質である。細胞における主たる役割は，細胞にとって有害量となる高濃度のNa^+を細胞外に排出することであるが，そのほかにもNa^+駆動力の形成，細胞内 pH の調節，細胞容積の調節などが示唆されている。

Na^+/H^+アンチポーターの遺伝子が最初にクローニングされたのは大腸菌においてである[20]。その後，腸炎ビブリオの細胞膜にもその存在が指摘され[21, 22]，*nhaA* のクローニングにいたった[23]。さらに異種細菌のNa^+/H^+アンチポーター遺伝子のクローニングに有利である大腸菌 KNabc 株を作成し，*nhaB*，*nhaD* のクローニングにも成功した[24, 25]。

Na^+/H^+アンチポーターについても前項と同様に，遺伝子破壊株を作成して解析を進めた。遺伝子破壊株の作成は，NhaA の生化学的な解析が一段落ついた 1996 年頃から開始した。われわれとしては将来的に複数の遺伝子を破壊したいと考えていたこと，そして病原細菌に抗菌薬耐性を複数付与した株は，道義的に考えてその作成を避けたいと考えたことから，抗菌薬耐性マーカーを染色体上に残さない方法にこだわった。しかしなかなか成功しなかった。そんななか，suicide vector の利用による遺伝子破壊の報告もいくつかなされ，腸炎ビブリオへの適用を模索していたところ，*V. cholerae* においての *sacB* を用いた遺伝子破壊法が記載された論文を見出した[26]。この方法を参考にし，独自に遺伝子破壊用ベクター pXAC623 を作成した結果，効率よく遺伝子の破壊ができるようになった。

大腸菌での結果では，３つの遺伝子（*nhaA*，*nhaB*，*chaA*）を破壊した株は，0.2mol/L の NaCl 存在下で生育できない。そのほかの細菌の報告をみても，NaCl に対する感受性は劇的に上昇している。腸炎ビブリオにおいても同様のことを期待して遺伝子破壊を行った。その結果，*nhaA*, *nhaB*, *nhaD* すべてを破壊した XACabd 株が作成できた。しかしこの株は，pH8.5 というアルカリ性で高濃度（1 mol/L 程度）の NaCl 存在下という限られた条件で生育できなくなっただけであった[27]。おせじにも劇的な変化があったとはいえなかった。Na^+/H^+アンチポーターの性質としてNa^+のほかにもLi^+を排出できる。そこで LiCl 存在下での生育を調べたところ，非常に大きな差がみられた。XACabd は pH8.5 においては 150mmol/L LiCl 存在下で，pH7.0 では 500mmol/L LiCl 存在下でまったく生育できなかった。また *nhaA*, *nhaB*, *nhaD* のそれぞれの単独破壊株などについても解析したところ，LiCl 耐性に関しては NhaA の関与が最も大きく，次いで NhaB であり，NhaD もわずかながら関与していることがわかった。この結果は，それぞれの遺伝子を大腸菌に発現させて解析した性質を反映しているものであった[23～25]。

では，いったい何が NaCl 耐性に深く関与しているのだろうか。一連の破壊株から反転膜小胞を調製し，Na^+/H^+アンチポーターの活性を測定したところ，*nhaD* の単独破壊株は野生株とほとんど変化がなかったが，*nhaA* や *nhaB* の単独破壊株あるいは両方を破壊した株では顕著に活性が減弱した。さらに XACabd ではまったく活性がみられなかった[27]。Na^+/H^+アンチポーターの活性測定はキナクリン蛍光クエンチング法で行ったが，本法は，Na^+の輸送と共役したH^+の輸送を検出するものである。したがって，H^+の輸送と共役しないNa^+の輸送が起こった場合，検出できない。このことはNa^+とH^+の交換輸送を行うタンパク質はほかには存在しないことを強く示唆している。一方で，別の観点からも実験を行った。われわれはすでに，腸炎ビブリオには呼吸鎖と共役した呼吸鎖Na^+ポンプ（NADH quinone oxidoreductase：NQR）が存在していることを突き止めていた[28]。そこで NQR の阻害剤である 2-heptyl-4-hydroxyquinoline-*N*-oxide（HQNO）存在下での生育を調べた。野生株においては，多少生育が遅くなるものの目立った生育阻害はみられなかった。しかし XACabd 株では生育がみられなくなった[27]。以上のことから，腸炎ビブリオにおいてはNa^+/H^+アンチポーターと NQR はお互いにその機能を補完していることが強く示唆されたのである。

そこで NQR の破壊株の作成に取りかかった。その作成は大変難しかった。*nqrA-F*, *nhaA*, *nhaB*, *nhaD* の 4 遺伝子（群）をすべて破壊することにより，

表1　各遺伝子破壊株の NaCl 感受性の変化

	AQ3334	XACabd	MMT2	MMa	MMb	MMd	MMab	MMad	MMbd	MMabd
	nqr	*nqr*	－	－	－	－	－	－	－	－
NaCl	*nhaA*	－	*nhaA*	－	*nhaA*	*nhaA*	－	－	*nhaA*	－
(mol/L)	*nhaB*	－	*nhaB*	*nhaB*	－	*nhaB*	－	*nhaB*	－	－
	nhaD	*nhaD*	*nhaD*	*nhaD*	*nhaD*	－	*nhaD*	－	－	－
0	＋	＋	＋	＋	＋	＋	±	＋	＋	±
0.03	＋	＋	＋	＋	＋	＋	－	＋	＋	－
0.1	＋	＋	＋	－	＋	＋	－	－	＋	－
0.5	＋	＋	＋	－	＋	＋	－	－	＋	－
1.0	＋	＋	－	－	－	－	－	－	－	－

それぞれの濃度の NaCl および 0.5％ポリペプトン，40mmol/L 乳酸カリウムを含む最小塩培地上での生育を示す。遺伝子名はその株において機能しているものを記載し，“－”はその遺伝子が破壊されていることを示す。
＋：よく生育，±：わずかに生育，－：生育せず

表現型としてどのような変化が現れるか，すなわち通常用いている培地で生育可能なのかどうかがわからなかったことが原因であった。半年以上試行錯誤を繰り返した結果，通常用いている培地の NaCl 濃度をかなり低下させた培地で単離することができた（後から思えば，Na^+要求性であるがゆえにつねに培地に加えていた 30mmol/L NaCl によって，破壊が成功していた株の生育を抑え込んでしまっていたのである）。一連の破壊株の NaCl 存在下での生育を調べたところ，pH7.0 では 0.2mol/L NaCl 存在下で MMabd（Δ*nqrA-F*, Δ*nhaA*，Δ*nhaB*，Δ *nha*D）の生育が著しく悪くなり，0.5mol/L NaCl では MMab（Δ*nqrA-F*，Δ*nhaA*，Δ*nhaB*）の生育もみられなくなった。pH8.5 ではその差が非常に大きくなり，MMabd は 30mmol/L NaCl 存在下ですら生育できなかった（表 1 ）。MMab は 50mmol/L NaCl でほとんど生育できず，MMa（Δ*nqrA-F*，Δ*nhaA*）は 100mmol/L で生育できなくなった。XACabd と MMT2（Δ*nqrA-F*）を比較すると，1 mol/L NaCl 存在下で XACabd は生育可能であるが，MMT2 は生育できない。これらのことから考えると，NaCl 耐性においては NqrA-F の関与が最も大きく，次いで NhaA, NhaB となり，NhaD の関与はあまりみられないことがわかった。このような差は，高濃度の NaCl を含む緩衝液に暴露した場合の生存率にも反映されていた（論文作成中）。

Na^+を排出する機能が低下していることは，これまでの結果から容易に予想できた。そこで原子吸光法により細胞内 Na^+量を測定した。四重破壊株

MMabd は野生株と比べて細胞内 Na^+ 濃度が上昇しており，0.5mol/L NaCl を含む緩衝液に 30 分間暴露した後では，野生株の 2 倍程度（約 180mmol/L）にまで上昇していた。このことから呼吸鎖 Na^+ ポンプと Na^+/H^+ アンチポーターは，腸炎ビブリオの細胞内の Na^+ 濃度をコントロールするという機能をもっていることが示された。

6．おわりに

以上，抗微生物物質と Na^+ の排出について現在までの知見を紹介した。腸炎ビブリオは環境中では汽水域で生育するが，一方でヒトの腸管内でも生育可能である。これら両者の間での環境変化は非常にドラスティックであることは容易に想像できる。このような環境変化に抵抗するシステムを解析することで，腸炎ビブリオの生きざまについて今後も研究を続けていきたい。

最後に，本稿で紹介した研究結果は，われわれの研究室の卒業生・修了生が見出したものであり，特に，森田雄二，Nazmul Huda，Jing Chen，Mushfequr Rahman, Anowara Begum, 松尾平, 宮澤誠, 谷聖人, 村井美知子, 柳楽優，奥野真理，白石奈緒子の各氏の貢献が大きい。彼らにこの場を借りて感謝したい。

◆ 参考文献 ◆

1）Morita Y, Kimura N, Mima T, Mizushima T, Tsuchiya T（2001）: Roles of MexXY- and MexAB-multidrug efflux pumps in intrinsic multidrug resistance of *Pseudomonas aeruginosa* PAO1. J Gen Appl Microbiol **47** : 27–32.

2）Nishino K, Latifi T, Groisman EA（2006）: Virulence and drug resistance roles of multidrug efflux systems of *Salmonella enterica* serovar Typhimurium. Mol Microbiol **59** : 126–141.

3）Nishino K, Yamaguchi A（2001）: Analysis of a complete library of putative drug transporter genes in *Escherichia coli*. J Bacteriol **183** : 5803–5812.

4）Matsuo T, Hayashi K, Morita Y, Koterasawa M, Ogawa W, Mizushima T, Tsuchiya T, Kuroda T（2007）: VmeAB, an RND-type multidrug efflux transporter in *Vibrio parahaemolyticus*. Microbiology **153** : 4129–4137.

5）Masaoka Y, Ueno Y, Morita Y, Kuroda T, Mizushima T, Tsuchiya T（2000）: A two-component multidrug efflux pump, EbrAB, in *Bacillus subtilis*. J Bacteriol **182**：2307–2310.

6) Mine T, Morita Y, Kataoka A, Mizushima T, Tsuchiya T (1999)：Expression in *Escherichia coli* of a new multidrug efflux pump, MexXY, from *Pseudomonas aeruginosa*. Antimicrob Agents Chemother **43**：415–417.

7) Makino K, Oshima K, Kurokawa K, Yokoyama K, Uda T, Tagomori K, Iijima Y, Najima M, Nakano M, Yamashita A, Kubota Y, Kimura S, Yasunaga T, Honda T, Shinagawa H, Hattori M, Iida T (2003)：Genome sequence of *Vibrio parahaemolyticus*：a pathogenic mechanism distinct from that of *V. cholerae*. Lancet **361**：743–749.

8) Heidelberg JF, Eisen JA, Nelson WC, Clayton RA, Gwinn ML, Dodson RJ, Haft DH, Hickey EK, Peterson JD, Umayam L, Gill SR, Nelson KE, Read TD, Tettelin H, Richardson D, Ermolaeva MD, Vamathevan J, Bass S, Qin H, Dragoi I, Sellers P, McDonald L, Utterback T, Fleishmann RD, Nierman WC, White O (2000)：DNA sequence of both chromosomes of the cholera pathogen *Vibrio cholerae*. Nature **406**：477–483.

9) Rahman MM, Matsuo T, Ogawa W, Koterasawa M, Kuroda T, Tsuchiya T (2007)：Molecular cloning and characterization of all RND-type efflux transporters in *Vibrio cholerae* non-O1. Microbiol Immunol **51**：1061–1070.

10) Bina JE, Provenzano D, Wang C, Bina XR, Mekalanos JJ (2006)：Characterization of the *Vibrio cholerae vexAB* and *vexCD* efflux systems. Arch Microbiol **186**：171–181.

11) Morita Y, Kataoka A, Shiota S, Mizushima T, Tsuchiya T (2000)：NorM of *Vibrio parahaemolyticus* is an Na^+-driven multidrug efflux pump. J Bacteriol **182**：6694–6697.

12) Morita Y, Kodama K, Shiota S, Mine T, Kataoka A, Mizushima T, Tsuchiya T (1998)：NorM, a putative multidrug efflux protein, of *Vibrio parahaemolyticus* and its homolog in *Escherichia coli*. Antimicrob Agents Chemother **42**：1778–1782.

13) Otsuka M, Matsumoto T, Morimoto R, Arioka S, Omote H, Moriyama Y (2005)：A human transporter protein that mediates the final excretion step for toxic organic cations. Proc Natl Acad Sci USA **102**：17923–17928.

14) Brown MH, Paulsen IT, Skurray RA (1999)：The multidrug efflux protein NorM is a prototype of a new family of transporters. Mol Microbiol **31**：394–395.

15) Chen J, Morita Y, Huda MN, Kuroda T, Mizushima T, Tsuchiya T (2002)：VmrA, a member of a novel class of Na^+-coupled multidrug efflux pumps from *Vibrio parahaemolyticus*. J Bacteriol **184**：572–576.

16) Kuroda T, Tsuchiya T (2009)：Multidrug efflux transporters in the MATE family. Biochim Biophys Acta **1794**：763–768.

17) Begum A, Rahman MM, Ogawa W, Mizushima T, Kuroda T, Tsuchiya T (2005)：Gene cloning and characterization of four MATE family multidrug efflux pumps from *Vibrio cholerae* non-O1. Microbiol Immunol **49**：949–957.

18) Huda MN, Chen J, Morita Y, Kuroda T, Mizushima T, Tsuchiya T (2003)：Gene cloning and characterization of VcrM, a Na^+-coupled multidrug efflux pump, from *Vibrio cholerae* non-O1. Microbiol Immunol **47**：419–427.

19) Huda MN, Morita Y, Kuroda T, Mizushima T, Tsuchiya T (2001)：Na^+-driven multidrug

efflux pump VcmA from *Vibrio cholerae* non-O1, a non-halophilic bacterium. FEMS Microbiol Lett **203**：235–239.

20) Karpel R, Olami Y, Taglicht D, Schuldiner S, Padan E (1988)：Sequencing of the gene *ant* which affects the Na^+/H^+ antiporter activity in *Escherichia coli*. J Biol Chem **263**：10408–10414.

21) Sakai Y, Moritani C, Tsuda M, Tsuchiya T (1989)：A respiratory-driven and an artificially driven ATP synthesis in mutants of *Vibrio parahaemolyticus* lacking H^+-translocating ATPase. Biochim Biophys Acta **973**：450–456.

22) Kuroda T, Shimamoto T, Inaba K, Kayahara T, Tsuda M, Tsuchiya T (1994)：Properties of the Na^+/H^+ antiporter in *Vibrio parahaemolyticus*. J Biochem (Tokyo) **115**：1162–1165.

23) Kuroda T, Shimamoto T, Inaba K, Tsuda M, Tsuchiya T (1994)：Properties and sequence of the NhaA Na^+/H^+ antiporter of *Vibrio parahaemolyticus*. J Biochem (Tokyo) **116**：1030–1038.

24) Nozaki K, Inaba K, Kuroda T, Tsuda M, Tsuchiya T (1996)：Cloning and sequencing of the gene for Na^+/H^+ antiporter of *Vibrio parahaemolyticus*. Biochem Biophys Res Commun **222**：774–779.

25) Nozaki K, Kuroda T, Mizushima T, Tsuchiya T (1998)：A new Na^+/H^+ antiporter, NhaD, of *Vibrio parahaemolyticus*. Biochim Biophys Acta **1369**：213–220.

26) Butterton JR, Boyko SA, Calderwood SB (1993)：Use of the *Vibrio cholerae irgA* gene as a locus for insertion and expression of heterologous antigens in cholera vaccine strains. Vaccine **11**：1327–1335.

27) Kuroda T, Mizushima T, Tsuchiya T (2005)：Physiological roles of three Na^+/H^+ antiporters in the halophilic bacterium *Vibrio parahaemolyticus*. Microbiol Immunol **49**：711–719.

28) Tsuchiya T, Shinoda S (1985)：Respiration-driven Na^+ pump and Na^+ circulation in *Vibrio parahaemolyticus*. J Bacteriol **162**：794–798.

Ⅸ－３．逆転写酵素とレトロン

島本　整，島本　敏

１．msDNA とレトロン

レトロンは，multicopy single-stranded DNA（msDNA）（図１）と呼ばれる奇妙な１本鎖 RNA と１本鎖 DNA の複合体の合成に必要な遺伝子領域であり，逆転写酵素遺伝子（*ret*）を含むレトロエレメントの一種であると考えられたため，レトロンと命名された[1,2]。レトロンには逆転写酵素遺伝子以外に少なくとも msDNA の RNA 部分をコードする *msr*，DNA 部分をコードする *msd* が含まれている（図２）。msDNA は，図１に示すようにきわめて特徴的な構造をしている。一般的に，異なる msDNA 間の塩基配列上の類似性は低いが，共通の構造的特徴を有している。まず，RNA と DNA はともに安定な二次構造を形成しており，DNA が RNA の特定のグアノシン（ブランチ G）から 2', 5'- ホスホジエステル結合を介して枝分かれしている（図１）。また，RNA と DNA の 3' 末端は２本鎖ハイブリッドを形成しており，細菌細胞中に数百コピー存在している[1,2]。msDNA は，これまでに土壌細菌である myxobacteria や大腸菌など多くのグラム陰性細菌で見つかっているが，グラム陽性菌では見つかっていない。msDNA の生合成過程は詳細に解析されており，図２にその概略を示した。細菌のレトロン由来の逆転写酵素は，2', 5'- ホスホジエステル結合の形成を cDNA 合成の開始反応とする，きわめてユニークな逆転写酵素である[3]。

逆転写酵素や msDNA の生理的機能について，これまでのところ詳しい解析は進んでいない。しかし，大腸菌由来の msDNA-Ec86 や msDNA-Ec73 のように，DNA のステム部分にミスマッチがある msDNA を細菌内で大量発現させると，ミスマッチ修復系の構成因子の１つである MutS が msDNA のミスマッチ部分に奪い取られ，突然変異の頻度が上昇することが報告されている[4,5]。ただし，この場合は，マルチコピープラスミド内の強いプロモーターの下流にレトロンをつないで人工的に msDNA を大量発現させた場合であるため，生理的条件下でこのような現象はまだ確認されていない。

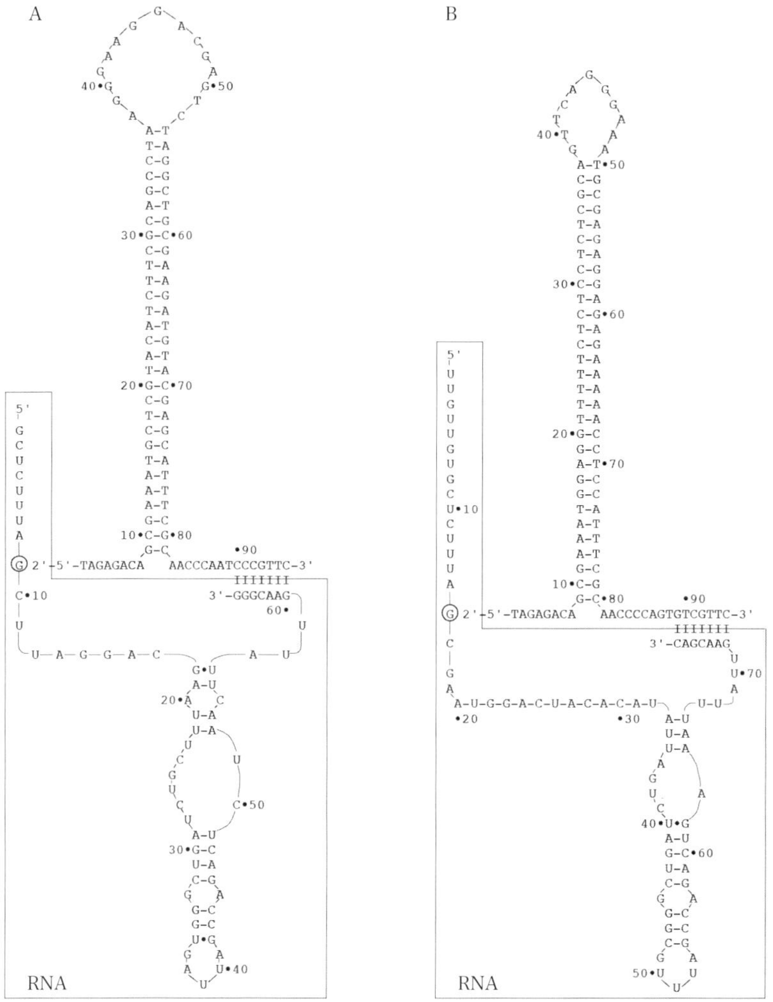

msDNA-Vp96　　msDNA-Vc95

図 1　さまざまな multicopy single-stranded DNA（msDNA）の推定二次構造

A：腸炎ビブリオ AQ3354 株由来の msDNA-Vp96
B：コレラ菌（*V. cholerae* O1，O139）由来の msDNA-Vc95

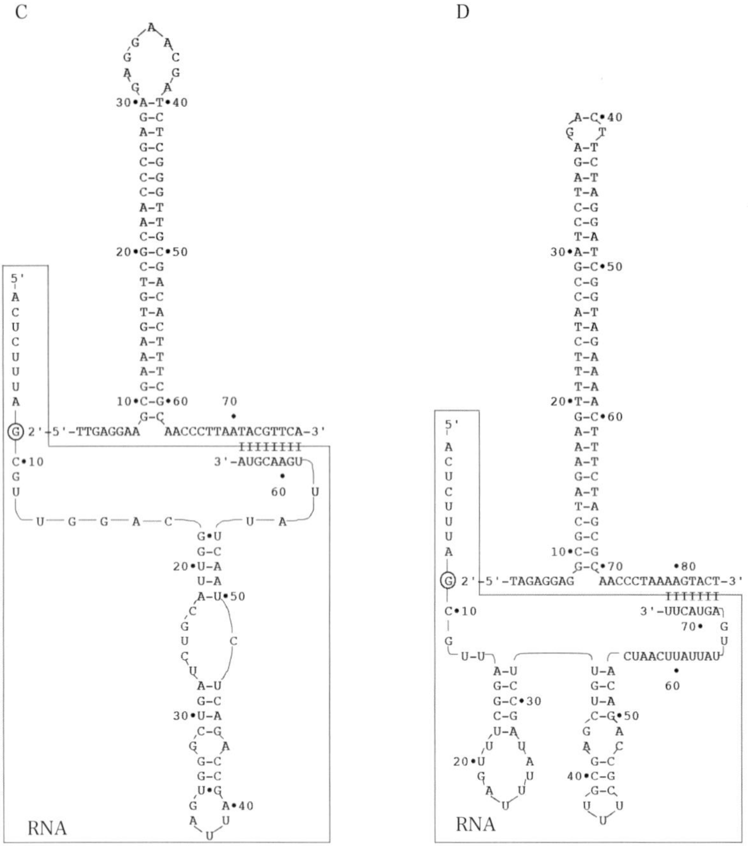

msDNA-Ec78　　　　msDNA-St85

図1　さまざまな multicopy single-stranded DNA（msDNA）の推定二次構造（続き）

C：腸管病原性大腸菌（EPEC）由来の msDNA-Ec78
D：*Salmonella* Typhimurium 由来の msDNA-St85

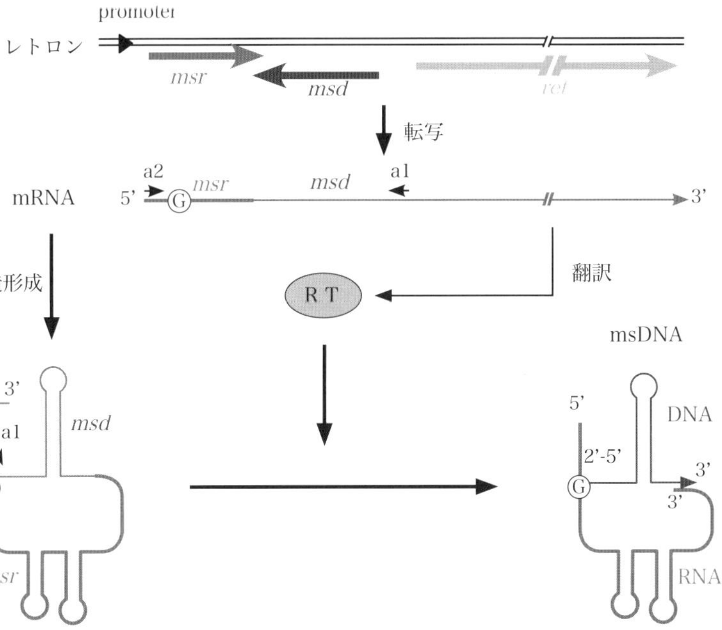

図２　msDNA の生合成過程の概略

msr, *msd*, 逆転写酵素遺伝子（*ret*）を含むレトロンより mRNA が転写され，逆転写酵素が合成される。また，*msr-msd* 領域の mRNA は，複数の逆位反復配列（inverted repeat）によって二次構造を形成する。a1-a2 ２本鎖の末端に位置するグアノシン（丸で囲んだ G）より逆転写酵素が 2', 5' - ホスホジエステル結合の形成を開始反応として *msd* 領域を鋳型とした cDNA 合成を行う。その後，鋳型となった *msd* 領域の RNA は，細菌が保有する RNase H によって分解され，msDNA が完成する。

２．腸炎ビブリオのレトロン

ビブリオ属菌のレトロンとしては，*Vibrio cholerae* において発見された msDNA-Vc95 の合成に関与するレトロン -Vc95 が初めてである[6)]。レトロン -Vc95 は，流行性コレラの原因となる *V. cholerae* 血清型 O1 と O139 のすべてが保有しており，病原性との関連が示唆されている。一方，腸炎ビブリオにおいて，全ゲノム配列が明らかになっている RIMD2210633 株[7)] にレトロンは存在せず，あまり一般的ではないと考えられた。しかしながら，われわれは，腸炎ビブリオの臨床分離株であるAQ3354株においてmsDNAを発見し，構造解析の結果，96bのDNAを有していたことからmsDNA-Vp96と命名した（図1 A）。このmsDNA-Vp96は，*V. cholerae* 由来のmsDNA-Vc95（図1 B），enteropathogenic *Escherichia coli*（EPEC）由来のmsDNA-Ec78（図1 C）[8]，*Salmonella enterica* serovar Typhimurium由来のmsDNA-St85（図1 D）[9] と同様に，msDNAのDNAステム構造にミスマッチが存在していないことから，突然変異誘発能を有していないタイプのmsDNAであると考えられた。このような構造を有するmsDNAは，すべて病原細菌由来であり，病原性と何らかの関係があるのかもしれない。実際，*Salmonella* Typhimuriumのレトロン-St85の場合，マウスに対する病原性に関与していることが示されている[10]。

AQ3354株のゲノムよりレトロンをクローニングし，全塩基配列を決定した結果，図3に示す遺伝子構成が明らかとなり，レトロン-Vp96と命名した。レトロン-Vp96の遺伝子構成は，コレラ菌由来のレトロン-Vc95と同じであり，*ret* 遺伝子の下流側に2つの機能未知のopen reading frame（ORF）が含まれていた。レトロン-Vp96由来の逆転写酵素（RT-Vp96）は，313アミノ酸残基より構成されると推定され，レトロン-Vc95由来の逆転写酵素（RT-Vc95）の間の同一のアミノ酸は約46%と逆転写酵素のなかでは比較的高かった。*ret* 遺伝子の次のORFは，560アミノ酸残基からなると推定され，*orf560* と命名された。また，さらに下流側の遺伝子は，218アミノ酸残基からなると推定され，*orf218* と命名された。特に，*orf560* 産物は，ヌクレオチド結合モチーフ（Walker motif）を含んでおり，何らかの機能を有すると推測されている。

コレラ菌のレトロン-Vc95の場合，レトロンを保有しないほかの *V. cholerae* ゲノムとの比較解析結果より，レトロン-Vc95のみが *V. cholerae* ゲノム内の特定の領域と置換していることがわかっている。また，レトロン-Vc95がまったく同じ染色体領域で別のレトロン（レトロン-Vc81，レトロン-Vc137）と置換している *V. cholerae* non-O1, non-O139株も見つかっている[11]。一方，腸炎ビブリオのレトロン-Vp96の場合，レトロン近傍に存在している遺伝子（図3）は，既知の腸炎ビブリオRIMD2210633株のゲノムに存在していなかったことから，レトロン-Vp96は大腸菌の多くのレトロンにみられるようなファージゲノムの一部として存在している可能性が示唆された。

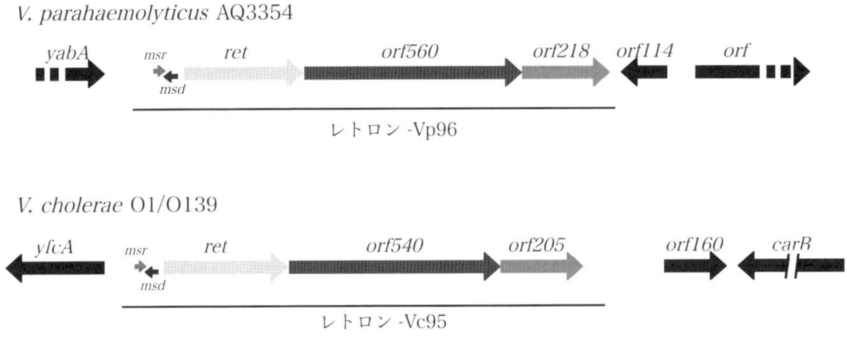

図３　腸炎ビブリオ由来のレトロン -Vp96（上）とコレラ菌由来のレトロン -Vc95（下）および近傍領域の遺伝子構成

３．レトロン -Vp96 の周辺領域の遺伝子構成とゲノムへの挿入

レトロン-Vp96 の周辺領域の構造とゲノムへの挿入様式を明らかにするために，レトロン周辺領域の塩基配列を解析し，腸炎ビブリオ RIMD2210633 株のゲノム配列と比較した。その結果，図４に示すように，レトロンを含む 9,930bp の未知の配列が腸炎ビブリオゲノムの tRNA ジヒドロウリジン合成酵素（tRNA-dihydrouridine synthase）遺伝子（VP2727）内に挿入されていることが明らかになった（図４）。この挿入部位は，コレラ菌ゲノムにおけるレトロン-Vc95 の挿入部位とまったく異なっていた。挿入配列の G + C 含量は 39.7% であり，腸炎ビブリオ RIMD2210633 株のゲノム全体の G + C 含量（45.4%）と比較して明らかに低かった。この結果は，9.9kb の挿入配列が腸炎ビブリオのものではなく，ほかの細菌など外来の配列であることを示唆している。また，この挿入配列内には，インテグラーゼ（integrase）やリコンビナーゼ（recombinase）など組換えに関与する酵素の遺伝子やファージタンパク質の遺伝子と類似の ORF が含まれていた（図４）。さらに，挿入配列の両端には 13bp の直接反復配列（direct repeat）が存在していた。これらの結果は，9.9kb の挿入配列が可動性遺伝因子（mobile genetic element：MGE）であり，環状化して染色体から抜け出る可能性を示唆している。

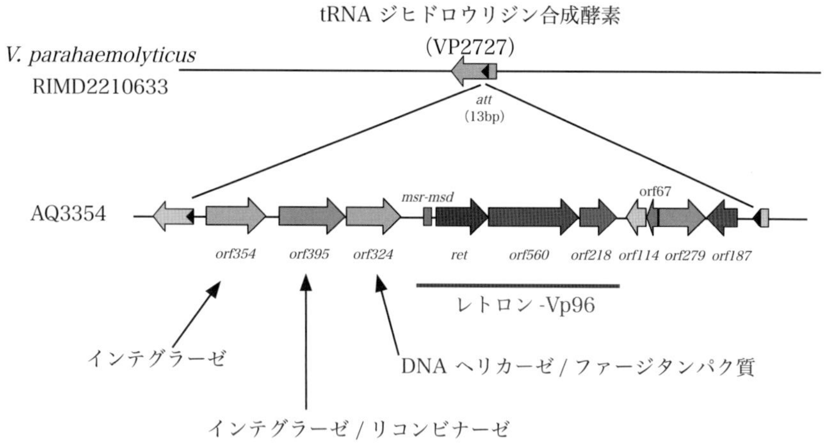

図4　レトロン -Vp96 を含む 9.9kb の挿入配列の遺伝子構成と RIMD2210633 株ゲノムとの比較
AQ3354 株ゲノムの tRNA ジヒドロウリジン合成酵素遺伝子内の黒い三角形が 13bp の直接反復配列を示している。

そこで，細菌の SOS 応答の誘導物質であるマイトマイシン C を腸炎ビブリオ AQ3354 株の培養液に添加し，菌体 DNA を調製した。そして，9.9kb の挿入配列の両端に外向きのプライマーをデザインし，環状化した DNA のみを検出可能な PCR を行った。その結果，マイトマイシン C で処理した場合にのみ PCR 産物が得られ，その塩基配列は 13bp の反復配列で組換えを起こしたものであった。一方，腸炎ビブリオの培養上清から環状化 DNA は検出されなかったため，9.9kb の配列がファージとして菌体外に放出されているわけではないことも明らかとなった。以上の結果は，9.9kb の挿入配列が少なくとも SOS 応答のような条件下では可動性を有していることを示しており，レトロンが可動性遺伝因子の一部として機能していることを示唆している。少なくとも腸炎ビブリオにおいて，レトロンは生育や病原性に直接関係はないが，ゲノムのダイナミズムに関与している可能性が考えられる。今後の詳細な解析が必要である。

◆ 参考文献 ◆

1) Yamanaka K, Shimamoto T, Inouye S, Inouye M (2002):Retrons. Mobile DNA II (Craig NL, Craigie R, Gellert M, Lambowitz AM eds), pp784–795, ASM Press.

2) Lampson BC, Inouye M, Inouye S (2005) : Retrons, msDNA, and the bacterial genome. Cytogenet Genome Res **110** : 491–499.

3) Shimamoto T, Inouye M, Inouye S (1995) : The formation of the 2', 5'-phosphodiester linkage in the cDNA priming reaction by bacterial reverse transcriptase in a cell-free system. J Biol Chem **270** : 581–588.

4) Maas WK, Wang C, Lima T, Zubay G, Lim D (1994) : Multicopy single-stranded DNAs with mismatched base pairs are mutagenic in *Escherichia coli*. Mol Microbiol **14** : 437–441.

5) Mao J-R, Inouye S, Inouye M (1996) : Enhancement of frame-shift mutation by the overproduction of msDNA in *Escherichia coli*. FEMS Microbiol Lett **144** : 109–115.

6) Shimamoto T, Kobayashi M, Tsuchiya T, Shinoda S, Kawakami H, Inouye S, Inouye M (1999) : A retroelement in *Vibrio cholerae*. Mol Microbiol **33** : 631–632.

7) Makino K, Oshima K, Kurokawa K, Yokoyama K, Uda T, Tagomori K, Iijima Y, Najima M, Nakano M, Yamashita A, Kubota Y, Kimura S, Yasunaga T, Honda T, Shinagawa H, Hattori M, Iida T (2003) : Genome sequence of *Vibrio parahaemolyticus* : a pathogenic mechanism distinct from that of *V. cholerae*. Lancet **361** : 743–749.

8) Lima TMO, Lim D (1997) : A novel retron that produces RNA-less msDNA in *Escherichia coli* using reverse transcriptase. Plasmid **38** : 25–33.

9) Ahmed AM, Shimamoto T (2003) : msDNA-St85, a multicopy single-stranded DNA isolated from *Salmonella enterica* serovar Typhimurium LT2 with the genomic analysis of its retron. FEMS Microbiol Lett **224** : 291–297.

10) Pilousova L, Matiasovicova J, Sisak F, Havlickova H, Rychlik I (2005) : Retron reverse transcriptase (*rrtT*) can be lost in multidrug resistant *Salmonella enterica* serovar Typhimurium DT 104 strains and influences virulence for mice. Vet Microbiol **111** : 191–197.

11) Inouye K, Tanimoto S, Kamimoto M, Shimamoto T, Shimamoto T (2011) : Two novel retron elements are replaced with retron-Vc95 in *Vibrio cholerae*. Microbiol Immunol **55** : 510–513.

Ⅸ－４．ビブリオ属菌の鞭毛

小嶋 誠司，本間 道夫

１．はじめに

ビブリオ属菌は，海洋環境から広く分離され，増殖に一般的にナトリウムを要求するグラム陰性通性嫌気性の細菌である。桿菌であるが，やや曲がったバナナ状またはコンマ状の形態をもつものもある。コレラ菌（*Vibrio cholerae*）と腸炎ビブリオ（*V. parahaemolyticus*）はヒトに下痢を起こす病原菌で，海洋性ビブリオ（*V. alginolyticus*）は *V. parahaemolyticus* と非常に近縁ではあるがヒトに対しての病原性はほとんどなく，海のなかではキチン質などの分解に関与する海洋物質分解サイクルに重要な菌である。*V. vulnificus* は普段は病原性を示さないが，免疫機能の低いヒトに全身感染を引き起こして，ヒトを死にいたらしめる菌，*V. anguillarum* は魚に寄生して病気を引き起こす菌，*V. fischeri* も魚に寄生性であるが，こちらは発光バクテリアとして有名である。どの菌も菌体の極に１本から数本の極鞭毛（polar flagellum:Pof）をもつ。*V. alginolyticus* と *V. parahaemolyticus* は極鞭毛に加え，環境条件により，極毛とは形態的に異なった側鞭毛（lateral flagella：Laf）が菌体周囲に何十本も発現してくる[1)]。側鞭毛は魚の表面への付着や表面での移動に関与していることがわかっている 。

２．２種類の鞭毛をもつ海洋性ビブリオ

腸炎ビブリオ（*V. parahaemolyticus*）や，その近縁種である海洋性ビブリオ（*V. alginolyticus*）では，極毛と側毛という機能的に異なる２種類の鞭毛を１つの菌体がもつ。極毛または側毛のみを発現する変異株を用いて，極毛と側毛の機能的な違いが調べられている[2)]。低い粘性下では，極毛による運動では 60 μm/s で遊泳できるが，側毛では 20 μm/s 程度でしか遊泳できない。粘性が上がるにつれ，極毛による運動能は低下し，側毛による運動能は 40 μm/s まで上昇し，極毛の運動能を上回った。このことから極毛は粘性の低い条件で

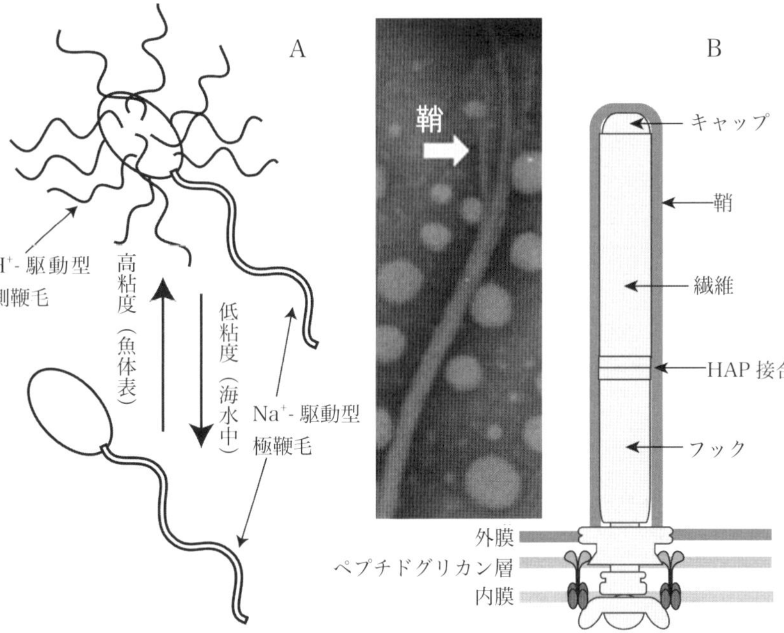

図 1　A：ビブリオ属菌の粘性による側毛形成図
　　　B：鞘をもった鞭毛繊維のネガティブ染色による電子顕微鏡観察像と鞭毛基部体とモーター複合体部分を含めた鞭毛構造全体のモデル図

の遊泳に適しており，側毛はある程度粘性が高い条件下での運動に適していると考えられている（図 1 A）。極毛は Na^+駆動型，側毛は H^+駆動型モーターにより回転する[3,4]。極毛は恒常的に発現しているのに対して，側毛は粘性の高い条件下で発現することから，ビブリオの菌体は粘性の上昇を何らかの方法で感じていると考えられる。興味深いことに，そのセンサーは極毛自身である[5]。極毛の Na^+駆動型モーターの阻害剤であるフェナミル（ナトリウムチャネル阻害剤アミロライドの誘導体）を用いた実験から，極毛の回転の低下と側毛遺伝子の発現の間に相関関係があることが示された[6]。このことから極毛は力学的センサーとして働き，側毛の発現を制御すると考えられている。

極毛の回転については，レーザー暗視野顕微鏡を用いて調べられている。レーザー暗視野顕微鏡は，らせん状の鞭毛繊維に対して斜めにレーザー光を当て，散乱光強度の変化を解析し回転速度を計測するシステムである。この方法により，極毛は最高毎分10万回転という驚異的なスピードで回転できることがわかった[7,8]。しかし，なぜこのような高速回転ができるのかはわかっていない。

3. 鞭毛繊維タンパク質フラジェリン

多くのビブリオ属において，極毛は少なくとも2種類のフラジェリンから構成されていることが知られている[9]。*V. parahaemolyticus* では，極毛のフラジェリンをコードする遺伝子 *flaA*，*flaB*，*flaC*，*flaD* がクローニングされている[10]。これらの遺伝子は，染色体上で *flaAB* および *flaCD* の2つの部位に分かれている。*flaA*，*flaB* および *flaD* は，σ28型のプロモーター配列をもち，大腸菌においてσ28をコードする *fliA* 遺伝子に依存して発現することが確認されている（図3参照)。これに対して，*flaC* の発現は，*fliA* には依存しない。*flaC* はσ54型のプロモーターをもつが，σ54を欠損した大腸菌の菌体中でも発現をすることが確認されている[11]。*flaAB* 部位の下流には，*flaG*，*flaH*，*flaI*，*flaJ*，*flaK* が存在する[11]。*flaJ* は大腸菌の *fliS*（フラジェリン遺伝子の発現調節に関係する）とホモロジーをもつ。また，*flaK* は，σ54を含むRNAポリメラーゼのアクチベーターとして働く *ntrC*，*nifA* などのホモログである。*flaC* の発現には，*flaJ* と *flaK* の両方が必要であるのに対して，ほかのフラジェリン遺伝子の発現には，*flaJ* は必要だが *flaK* は必要でない。*flaH* はHAP2（鞭毛繊維キャップタンパク質)，*flaI* はロッド（Rod）タンパク質のホモログをそれぞれコードしているが，*flaG* は15kDaの機能未知のタンパク質をコードする。また，*V. alginolyticus* のσ54 RNAサブユニットをコードする *rpoN* 遺伝子がクローニングされ，極毛遺伝子の発現にかかわっていることが示されている[12]。

4. 鞭毛の鞘

グラム陰性細菌の鞭毛のなかには鞘（sheath）と呼ばれる構造をもつものがある（図1B)。1950年代に，*V. cholerae* において電子顕微鏡観察により鞘の存在が明らかにされた[13]。鞘は菌体外膜から連続した膜構造をもち，鞭毛繊維全体を被っていると考えられている。しかしながら，菌体外膜のリポポリサッカライド（LPS）に対する抗体が，鞭毛の鞘膜に反応しないことが *V. cholerae* において報告されている[14]。したがって，鞘膜は菌体外膜の単なる延長ではないと考えられる。

鞘膜に含まれる成分についての報告例は少ないが，*V. cholerae* において，65kDa，60kDa，56.5kDa の3種類のタンパク成分が鞘膜に含まれることが報告されている[14]。これらのタンパク質に対する抗体は鞘膜と細胞表層の両方に反応する。また，*V. anguillarum* において，鞭毛鞘膜抗原の発現にかかわる遺伝子 *virA* および *virB* が報告されている[15]。この遺伝子欠損株の解析から，魚類への感染の過程において鞘膜が重要な役割をもつことが示されている。*Helicobacter pylori* は鞘膜に被われた複数の極毛性鞭毛をもつ。免疫学的な解析から 29kDa のタンパク質が鞭毛の鞘膜に含まれていることが示されている[16]。この抗体は菌体外膜とは反応しない。また，このタンパク質をコードする遺伝子 *hpaA* の欠失株では，鞘膜構造は保たれることが確認されている[17]。*V. alginolyticus* では，極毛を単離すると，鞭毛繊維の構成タンパク質であるフラジェリンが2種類（PF47 と PF45）検出される以外に，鞘膜に含まれると思われる膜タンパク質が少なくとも2種類（60kDa と 18kDa の分子量のもの）検出され，このうち 60kDa のものはリポタンパク質であると推測されている[18,19]。

ビブリオ属菌極鞭毛において，フックはできるが繊維が形成できない変異株（おそらく HAP 変異体）では，鞘膜に包まれた状態でフラジェリンが分泌するというおもしろい現象が観察されている[20]。大腸菌などでは，HAP2 がないと菌体から供給されるフラジェリンが鞭毛繊維の先端で重合できないのに対し，*V. parahaemolyticus* では HAP2 が欠失してもフィラメントの重合や運動には何の影響もない。つまり，鞘は機能的に HAP2 の代わりをすることができ，鞭毛繊維の長さを制御する役目があるのかもしれない。また，鞘のなかに鞭毛がない，空の鞘膜が発見された例もあり，鞘が鞭毛形成とは連動していないことが推測される[21]。

ビブリオ属菌の場合，鞭毛のコア部分である繊維の直径は約 15nm であるのに対して，鞘膜を含む直径は約 30nm である。大腸菌などでは，せいぜい遊泳速度は，30 μm/s なのに対して，海洋性ビブリオ *V. alginolyticus* の遊泳速度は，60 ～ 80 μm/s と非常に速い[2]。鞘膜が鞭毛の回転力の伝達に寄与しているのかもしれない。また，全体の外形はサルモネラ菌の鞭毛基部体とほぼ同様であったが，LP リングの直径が約 1.5 倍あった。鞘膜をもつ鞭毛では一般的に，これらのリングが大きく観察されている[22]。このような構造の違いが極毛の機能や鞘膜という形態的な特徴と関係があるのか興味深い。30 年以上も前に提示された問題ではあるが，鞭毛繊維と鞘膜の間の回転問題もいまだに解決されていない[23]。鞭毛が回転する際に，鞘膜もともに回転しているのか，あるいは鞘膜の内側で鞭毛繊維だけが回転しているのか，興味深い。

5． ビブリオ属菌の鞭毛遺伝子の転写制御と位置制御

細菌の鞭毛構造や遺伝子は，大腸菌やサルモネラ菌で最もよく研究されている。機能や構造に必要な遺伝子構成は，どの細菌でも基本的にはよく似ている。図２にサルモネラ菌とビブリオ属菌の鞭毛構造の模式図と電子顕微鏡像を示した[24, 25]。一般にグラム陰性菌の鞭毛は，細菌表層膜系内に埋まった基部体（basal body）と，菌体外に長く伸びるらせん型の鞭毛繊維（filament），および両者をつなぐフック（hook）からなっている（図１B）。基部体は，外膜およびペプチドグリカン層に結合する LP リング，内膜に結合する MS リング，それらをつなぐロッドから成り立っている。基部体の周りには，イオンの流入と共役して鞭毛回転を駆動する PomA と PomB からなる固定子複合体があり，細胞質側には，モーターの回転方向を制御するスイッチ複合体あるいは C リングと呼ばれる構造が MS リングの直下に存在して，その内部に鞭毛タンパク質特異的輸送装置が存在する。残念ながらビブリオ属菌においては，C リング構造は確認されていない[26]。これらの鞭毛構造タンパク質をコードする遺伝子やそれらの発現を調節する遺伝子が 50 個以上存在する。*V. alginolyticus* と *V. parahaemolyticus* は極鞭毛と側鞭毛の２種類のセットの鞭毛遺伝子が別々に存在する[27～29]。

細菌の鞭毛関連遺伝子においては，50 個以上もの遺伝子がオペロンを形成し，３つあるいは４つのクラスに分けられて発現制御されている[25]。海洋性ビブリオやコレラ菌，緑膿菌は極に１本の鞭毛をもち，鞭毛の形成位置や本数制御おいて，類似の制御機構をもつことが報告されている。*V. parahaemolyticus* や *V. cholerae* との遺伝子の類似性から，*V. alginolyticus* の鞭毛遺伝子発現制御が推測されている（図３）[30, 31]。鞭毛の数や位置を制御するのは非常に重要なことであるが，それに関する研究は遅れていた。鞭

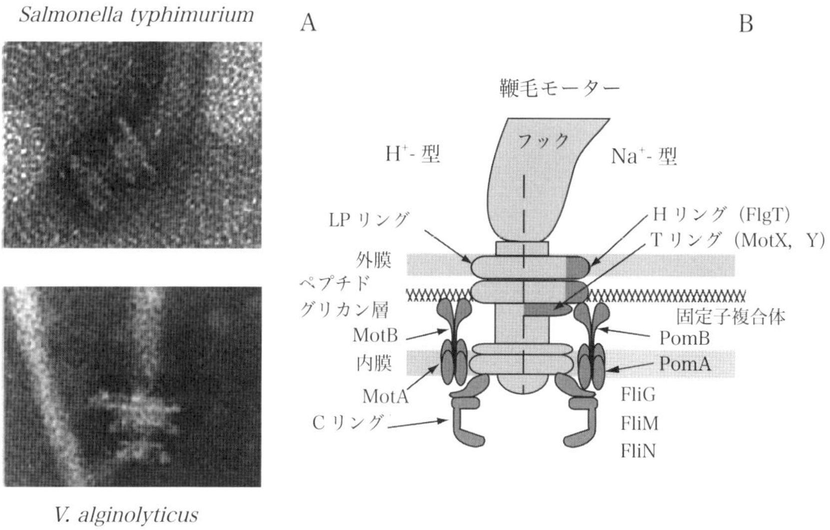

図２　A：単離した鞭毛基部体部分をネガティブ染色した電子顕微鏡観察像
上がサルモネラ菌由来であり，下がビブリオ属菌極鞭毛由来のものである。
B：鞭毛基部体とモーター複合体の模式図
左半分がプロトン駆動型，右半分がナトリウムイオン駆動型のモーターを示す。ナトリウムイオン駆動型のモーターには，プロトン駆動型ではみられない T リングや H リング構造が存在する。
文献 24，25）から引用改変

毛の形成位置と本数に関する遺伝子が，シュードモナス属で同定された。*Pseudomonas putida* では FlhF が鞭毛形成位置決定に関与し，FleN が鞭毛の本数制御にかかわっていることが報告され[32)]，FlhF 欠損株は極以外にも鞭毛を形成すること，*P. aeruginosa* では FleN 欠損株は多数の鞭毛をもつことが報告されている[33)]。また，当研究室において *V. alginolyticus* の FlhF と FlhG（FleN）についての研究が行われ，海洋性ビブリオ菌の *flhF* 欠損株は極鞭毛をもたず，*flhG* 欠損株は極に多数の鞭毛をもつことが報告された（図４）[34, 35)]。これら報告のなかで，FlhF を大量発現させると極鞭毛の数が増え，FlhG を大量発現させると鞭毛の数が減るということ，また，FlhF と FlhG の

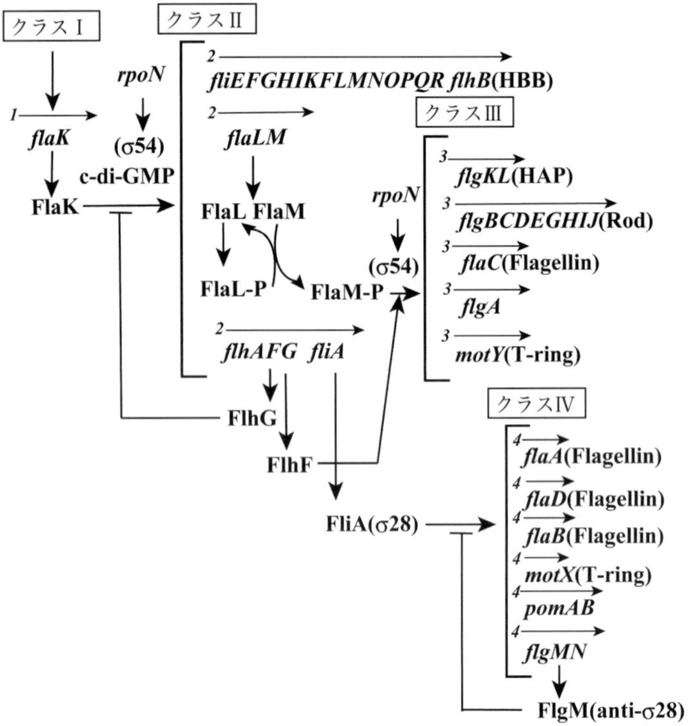

図３　海洋性ビブリオ菌の鞭毛遺伝子発現の制御モデル

矢印の前の番号が転写階層のクラスを示す。

共発現は FlhG 単独で発現したときよりも鞭毛数を劇的に減少させ，FlhF の GTP 結合ドメインが鞭毛の位置制御に重要であることが示されている。コレラ菌でも FlhF と FlhG（FleN）について研究が行われ，FlhF はクラスⅢ遺伝子の発現を促進するため，鞭毛本数を増加させ，FlhG はフラジェリンなどの遺伝子の発現を抑制し，鞭毛本数を減少させることが報告されている[36]。さらに，コレラ菌において FlhF への GTP 結合が鞭毛形成に影響を与えるが，FlhF の GTPase 活性は鞭毛形成機能に必須ではないことが示されている[37]。以上のことから，鞭毛の本数は FlhF によって正に，FlhG によって負に制御さ

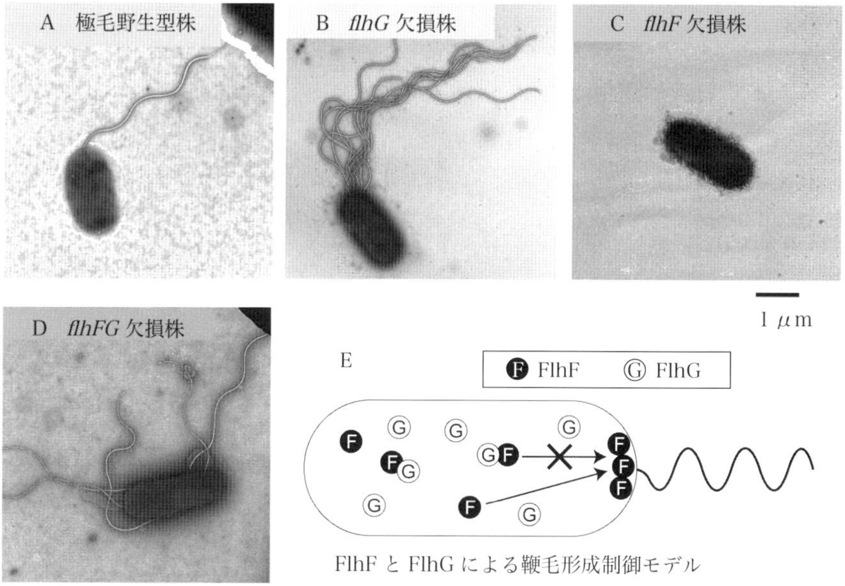

図４　A：野生型では，FlhF と FlhG の協調により１本の鞭毛に調節されている。
B：FlhG に欠損があると過剰の FlhF が極に局在し，鞭毛形成をうながして多鞭毛の表現型を引き起こす。
C：FlhF が欠損すると，極鞭毛は形成できなくなる。
D：FlhF と FlhG 二重欠損体では，ほとんどが鞭毛欠損だが，周鞭毛の生えた細胞も出現する。
E：極鞭毛の数と位置の制御モデル。FlhF は細胞極に局在すると鞭毛基部体（おそらく MS リング）の組み立てを開始させる。FlhG は細胞質に存在し，FlhF と相互作用してその局在化を阻害する。
文献 35）から引用改変

れ，FlhF と FlhG が協同して働くことで正確に制御され，そして，FlhF は菌体の極に局在して，鞭毛の位置も制御していると考えられている（図４E）[35]。最近，FlhF と FlhG が欠損した株から，鞭毛が周毛性になっている運動能の回復した抑圧変異体が得られた[30]。極毛性の菌を周毛性に変換できたことになる。この変異体においては，鞭毛形成開始が菌体のどこにでも起こることができるようになったと考えられる。この抑圧変異が同定されて機能がわかれば，鞭毛形成開始機構が明らかになるかもしれない。

6．ビブリオ属菌極毛鞭毛 Na^+ 駆動型モーター遺伝子

はじめに述べたように *V. alginolyticus* と *V. parahaemolyticus* の極鞭毛は，Na^+ 駆動力により回転することが知られていた。H^+ 駆動型モーターの遺伝子は，すでに大腸菌などでクローン化されていた。Na^+ 駆動型モーターの遺伝子については，*V. parahaemolyticus* から *motX* と *motY* 名づけられた遺伝子に変異が生じると，極鞭毛の形成には影響しないが，回転はできなくなるということが知られていた[38,39]。*V. alginolyticus* からも同様な遺伝子が，われわれの研究室でクローン化された[40,41]。MotX と MotY は，当初は両タンパク質ともに1回膜貫通型タンパク質で，この２つが H^+ 駆動型モーター遺伝子と相同性はないが，Na^+ 駆動型モーター遺伝子であると信じられていた。ところが，われわれの研究室で海洋性ビブリオ *V. alginolyticus* における遺伝子解析系が確立されたことにより，H^+ 駆動型モーター遺伝子 *motA* および *motB* と相同性のある遺伝子（*pomA* および *pomB* と命名）が単離された[42]。*V. parahaemolyticus* からも *pomA* と *pomB* に相同な遺伝子がクローン化された[43]。それぞれ４回膜貫通型，１回膜貫通型の PomA，PomB に加え，MotX，MotY の４つのモータータンパク質が，ビブリオ属菌の Na^+ 駆動型モーターの回転に必要であることが明らかとなった。PomA は２番目と３番目の膜貫通領域間に大きな細胞質ループ領域が存在し，このループ領域が回転子構成タンパク質 FliG と相互作用すると考えられている。

MotA/B のオーソログである PomA/B 複合体は，ビブリオ属菌などの Na^+ 駆動型鞭毛モーターのイオン透過と共役したトルク発生ユニットである。膜タンパク質で PomA/B 複合体を，界面活性剤を用いて可溶化して精製すると，A_4B_2 のヘテロ六量体を形成している[44]。精製した PomA/B 複合体をリポソームに再構成し，カリウムイオンにより拡散膜電位を形成させると，プロテオリポソーム内にナトリウムイオンを取り込むことから，PomA/B 複合体がナトリウムイオン透過活性をもつことが示された[45]。共役イオンは PomA/B 複合体が形成するイオンチャネルを通り，細胞内に流入し，それと共役して PomA の細胞質ループ領域と回転子構成タンパク質の FliG との間に何らかの相互作用が起こり，回転力に変換されると考えられている。PomB は N 末端に１回

膜貫通領域をもち，残りの大部分がペリプラズム空間に存在している。このペリプラズム領域には，ペプチドグリカン結合モチーフが存在し，PomA/B 複合体をペプチドグリカン層にアンカーしていると考えられている。また，少なくとも 10 個以上の PomA/B 複合体が回転子のまわりを取り囲むように存在し，回転子のタンパク質と相互作用してステップ状に回転していると考えられている[46]。

ビブリオ属菌の固定子タンパク質 PomA と PomB に GFP を融合したタンパク質が作成され局在を可視化することで，固定子複合体の極局在には回転子構造を必要とすることが示されていた[47]。固定子が動的に解離と集合をしていることは推測されていたが，*V. alginolyticus* においては共役イオンであるナトリウムイオンの存在が，固定子の鞭毛モーターの集合に必要であることが示された[48]。そこでわれわれは，PomA と PomB が膜内で複合体を作り，この複合体がナトリウムイオンと結合することで回転子との相互作用が可能な構造に変化し，鞭毛回転子のまわりに集合して，モーターとして機能できるようになるというモデルを提案している。

motX と *motY* については，なぜこの遺伝子に変異が入るとモーター機能が損なわれるかは疑問であった。この２つのモータータンパク質の生化学的性質を調べると，膜タンパク質ではなく，シグナル配列をもった外膜に存在する分泌タンパク質であることが明らかにされた[49]。MotX と MotY との直接的な相互作用が示され，さらに MotX と PomB との相互作用が示唆された[50]。MotX と MotY の性質が明らかになるなかで，精製した鞭毛の基部体構造に，これら２つのタンパク質が含まれることが発見された[22]。さらに，電子顕微鏡観察によって極鞭毛基部体の LP リングの下にリング構造が発見され（T リングと命名），T リングが MotX と MotY から構成されていることが明らかにされた。T リング構造に欠損があると，エネルギー変換ユニットである PomA/B 複合体が鞭毛モーターのまわりに集合できなくなることも示されて，モーター機能欠損の理由が判明した。MotY については結晶構造解析が行われ，N 末（MotY-N）と C 末（MotY-C）の２つのドメインからなり，MotY-N は固定子の回転子周囲への集合に必要であり，MotY-C はペプチドグリカン層に結合することで，固定子 - 回転子間相互作用を安定化していると推測された[51]。ビブリオ属菌極鞭毛の基部体において，大腸菌やサルモネラ菌ではみられない T リングという構造があるほかに，外膜に対応する LP リングがやや大きいと

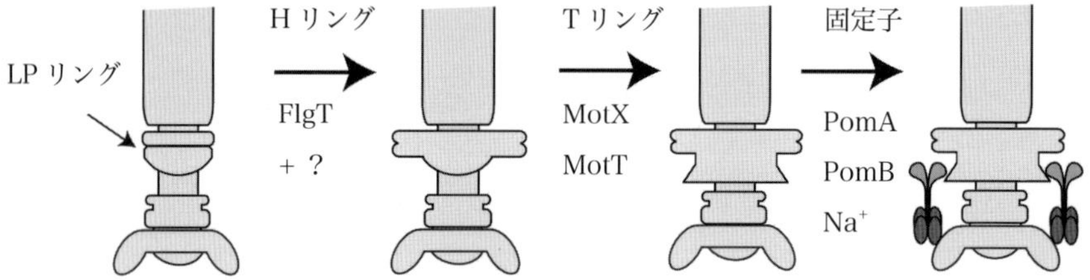

図５　ビブリオ属菌の新しい基部体リング構造の発見とその形成過程モデル

いう特徴がある。基部体を精製してそこに含まれるタンパク質を分析すると，コレラ菌の鞭毛形成と運動に関与する38kDa の *flgT* 遺伝子産物が含まれることが判明した[52～54]。さらに調べると，FlgT は LP リングの外側に，H リングと名づけた構造を作るために必要であること，FlgT と MotY に直接的な相互作用があり，H リングがないと T リングが形成されないことも明らかとなった。新しいビブリオ属菌鞭毛基部体の形成過程のモデルを図５に示す。最近，FlgT の結晶構造解析に成功し，FlgT が NMC と呼ばれる３つのドメイン構造をとっており，M ドメインは MotY と，NM のドメインでほかの H リング構成タンパク質と相互作用していることを示した（投稿準備中）。

7．おわりに

われわれが研究に用いている *V. alginolyticus* の鞭毛研究を中心に紹介させていただいた。しかし，病原性以外では腸炎ビブリオ *V. parahaemolyticus* と同じ菌であるといっても過言ではなく，鞭毛に関しては，そのまま腸炎ビブリオ菌にあてはめて議論できる。今回，われわれの研究室で中心的に進めている鞭毛モーターのイオン共役機構などについての研究は紹介できなかった。ほかの総説などを参照してほしい。最近，プロトン共役型のタンパク質が，ビブリオ属菌のナトリウム共役型と推測されるタンパク質と機能互換できることがわかってきた。今後，ナトリウムイオンと共役するタンパク質研究に，ビブリオ属菌は大きな寄与をすると思っている。ビブリオ菌の研究発展を祈って，筆をおきたい。

◆ 参考文献 ◆

1）McCarter L, Silverman M（1990）：Surface-induced swarmer cell differentiation of *Vibrio parahaemolyticus*. Mol Microbiol 4：1057–1062.
2）Atsumi T, Maekawa Y, Yamada T, Kawagishi I, Imae Y, Homma M（1996）：Effect of viscosity on swimming by the lateral and polar flagella of *Vibrio alginolyticus*. J Bacteriol **178**：5024–5026.
3）Atsumi T, McCarter L, Imae Y（1992）：Polar and lateral flagellar motors of marine *Vibrio* are driven by different ion-motive forces. Nature **355**：182–184.
4）Kawagishi I, Maekawa Y, Atsumi T, Homma M, Imae Y（1995）：Isolation of the polar and lateral flagellum-defective mutants in *Vibrio alginolyticus* and identification of their flagellar driving energy sources. J Bacteriol **177**：5158–5160.
5）McCarter L, Hilmen M, Silverman M（1988）：Flagellar dynamometer controls swarmer cell differentiation of *V. parahaemolyticus*. Cell **54**：345–351.
6）Kawagishi I, Imagawa M, Imae Y, McCarter L, Homma M（1996）：The sodium-driven polar flagellar motor of marine *Vibrio* as the mechanosensor that regulates lateral flagellar expression. Mol Microbiol **20**：693–699.
7）Magariyama Y, Sugiyama S, Muramoto K, Maekawa Y, Kawagishi I, Imae Y, Kudo S（1994）：Very fast flagellar rotation. Nature **381**：752.
8）Muramoto K, Kawagishi I, Kudo S, Magariyama Y, Imae Y, Homma M（1995）：High-speed rotation and speed stability of sodium-driven flagellar motor in *Vibrio alginolyticus*. J Mol Biol **251**：50–58.
9）Shinoda S, Okamoto K（1977）：Formation and function of *Vibrio parahaemolyticus* lateral flagella. J Bacteriol **129**：1266–1271.
10）McCarter LL（1995）：Genetic and molecular characterization of the polar flagellum of *Vibrio parahaemolyticus*. J Bacteriol **177**：1595–1609.
11）Stewart BJ, McCarter LL（1996）：*Vibrio parahaemolyticus* FlaJ, a homologue of FliS, is required for production of a flagellin. Mol Microbiol **20**：137–149.
12）Kawagishi I, Nakada M, Nishioka N, Homma M（1997）：Cloning of a *Vibrio alginolyticus rpoN* gene that is required for polar flagellar formation. J Bacteriol **179**：6851–6854.
13）Sjoblad RD, Emala CW, Doetsch RN（1983）：Bacterial flagellar sheaths：Structures in search of a function. Cell Motil **3**：93-103.
14）Hranitzky KW, Mulholland A, Larson AD, Eubanks ER, Hart LT（1980）：Characterization of a flagellar sheath protein of *Vibrio cholerae*. Infect Immun **27**：597–603.
15）Norqvist A, Wolf-Watz H（1993）：Characterization of a novel chromosomal virulence locus involved in expression of a major surface flagellar sheath antigen of the fish pathogen *Vibrio anguillarum*. Infect Immun **61**：2434–2444.
16）Luke CJ, Penn CW（1995）：Identification of a 29kDa flagellar sheath protein in *Helicobacter pylori* using a murine monoclonal antibody. Microbiology-UK **141**：597–604.

17) Jones AC, Logan R, Foynes S, Cockayne A, Wren BW, Penn CW (1997) : A flagellar sheath protein of *Helicobacter pylori* is identical to HpaA, a putative N-acetylneuraminyllactose-binding hemagglutinin, but is not an adhesion for AGS cells. J Bacteriol **179** : 5643–5647.

18) Furuno M, Atsumi T, Kojima S, Nishioka N, Kawagishi I, Homma M (1997) : Characterization of the polar-flagellar length mutants in *Vibrio alginolitycus*. Microbiology-UK **143** : 1615–1621.

19) Furuno M, Sato K, Kawagishi I, Homma M (2000) : Characterization of a flagellar sheath component of PF60 and its structural gene in marine *Vibrio*. J Biochem (Tokyo) **127** : 29–36.

20) Nishioka N, Furuno M, Kawagishi I, Homma M (1998) : Flagellin-containing membrane vesicles excreted from *Vibrio alginolyticus* mutants lacking a polar-flagellar filament. J Biochem (Tokyo) **123** : 1169–1173.

21) McCarter LL (2001) : Polar flagellar motility of the *Vibrionaceae*. Microbiol Mol Biol Rev **65** : 445–462.

22) Terashima H, Fukuoka H, Yakushi T, Kojima S, Homma M (2006) : The *Vibrio* motor proteins, MotX and MotY, are associated with the basal body of Na^+-driven flagella and required for stator formation. Mol Microbiol **62** : 1170–1180.

23) Fuerst JA (1980) : Bacterial sheathed flagella and rotary motor model for the mechanism of bacterial motility. J Theor Biol **84** : 761–774.

24) Yorimitsu T, Homma M (2001) : Na^+-driven flagellar motor of *Vibrio*. Biochim Biophys Acta **1505** : 82–93.

25) Terashima H, Kojima S, Homma M (2008) : Flagellar motility in bacteria structure and function of flagellar motor. Int Rev Cell Mol Biol **270** : 39-85.

26) Koike M, Terashima H, Kojima S, Homma M (2010) : Isolation of basal bodies with C-ring components from the Na^+-driven flagellar motor of *Vibrio alginolyticus*. J Bacteriol **192** : 375–378.

27) Stewart BJ, McCarter LL (2003) : Lateral flagellar gene system of *Vibrio parahaemolyticus*. J Bacteriol **185** : 4508–4518.

28) Kim YK, McCarter LL (2000) : Analysis of the polar flagellar gene system of *Vibrio parahaemolyticus*. J Bacteriol **182** : 3693–3704.

29) McCarter LL (2004) : Dual flagellar systems enable motility under different circumstances. J Mol Microbiol Biotechnol **7** : 18–29.

30) Kojima M, Nishioka N, Kusumoto A, Yagasaki J, Fukuda T, Homma M (2011) : Conversion of mono-polar to peritrichous flagellation in *Vibrio alginolyticus*. Microbiol Immunol **55** : 76–83.

31) Syed KA, Beyhan S, Correa N, Queen J, Liu J, Peng F, Satchell KJ, Yildiz F, Klose KE (2009) : The *Vibrio cholerae* flagellar regulatory hierarchy controls expression of virulence factors. J Bacteriol **191** : 6555–6570.

32) Pandza S, Baetens M, Park CH, Au T, Keyhan M, Matin A (2000) : The G-protein FlhF has a role in polar flagellar placement and general stress response induction in *Pseudomonas putida*. Mol Microbiol **36** : 414–423.

33) Dasgupta N, Arora SK, Ramphal R (2000): *fleN*, a gene that regulates flagellar number in *Pseudomonas aeruginosa*. J Bacteriol **182**: 357–364.
34) Kusumoto A, Kamisaka K, Yakushi T, Terashima H, Shinohara A, Homma M (2006): Regulation of polar flagellar number by the *flhF* and *flhG* genes in *Vibrio alginolyticus*. J Biochem (Tokyo) **139**: 113–121.
35) Kusumoto A, Shinohara A, Terashima H, Kojima S, Yakushi T, Homma M (2008): Collaboration of FlhF and FlhG to regulate polar-flagella number and localization in *Vibrio alginolyticus*. Microbiology-UK **154**: 1390–1399.
36) Correa NE, Peng F, Klose KE (2005): Roles of the regulatory proteins FlhF and FlhG in the *Vibrio cholerae* flagellar transcription hierarchy. J Bacteriol **187**: 6324–6332.
37) Green JC, Kahramanoglou C, Rahman A, Pender AM, Charbonnel N, Fraser GM (2009): Recruitment of the earliest component of the bacterial flagellum to the old cell division pole by a membrane-associated signal recognition particle family GTP-binding protein. J Mol Biol **391**: 679–690.
38) McCarter LL (1994): MotX, the channel component of the sodium-type flagellar motor. J Bacteriol **176**: 5988–5998.
39) McCarter LL (1994): MotY, a component of the sodium-type flagellar motor. J Bacteriol **176**: 4219–4225.
40) Okunishi I, Kawagishi I, Homma M (1996): Cloning and characterization of *motY*, a gene coding for a component of the sodium-driven flagellar motor in *Vibrio alginolyticus*. J Bacteriol **178**: 2409–2415.
41) Okabe M, Yakushi T, Asai Y, Homma M (2001): Cloning and characterization of *motX*, a *Vibrio alginolyticus* sodium-driven flagellar motor gene. J Biochem (Tokyo) **130**: 879–884.
42) Asai Y, Kojima S, Kato H, Nishioka N, Kawagishi I, Homma M (1997): Putative channel components for the fast-rotating sodium-driven flagellar motor of a marine bacterium. J Bacteriol **179**: 5104–5110.
43) Jaques S, Kim YK, McCarter LL (1999): Mutations conferring resistance to phenamil and amiloride, inhibitors of sodium-driven motility of *Vibrio parahaemolyticus*. Proc Natl Acad Sci USA **96**: 5740–5745.
44) Sato K, Homma M (2000): Multimeric structure of PomA, the Na^+-driven polar flagellar motor component of *Vibrio alginolyticus*. J Biol Chem **275**: 20223–20228.
45) Sato K, Homma MFunctional reco (2000): nstitution of the Na^+-driven polar flagellar motor component of *Vibrio alginolyticus*. J Biol Chem **275**: 5718–5722.
46) Sowa Y, Rowe AD, Leake MC, Yakushi T, Homma M, Ishijima A, Berry RM (2005): Direct observation of steps in rotation of the bacterial flagellar motor. Nature **437**: 916–919.
47) Fukuoka H, Yakushi T, Kusumoto A, Homma M (2005): Assembly of motor proteins, PomA and PomB, in the Na^+-driven stator of the flagellar motor. J Mol Biol **351**: 707–717.
48) Fukuoka H, Wada T, Kojima S, Ishijima A, Homma M (2009): Sodium-dependent

dynamic assembly of membrane complexes in sodium-driven flagellar motors. Mol Microbiol **71**：825–835.

49) Okabe M, Yakushi T, Kojima M, Homma M (2002)：MotX and MotY, specific components of the sodium-driven flagellar motor, colocalize to the outer membrane in *Vibrio alginolyticus*. Mol Microbiol **46**：125–134.

50) Okabe M, Yakushi T, Homma M (2005)：Interactions of MotX with MotY and with the PomA/PomB sodium ion channel complex of the *Vibrio alginolyticus* polar flagellum. J Biol Chem **280**：25659–25664.

51) Kojima S, Shinohara A, Terashima H, Yakushi T, Sakuma M, Homma M, Namba K, Imada K (2008)：Insights into the stator assembly of the *Vibrio* flagellar motor from the crystal structure of MotY. Proc Natl Acad Sci USA **105**：7696–7701.

52) Cameron DE, Urbach JM, Mekalanos JJ (2008)：A defined transposon mutant library and its use in identifying motility genes in *Vibrio cholerae*. Proc Natl Acad Sci USA **105**：8736–8741.

53) Martinez RM, Jude BA, Kirn TJ, Skorupski K, Taylor RK (2010)：Role of FlgT in anchoring the flagellum of *Vibrio cholerae*. J Bacteriol **192**：2085–2092.

54) Terashima H, Koike M, Kojima S, Homma M (2010)：The flagellar basal body-associated protein FlgT is essential for a novel ring structure in the sodium-driven *Vibrio* motor. J Bacteriol **192**：5609–5615.

あとがき

腸炎ビブリオという，一般の研究者があまり取り組もうとしない食中毒原因菌の虜になってしまった研究者や行政官らがいる。この地味な菌に魅せられた研究者集団が，腸炎ビブリオシンポジウムという組織を作ったのが昭和41年だったので，今から約半世紀前になる。この研究会は毎年欠かすことなく1回，一堂に会し，この菌をさまざまな視点から解析を続けてきている。それらの成果は，すでに論文としても国内外に発信してきた。このシンポジウムの会員は100名足らずの研究者にすぎないが，基礎微生物学（病態・生理学），ゲノム学，生態学，分類学，検査学，疫学のみならず，臨床家や行政関係者も含み，腸炎ビブリオ食中毒の制御を夢見る者たちの同好会的な集まりである。

このシンポジウム会員はこれまでに自分たちの得た成績を中心に『腸炎ビブリオ〈第Ⅰ集〉』(1963年),『腸炎ビブリオ〈第Ⅱ集〉』(1967年）および『腸炎ビブリオ〈第Ⅲ集〉』(1990年）を出版してきた。いずれも専門家にお読みいただくための内容で，この菌の研究をどのように進めてきたか，これらを通読いただければおわかりいただけると思う。

私たちの目ざすところは，この菌の秘密のベールをのぞき見ることだけではない。この病原菌による人々の犠牲を少しでも軽減したいというのが，私たちの最終的な目標である。このことは，本菌の発見者の藤野恒三郎博士（大阪大学名誉教授）の夢でもあった。藤野先生は「私の発見した腸炎ビブリオによる食中毒がゼロになる日が来ることを祈っています」が口癖であった。

しかし，腸炎ビブリオ発見（1950年）からの長い研究にもかかわらず，この病気の制御にいたらないのは，ほかの感染症の場合と同様であった。「腸炎ビブリオ食中毒の制御」という大きな夢は『腸炎ビブリオ〈第Ⅲ集〉』の段階では，まさに「夢」にすぎないように思えた。それでもこの会のメンバーはあきらめなかった。私たちは何か大切なことを忘れていないか，と考え議論を重ねた。そして，食中毒というきわめて日常生活に密着する病気は，専門家だけでなく一般市民の方々も巻き込んで取り組まなければならないという，きわめて基本的な活動をしてこなかったことに気づいた。そこで，腸炎ビブリオ発見50周年を記念して2000年に一般の方々にも読んでもらえるような小冊子「食中毒Q&A集」を出版した。そして，本シンポジウム会員が一般市民向けの講演会などで演者をつとめる場合にこの「Q&A 集」を活用していただく，という地味な活動も加えた。

『腸炎ビブリオ〈第Ⅲ集〉』刊行から約 20 年，腸炎ビブリオ発見から 60 年が過ぎた。この間も，腸炎ビブリオについてさまざまな発見があった。1 つの発見がまた新たな疑問を私たちに提示したことも多々あった。次の世代に研究をバトンタッチするためにも，ここ 20 年間の研究成果を『腸炎ビブリオ〈第Ⅳ集〉』としてまとめておくべきであるとの声が高まってきたことから，関係者の努力によりこのたび第Ⅳ集を刊行できる運びとなった。

今回の『腸炎ビブリオ〈第Ⅳ集〉』には，うれしい内容が含まれている。ここ数年, わが国では腸炎ビブリオ食中毒が明らかに少なくなってきたのである。何が効果を発揮したかはこれからの課題であるが，理由が十分解明できればさらに腸炎ビブリオ食中毒を減らすことも可能であろう。腸炎ビブリオ食中毒の「制御の夢」がかなうかもしれない。

最後に，腸炎ビブリオシンポジウム開催に際し，長い間にわたりご援助をくださり本シンポジウムの継続を可能ならしめた一般財団法人 阪大微生物病研究会，ならびに本出版をご支援くださったデンカ生研株式会社にお礼を申しあげたい。また本書の編集に尽力してくれた松田重輝博士（阪大微研）に感謝の意を表する。

2012 年 11 月　編者一同

腸炎ビブリオ〈第Ⅳ集〉

2013 年 6 月 1 日　発行

監　　修　本田武司
編　　集　篠田純男・甲斐明美・山本重雄・土屋友房・
　　　　　西渕光昭・荒川英二・飯田哲也
発 行 者　菅原律子
発 行 所　株式会社　近代出版
　　　　　〒 150-0002　東京都渋谷区渋谷 2-10-9
　　　　　電話：03-3499-5191　FAX：03-3499-5204
　　　　　E-mail：mail@kindai-s.co.jp
　　　　　URL：http://www.kindai-s.co.jp
印刷・製本　シナノ印刷株式会社

ISBN978-4-87402-193-4